AME科研时间系列医学图书026

2015 WHO

2011 IASLC/ATS/ERS

肺腺癌病理新分类及临床实践

主审：吴一龙

主编：乔贵宾　钟文昭

中南大學出版社
www.csupress.com.cn

AME
Publishing Company

丁香园
WWW.DXY.CN

图书在版编目（CIP）数据

2015 WHO、2011 IASLC/ATS/ERS肺腺癌病理新分类及临床实践/乔贵宾，钟文昭主编. —长沙：中南大学出版社，2016.8

ISBN 978-7-5487-2441-4

Ⅰ.①2　Ⅱ.①乔…　②钟…　Ⅲ.①肺癌-腺癌-诊疗

Ⅳ.①R734.2

中国版本图书馆CIP数据核字（2016）第189813号

AME 科研时间系列医学图书 026

2015 WHO、2011 IASLC/ATS/ERS
肺腺癌病理新分类及临床实践

2015 WHO、2011 IASLC/ATS/ERS
FEI XIAN AI BING LI XIN FEN LEI JI LIN CHUANG SHI JIAN

乔贵宾　钟文昭　主编

□丛书策划　汪道远　昌　兰
□责任编辑　赵伊遐　陈海波　李　媚
□责任校对　石曼婷
□责任印制　易建国　潘飘飘
□版式设计　朱三萍　林子钰
□出版发行　中南大学出版社
社址：长沙市麓山南路　邮编：410083
发行科电话：0731-88876770　传真：0731-88710482
□印　装　湖南印美彩印有限公司

□开　本　720×1000　1/16　□印张 12.75　□字数 246 千字　□插页
□版　次　2016 年 8 月第 1 版　□ 2016 年 8 月第 1 次印刷
□书　号　ISBN 978-7-5487-2441-4
□定　价　169.00 元

主审：

吴一龙　广东省人民医院，广东省肺癌研究所

主编：

乔贵宾　广州军区广州总医院(广州流花桥医院)
钟文昭　广东省人民医院，广东省肺癌研究所

AUTHORS

Prasad S. Adusumilli
Thoracic Service, Department of Surgery, Memorial Sloan Kettering Cancer Center, New York, NY 10065, USA; Center for Cell Engineering, Sloan Kettering Institute, New York, NY 10065, USA

Bhaskar Bhardwaj
Department of Pulmonary Medicine, Indira Gandhi Medical College, Shimla, India

Daniel Buitrago
Thoracic Service, Department of Surgery, Memorial Sloan Kettering Cancer Center, New York, NY 10065, USA

Qunhui Chen
Department of Radiology, Shanghai Chest Hospital, Jiaotong University Medical School, Shanghai 200030, China

Ana Belen Enguita
Pathology Department, Hospital 12 de Octubre, Instituto de Investigación Hospital 12 de Octubre i+12, Madrid, Spain

Renato Franco
Departments of Thoracic Surgery and Oncology and Pathology, Istituto Nazionale Tumori, IRCCS, Fondazione "G.Pascale", Naples, Italy

Wentao Fang
Department of Thoracic Surgery, Shanghai Chest Hospital, Jiaotong University Medical School, Shanghai 200030, China

Natasha Gardiner
Specialty Registrar in Clinical Radiology, Wessex Deanery, UK

Zhe He
Department of Thoracic Surgery, General Hospital of Guangzhou Military Command of PLA, Guangzhou 510010, China

Lara Iglesias
Medical Oncology Department, Hospital 12 de Octubre, Instituto de Investigación Hospital 12 de Octubre i+12, Madrid, Spain

David R. Jones
Thoracic Service, Department of Surgery, Memorial Sloan Kettering Cancer Center, New York, NY 10065, USA

Sanjay Jogai
Consultant Histopathologist, University Hospital Southampton NHS Foundation Trust, UK

Kyuichi Kadota
Thoracic Service, Department of Surgery, Memorial Sloan Kettering Cancer Center, New York, NY 10065, USA

Ming-Ching Lee
Thoracic Service, Department of Surgery, Memorial Sloan Kettering Cancer Center, New York, NY 10065, USA; Institute of Clinical Medicine, National Yang-Ming University, Taipei, Taiwan

Alessandro Morabito
Departments of Thoracic Surgery and Oncology and Pathology, Istituto Nazionale Tumori, IRCCS, Fondazione "G.Pascale", Naples, Italy

Cesar A. Moran
Department of Pathology, MD Anderson Cancer Center, Houston, TX, USA

Elvira La Mantia
Departments of Thoracic Surgery and Oncology and Pathology, Istituto Nazionale Tumori, IRCCS, Fondazione "G.Pascale", Naples, Italy

Evandro Sobroza Mello
Hospital Alemão Oswaldo Cruz, São Paulo, Brazil

Irappa Madabhavi
Department of Medical, Oncology, Gujarat Cancer Research Institute, Ahmedabad, Gujarat, India

Juan Antonio Nuñez
Medical Oncology Department, Hospital 12 de Octubre, Instituto de Investigación Hospital 12 de Octubre i+12, Madrid, Spain

Bradley B. Pua
Division of Interventional Radiology, Department of Radiology, Weill Cornell Medical College, NewYork-Presbyterian Hospital, 525 East 68th Street, New York, NY 10065, USA

Santiago Ponce
Medical Oncology Department, Hospital 12 de Octubre, Instituto de Investigación Hospital 12 de Octubre i+12, Madrid, Spain

Guibin Qiao
Director and Professor, Department of Thoracic Surgery, General Hospital of Guangzhou Military Command of P.L.A, Guangzhou 510010, China

Gaetano Rocco
Departments of Thoracic Surgery and Oncology and Pathology, Istituto Nazionale Tumori, IRCCS, Fondazione "G.Pascale", Naples, Italy

Raffaele Rocco
Department of Surgery, Campus Biomedico University, Rome, Italy

Swaroop Revannasiddaiah
Department of Radiation Oncology, Swami Rama Cancer, Hospital & Research Institute, Government Medical College-Haldwani, Nainital, Uttarakhand, India

Andrew M. Schreiner
Department of Pathology, Weill Cornell Medical College, New York-Presbyterian Hospital, 525 East 68th Street, New York, NY 10065, USA

Sridhar Papaiah Susheela
Department of Radiation Oncology, HealthCare Global-Bangalore Institute of Oncology, Bengaluru, Karnataka, India

Rodrigo A. S. Sardenberg
Hospital Alemão Oswaldo Cruz, São Paulo, Brazil

Elizabeth R. Tang
Department of Radiology, University of Washington, 1959 NE Pacific Street, Seattle, WA 98195, USA

Priyanka Thakur
Department of Radiotherapy, Regional Cancer Centre, Shimla, India

Yong Tang
Department of Thoracic Surgery, General Hospital of Guangzhou Military Command of PLA, Guangzhou 510010, China

Annikka Weissferdt
Department of Pathology, MD Anderson Cancer Center, Houston, TX, USA

Adam Wallis
Consultant Radiologist, Portsmouth Hospitals NHS Trust, UK

Yi-Long Wu
Guangdong Lung Cancer Institute, Guangdong General Hospital & Guangdong Academy of Medical Sciences, Guangzhou, China

Yangwei Xiang
Department of Thoracic Surgery, Shanghai Chest Hospital, Jiaotong University Medical School, Shanghai 200030, China

Riad N. Younes
Hospital São José, São Paulo, Brazil

Xuening Yang
Guangdong Lung Cancer Institute, Guangdong General Hospital & Guangdong Academy of Medical Sciences, Guangzhou, China

Chenxi Zhong
Department of Thoracic Surgery, Shanghai Chest Hospital, Jiaotong University Medical School, Shanghai 200030, China

Jon Zugazagoitia
Medical Oncology Department, Hospital 12 de Octubre, Instituto de Investigación Hospital 12 de Octubre i+12, Madrid, Spain

Qihang Zhu
Department of Thoracic Surgery,
General Hospital of Guangzhou Military
Command of PLA, Guangzhou 510010,
China

Wenzhao Zhong
Guangdong Lung Cancer Institute,
Guangdong General Hospital &
Guangdong Academy of Medical
Sciences, Guangzhou, China

译者（以姓氏笔画为序）：

王继勇
广州中医药大学第一附属医院

申鹏
南方医科大学南方医院

刘佳
广东省高要市人民医院

李云雷
乐清市人民医院

阿尔泰
东莞市第三人民医院

陈利华
无锡解放军第 101 医院

林俊涛
广东省人民医院肺癌研究所

赵爽
天津市第四中心医院

彭俊
云南省第一人民医院

程胜
重庆医科大学附属大学城医院

丛书介绍

很高兴，由AME出版社、中南大学出版社和丁香园网站联合策划的“AME科研时间系列医学图书”，如期与大家见面！

虽然学了4年零3个月医科，但是，仅仅做了3个月实习医生，就选择弃医了，不务正业，直到现在在做医学学术出版和传播这份工作。2015年，毕业10周年。想当医生的那份情结依旧有那么一点，有时候不经意间会触动到心底深处……

2011年4月，我和丁香园的创始人李天天一起去美国费城出差，参观了一家医学博物馆——马特博物馆(Mütter Museum)。该博物馆隶属于费城医学院，创建于1858年，如今这里已经成为一个展出各种疾病、伤势、畸形案例，以及古代医疗器械和生物学发展的大展厅，展品逾20 000件，其中包括战争中伤者的照片、连体人的遗体、侏儒的骸骨以及人体病变结肠等。此外还有世界上独一无二的收藏，比如一个酷似肥皂的女性尸体、一个长有两个脑袋的儿童的颅骨等。该博物馆号称“The Birth of American Medicine”。走进一个礼堂，博物馆的解说员介绍宾夕法尼亚大学医学院开学典礼都会在这个礼堂举行。当时，我忍不住问了李天天一个问题：如果当初你学医的时候，开学典礼在这样的礼堂召开的话，你会放弃做医生吗？他的回答是：不会。

2013年5月，参加BMJ的一个会议，会议之后，有一个晚宴，BMJ对英国一些优秀的医疗团队颁奖，BMJ的主编和BBC电台的著名节目主持人共同主持这个年度颁奖晚宴。令我惊讶的是，BMJ给每个获奖团队的颁奖词，从未提及该团队过去几年在什么大牛杂志上发表过什么大牛论文，而是关注这些团队在某个领域提高医疗服务质量，减轻病患痛苦，降低医疗费用等方面所作出的贡献。

很多朋友好奇地问我，AME是什么意思？

AME的意思就是，Academic Made Easy, Excellent and Enthusiastic。2014年9月3日，我在朋友圈贴出3张图片，请大家帮忙一起从3个版本的AME宣传彩页中选出一个喜欢的。最后，上海中山医院胸外科的沈亚星医生竟然给出一个AME的“神翻译”：欲穷千里目，快乐搞学术。

AME是一个年轻的公司，拥有自己的梦想。我们的核心价值观第一条是：Patients Come First！以“科研(Research)”为主线。于是，2014年4月24日，我们的微信公众号上线，取名为“科研时间”。“爱临床，爱科研，也爱听故事。我是科研时间，这里提供最新科研资讯，一线报道学术活动，分享科研背后的故事。用国际化视野，共同关注临床科研，相约科研时间。”希望我们的AME平台，能够推动医学学术向前进步，哪怕是一小步！

如果说酒品如人品，那么，书品更似人品。希望我们“AME科研时间系列医学图书”丛书能将临床、科研、人文三者有机结合到一起，像西餐一样，烹调出丰富的味道，搭配出一道精美的佳肴，一一呈现给各位。

汪道远

AME出版社社长

序（一）

追根索源，精准医学肇始于2011年美国国家科学研究委员会(National Research Council)发布的一份研究报告：《走向精准医学——构建生物医学研究和新的疾病分类法的知识网络》。人类走到今天，需要我们利用已知的疾病分子遗传信息，来对疾病进行重新分类。而这种分类，将有助于精确诊断、精确治疗，有助于提高疗效和安全性，有助于减少过度的资源浪费。

这就是科学分类法对医学的促进。在更深的层面上，人类对自然本质的认识，就是源于对事物的分门别类和针对性处理。林奈系统化了动植物知识，创造了自然分类法，影响迄今。今天我们大家都离不开的网络世界，就是建立在计算机IP地址的精确分类上，才能让五湖四海的我们有序地联系在一起。因此，从某种意义上讲，精准医学基于对癌症本质的认识，精准医疗的基础是精准分类和诊断，失去了精准分类，精准医学将成为无水之源。肺癌是所有癌肿里面精准医学的典范，特殊的瘤内分子通路架构决定了其拥有最多的治疗性驱动基因。肺癌分子分型、TNM分期、病理分类和肿瘤演变速率的综合体决定了肺癌的整体治疗策略。

新版肺癌病理分类对于进展期肺癌和可手术肺癌都的临床实践和研究都起到了重要的启示作用。新分类规范了晚期肺癌的诊断流程，使小标本在病理和分子诊断之间达到最大限度环保使用，并将统一多中心临床试验、转化型临床研究和真实世界大数据研究的标准化术语。而对于手术切除的肺癌，因为提出影像、病理、分子与预后的相关性，使手术切除范围和术后辅助化疗的个体化实施有了更多依据；对于代表肿瘤从正常、癌旁到原位腺癌直至微浸润和浸润腺癌整个发生发展过程的部分实性GGO病变，采用整个肿瘤大小还是GGO实性成分的比例作为T分期的定义，是肺癌病理新分类和新版TNM分期的重要交汇点。

目前新版的病理分类采用的多是非前瞻性、回顾性研究结果提出的设想，需要更多前瞻性临床试验来验证或改变目前的分类细节。这一机遇和挑战，将使分子病理学更好地服务于临床实践和未来研究。

美国副总统拜登的儿子Beau Biden去年春天因癌症去世，年仅46岁。此后，拜登宣布不参加2016年总统大选，而将剩余任期内的宝贵时间投身抗癌事业。在今年1月的国情咨文中，奥巴马任命拜登领导10亿美元的全国性抗癌“登月计划”，并在演讲中宣称“美国将能治愈癌症”。

而在更早之前，苹果已故联合创始人乔布斯，第1位尝试使用了癌症全基因组测序技术。基于乔布斯的个人基因组，美国医生试图为他进行量身制作的“精准医疗”。在生命的最后阶段，乔布斯坚信，自己死后不久科学家将会找到破译癌症密码的方法。

癌症的肆虐，促进了政治家、科技精英和医学界的联手，或许，这将是癌症领域一场史无前例的革命和创新，期望乔贵宾和钟文昭主编的《2015 WHO、2011 IASLC/ATS/ERS肺腺癌病理新分类及临床实践》，能成为这场战役的号手之一。

吴一龙

序（二）

Personalized approach to pulmonary adenocarcinomas

In the era of patient-centered medicine where patient survival and quality of life are of paramount importance, delivery of individualized care in a multidisciplinary manner has become the gold standard for treatment of non-small cell lung cancer (NSCLC). With the significant increase in incidence of lung adenocarcinoma (ADC)—which is the most common histologic subtype of NSCLC—over the past few decades, use of uniform terminology and diagnostic criteria has become essential in clinical practice and in advancing the field by facilitating better scientific communication between medical experts. Thus, a new lung ADC histological classification was proposed in 2011 by a joint working group of the International Association for the Study of Lung Cancer, the American Thoracic Society, and the European Respiratory Society (IASLC/ATS/ERS).

This new classification system offers a comprehensive, yet simple and practical, way to characterize and report histologic subtypes of invasive lung ADC. The most significant aspect of this classification involves simple use of hematoxylin and eosin (H&E) stained slides to identify the predominant pattern in heterogeneous lung ADC. This methodology can be implemented readily at any hospital with no additional procedural costs and can be learned by pathologists. More importantly, this histological subtyping can be reproduced among pathologists and is closely related to prognosis and treatment, thereby underscoring the importance of implementing the IASLC/ATS/ERS classification. Therefore, awareness of this new classification system and appropriate validation of the predominant histological subtype will assist treating physicians in stratifying prognoses of patients and improving treatment strategies.

The *Journal of Thoracic Disease* (*JTD*) editorial team and staff should be commended for their extraordinary efforts in, not only publishing a wide range of manuscripts that focus on the IASLC/ATS/ERS classification, but also in translating these manuscripts for Chinese audience. Practical suggestions for rapid implementation of this new classification into clinical practice, in conjunction with recent advances in radiology, molecular biology, oncology, and surgery, have been addressed in a focused manner. Concerns in implementation and future potential issues of this new classification system were also discussed in various chapters. With text translation into Chinese languages by *JTD* editors, popularizing these new concepts in China has become feasible. Implementation of the classification system and analysis of subsequent results in Chinese cohorts will add knowledge to our understanding of lung ADC and aid the international scientific community in advancing the field. It is conceivable that data from Chinese cohorts will play a significant role in future modifications to the classification system.

This unique effort of "*translational medical journalism*," both literally and scientifically, will help expand use of this classification system throughout Asia, thus impacting many lives, and initiate a trend of collaboration in thoracic disease management. We thank *JTD* for the opportunity to be a part of this book and for the privilege to share and demonstrate our research data. We are enthusiastic about the benefits it may offer to the readers. We have learned much while preparing this manuscript and hope that you will find our experiences uniquely valuable for your own medical practices.

Ming-Ching Lee, MD
Institute of Clinical Medicine, National Yang-Ming University, Taipei, Taiwan

Prasad S. Adusumilli, MD
Thoracic Service, Department of Surgery, Memorial Sloan Kettering Cancer Center, New York, NY, USA; Center for Cell Engineering, Memorial Sloan Kettering Cancer Center, New York, NY, USA

目　录

第一部分

肺腺癌病理新分类：病理视角

第一章　肺腺癌病理新分类：病理学重要改变

Jon Zugazagoitia[1], Ana Belen Enguita[2], Juan Antonio Nuñez[1], Lara Iglesias[1], Santiago Ponce[1]

[1]Medical Oncology Department, [2]Pathology Department, Hospital 12 de Octubre, Instituto de Investigación Hospital 12 de Octubre i+12, Madrid, Spain

Correspondence to: Jon Zugazagoitia. Medical Oncology Department, Hospital 12 de Octubre, Instituto de Investigación Hospital 12 de Octubre i+12. Avenida de Córdoba s/n, 28041, Madrid, Spain. Email: jonzuga@gmail.com.

摘要：在2011版的国际肺癌研究协会(International Association for the Study of Lung Cancer，IASLC)/美国胸科学会(American Thoracic Society，ATS)/欧洲呼吸学会(European Respiratory Society，ERS)肺癌病理分类中肺腺癌的病理诊断发生了重大变化。这一新的病理分类不但会对临床实践的诸多方面产生重要影响，也为将来的研究指明了方向。该新分类与旧版2004年世界卫生组织(World Health Organization，WHO)肺癌分类显著不同，且是由多个学科专家共同制定的，而2004版则仅由病理学家执笔完成。本文与正式发布的专家共识一样，主要分为两个部分：外科切除标本中肺腺癌的诊断与分类以及小活检与细胞学标本中肺癌的诊断。目前手术切除标本的分类主要根据全面亚型分析中占主导的组织类型为依据，在亚型判定中以5%作为递增单位进行划分。这种新的评判方法导致这次新分类增加了新的病理亚型：原位腺癌(adenocarcinoma in situ，AIS)、微浸润腺癌(minimally invasive adenocarcinoma，MIA)和微乳头状腺癌，并废止了一些2004 WHO旧版分类中所使用的变异较多而容易导致混乱的术语(混合亚型腺癌和细支气管肺泡癌)。总之，这样的病理分类改变可以使肺腺癌各亚型在形态学、临床及生物学行为方面表现更为一致。Ⅰ~Ⅲ期患者的手术切除病灶病理亚型评估具有预后作用，而目前的数据也支持这些病理亚型对于辅助化疗获益的预测作用。此外，全面的病理亚型分析可能会影响TNM分期和早期患者的外科治疗。另一方面，新版病理分类首次提出了标准化的小活检及细胞学标本的诊断标准和术语。该标准不仅适用于腺癌也适用于其他类型的肺癌，由于具有重要的临床意义，该标准特别强调对小标本腺癌与鳞状细胞癌的鉴别。本文从临床角度概括了新型肺腺癌分类的一些主要问题。作者还对外科切除标本的不同病理亚型及其最相关的临床意义进行了描述。另外，作者也介绍了小标本中肺腺癌的新术语、诊断标准，以及其在转移性肺癌患者诊疗中的重要性。最后，本文还探讨了一些目前无法回答将来需要解决的问题。

关键词： 非小细胞肺癌(NSCLC)；腺癌；国际肺癌研究协会(IASLC)/美国胸科学会(ATS)/欧洲呼吸学会(ERS)病理分类；临床意义

View this article at: http://dx.doi.org/10.3978/j.issn.2072-1439.2014.01.27

1 引言

肺癌是世界范围内最常见的癌症致死病因。其中非小细胞肺癌占全部病例的85%以上，而肺腺癌这一亚型又占全部非小细胞肺癌的50%以上。在过去的几年里，对于NSCLC生物学行为的深入理解大大改变了对其的治疗方式，从而使患者，特别是晚期患者的预后有了很大改善。肺癌病理学在这一成就中居功至伟。以组织学为指导的培美曲塞和贝伐单抗治疗能将晚期非鳞状细胞癌的1年总生存率(overall survival，OS)显著提升[1,2]。另一方面，主要针对肺腺癌基于基因分类的靶向治疗为肺癌的个体化治疗开辟了一片新天地[3]。基于这一治疗方面的背景以及既往肺腺癌繁杂的病理分类，新版肺腺癌组织学分类于2011年正式发表[4]。新的治疗策略以及对肺癌生物学特性的深入理解使得该分类较2004年世界卫生组织病理学分类发生了很大变化[5]。首先，该版分类的组织者认识到该分类的制定不仅需要病理学家还需要包括内科医生、分子生物学家、放射科医生及外科医生等多个学科的整合，并得到了国际肺癌研究协会(International Association for the Study of Lung Cancer，IASLC)/美国胸科学会(American Thoracic Society，ATS)/欧洲呼吸学会(European Respiratory Society，ERS)的资助。其次，新版分类涉及了关于小活检及细胞学标本的处理、诊断及分类问题，这两者占到了日常临床肺癌标本的近70%[4]。

在本文中，作者对新的肺腺癌病理分类及其对日常临床实践的指导意义进行了综述。与新分类发布的专家共识原文[4]一样，本综述也分为两个部分进行介绍：对外科手术切除标本病理学亚型的描述以及晚期肺癌小活检与细胞学标本的诊断、处理及术语。

2 外科手术切除标本的诊断及病理分类

2.1 较2004年旧版WHO肺腺癌病理分类的变化

肺腺癌在组织病理学及临床表现中的高度异质性是该病理分类所面临的一个主要挑战。新版的肺腺癌病理分类相比之前版本有了一个明显的进步，即它从形态学、临床及生物学意义的相关性方面将肺腺癌分层为更一致的亚组。其中最明显的改变就是废弃了“支气管肺泡癌(bronchiolo-alveolar carcinoma，BAC)”这一术语。该术语是基于组织形态学模式的一个概念，但其中至少包括了5种不同临床及肿瘤生物学特性的亚型[6]，这一点我们会在后面详加叙述。除去这一概念的变化，其他重要的变化如下：首先，旧版分类的一个主要局限是90%以上的浸润性肺腺癌都被划入混合型腺癌中，这一分类无法提供任何有用的临床信息以供应用。为解决这一问题，新版分类并未沿用“混合型腺癌”这一术语。取而代之的是，将浸润性肺腺癌根据全面的病理组织学分类评价中占主导的亚型进行分类，而全面的病理组织学分类评价则是将不同组织亚型以5%作为最小单位进行半定量测算[4]。其次，对于<3 cm而呈鳞屑样生长的腺癌(呈肺泡性或原位生长)引入了两个新的术语：对于缺乏浸润性的称为原位腺癌(adenocarcinoma in situ，AIS)，而有浸润成分的则称微小浸润性腺癌(浸润成分<5 mm，minimally invasive adenocarcinoma，MIA)。这意味着AIS成为继腺瘤样增生之后第二种肺腺癌癌前病变[7]。第三，微乳头状腺癌被独立划分为一种亚型。这一划分的根据是之前对于其不良预后的报告，甚至在临床Ⅰ期术后患者中该亚型的预后也很差[4]。第四，鳞屑生长为主型腺癌这一术语主要用于鳞屑状生长为主的浸润性腺癌且其至少有一处浸润成分>5 mm(非鳞屑样生长)。第五，黏液性BAC与非黏液性BAC不再出现在同一亚型中。黏液性BAC被重新定义为黏液性AIS、黏液性MIA以及一个新引入的亚型浸润性黏液腺癌(IMA，原黏液性BAC)，这些黏液腺癌与大块浸润性腺癌在分子生物学、放射学及临床行为有显著区别。因此，既往的BAC在新版分类中包含了五种不同的亚型，主要包括AIS、MIA、鳞屑生长为主型腺癌、IMA和伴鳞屑生长的晚期腺癌[6]。

最后，印戒细胞腺癌和透明细胞腺癌都不再出现在新版分类中。两者被认为是细胞学改变且可见于所有组织亚型中。目前在病理评价时需要计数这些特殊细胞占整个肿瘤的百分比而非将其视为独立的组织学亚型[7]。表1总结了手术切除标本的2004年旧版WHO分类与当前肺腺癌病理分类的重大区别。

表1 旧版2004WHO分类及新版IASLC/ATS/ERS分类中的肺腺癌病理学分类

2004WHO分类
混合型
腺泡型
乳头型
细支气管肺泡癌
非黏液型
黏液型
混合型
实体腺癌
胶质样
胚胎型
黏液囊性腺癌
印戒细胞型
透明细胞型
两者的主要区别
废弃了BAC的专业术语
废弃了混合型分类
根据主要亚型对肺腺癌进行分类，全面的病理评价以5%为递增单位进行亚型评估
引入AIS和MIA两个新分类
将微乳头状腺癌作为独立亚型
引入鳞屑生长为主腺癌为新的分类，将鳞屑样生长作为新的专业名词
不再沿用“印戒细胞癌”和“透明细胞腺癌”的术语
新版IASLC/ATS/ERS分类
癌前病变
不典型腺瘤样增生

续表1

续表1

AIS
非黏液型
黏液型
混合型
MIA
非黏液型
黏液型
混合型
浸润性腺癌
鳞屑样为主型
腺泡型为主型
乳头状为主型
微乳头状为主型
伴黏液的实体为主型
浸润性腺癌变异型
IMA
胶质样
胚胎型
肠型

WHO，世界卫生组织；IASLC，国际肺癌研究协会；ATS，美国胸科学会；ERS，欧洲呼吸学会；BAC，细支气管肺泡癌；AIS，原位腺癌；MIA，微浸润性腺癌；IMA，浸润性黏液腺癌。

2.2　不同病理亚型的介绍

2.2.1　浸润前或微浸润性腺癌

AIS的定义是较小(<3 cm)且肿瘤生长严格沿着肺泡壁结构的肿瘤，因此该现象称为鳞屑样生长。该型肿瘤没有基质、血管或胸膜浸润，也没有乳头状或微乳头状结构和浸润至肺泡的肿瘤细胞(图1A)。实际上几乎所有AIS都是非黏液性的，也有极个别可见黏液性肿瘤细胞(图1B)。在外科手术切除标本中鉴别不典型腺瘤样增生(肺腺癌中另外一种癌前病变)和AIS是非常困难的。正确诊断涉及多个方面，包括肿物大小、组织结构及细胞学特性，但一般来说不典型腺瘤样增生更倾向于较小(<5 mm)的、所含细胞较多且多种不典型细胞增生的病变[7]。从流行病学方面看，AIS在肺腺癌中所占比例较小，仅占白种人病例

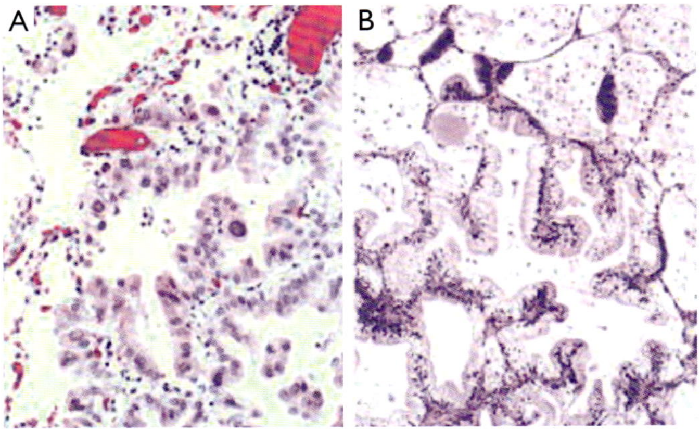

图1 非黏液性AIS(A)和黏液性AIS(B)[苏木素-伊红(HE)染色；20倍放大]

AIS，原位腺癌。

的1%~5%和黄种人病例的5%~8%[10-15]。虽然旧版将该亚型归入BAC肿瘤分类，但我们应该看到既往被诊断为BAC的病例实际上大多数都是浸润性肿瘤[6]。MIA也是小肿瘤(3 cm)并以鳞屑生长模式为主，但它有较小浸润灶(<5 mm)。该浸润灶并无鳞屑生长但却有其他生长方式(腺泡、乳头状、微乳头状和或实体)，或可视为肿瘤细胞浸润至肌纤维母细胞基质。MIA应不具有淋巴、血管或胸膜浸润，同时也没有肿瘤坏死。与AIS一样，几乎所有的MIA都是非黏液性的。其流行发病率与AIS相似，不同研究中数据不一致(总发病率<8%~10%)且在不同人种间存在较大差异[8-15]。

这里必须强调，完整取材的标本对于AIS或MIA的诊断是不可或缺的基础，因此两者的诊断需要外科术后切除标本作为取材。如病变须完整切除或取材，那么术前应进行CT扫描以确定其位置及范围[7]。鳞屑样生长在CT扫描中通常与磨玻璃样影像相关，而浸润结构在放射学中呈实体样显影[16]。

2.2.2 浸润性腺癌

浸润性腺癌占手术切除肺腺癌的70%~90%，且常由多种异质性的病理亚型结构混合存在。如前文所述，在2004年旧版WHO分类中多数腺癌归类为混合型[5]。通过目前全面病理分类评估，浸润性腺癌根据其主要的病理亚型组分进行分类。专家共识也建议将非主要的病理组分的百分比在病理报告中进行描述[7]。

鳞屑为主型腺癌在鳞屑样生长方面与AIS和MIA有相似的形态学特征，但要诊断为该类型腺癌需要有以下之一方可成立：肿瘤中至少要有一个浸润灶>5 mm；肿瘤大小>3 cm；有淋巴、血管或胸膜的浸润；肿瘤有坏死。值得一提的是，尽管鳞屑样生长可见于任何亚型的浸润性腺癌、浸润性黏液腺癌或转移性腺癌中，但鳞屑样为主腺癌定义是指以鳞屑样生长为主要病理亚型的非黏液性肿瘤。在旧版分类中并没有对鳞屑样生长的亚型进行定量评估(原BAC模式)，一些鳞屑样为主型的腺癌被混合在异质性强的混合亚型中了[6,7]。

在旧版分类中腺泡为主型腺癌已是一种独立的病理亚型。其形态学特征为圆形腺体周围有放射状环绕的肿瘤细胞(图2A)。该型是肺腺癌中最多见的类型，在一些研究中其占到了全部浸润性腺癌的40%以上。但该分类仍然具有临床表现异质性的局限。鉴于此，将在此型中反复出现的筛状结构作为一个亚型独立出来并发现其与临床Ⅰ期术后患者的不良预后相关。实际上，已有提议将筛状腺癌(10%)作为肺腺癌一个新的病理亚型[17]。不过，这还需进一步的验证工作才能使其进入常规病理诊断和临床实践中。

乳头状腺癌是旧版2004年WHO分类的亚型之一[5]。其形态学特征为腺细胞以纤维血管为中心生长(图2B)。

实体型肺腺癌镜下呈大片平铺的多边形肿瘤细胞，无特别的生长方式(鳞屑样、腺泡、乳头状或微乳头状)存在(图2C)。这一亚型与旧版的病理分类一致[5]。需要注意的是，虽然透明细胞和印戒细胞可出现于任何亚型中，但两者的出现仍与实体型腺癌有很强的相关性。

微乳头状腺癌曾出现在2004年的WHO分类中[5]，但当时由于没有有效的数据支持而无法将其作为一种独立的病理亚型[5]。从那时开始，众多研究将重点着眼于该肿瘤的不良预后及临床意义，继而促进了目前这一亚型的正式确立[4]。该类肿瘤在形态学上表现为无纤维血管、核心呈簇状的乳头状肿瘤细胞(图2D)。

2.2.3 浸润性腺癌变异型(VIA)

在VIA中，IMA是最具有临床意义的肿瘤。旧版中其归入黏液性BAC中，在大多数病例中其都具有浸润性成分。该类肿瘤含有钟形肿瘤细胞且胞浆中富含黏液。如前所述，如果肿瘤符合AIS/MIA标准则被诊断为黏液性AIS/MIA。IMA具有独特的临床、影像学及生物学特征。其常表现为多发多肺叶肿瘤并常累及双侧肺(通常预示预后不良)[6]。其他特征性CT扫描结果包括肺实变和支气管通气征[16]。在分子水平上，其常伴有k-RAS突变而无EGFR突变[6]。浸润黏液癌的流行率较低，在大多数文献报道中并未超过5%[8-10,13-15,17]。

VIA中的其他亚型在临床实践中极为罕见。胶质样和胚胎型肺腺癌在旧版WHO分类中就已存在。原黏液囊性腺癌被取消并合并入胶质样腺癌中。此外增加了一个肠型腺癌的亚型。该类应与大肠癌相区别，两者具有相似的形态学及免疫组化特征[7]。

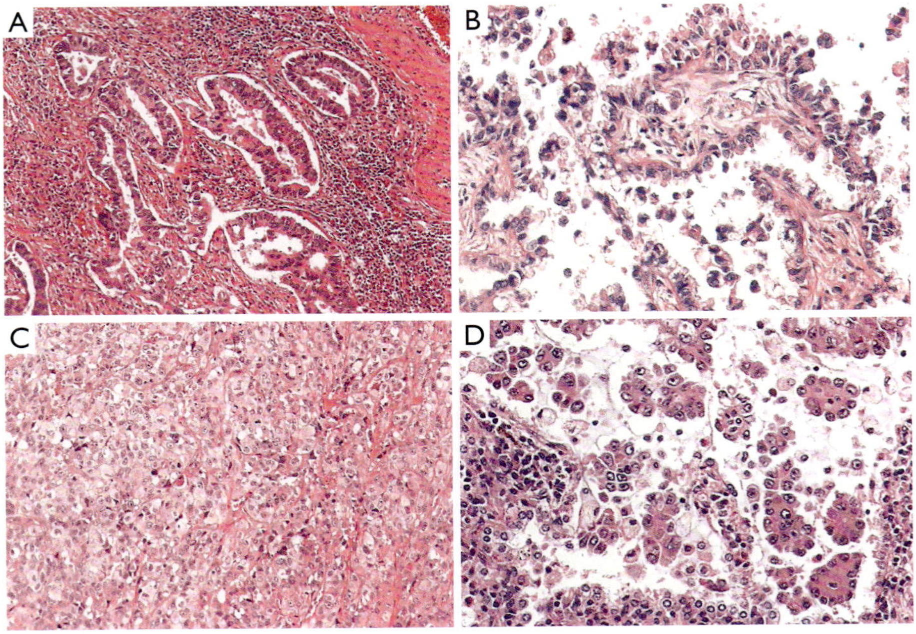

图2　最常见侵袭性腺癌亚型

(A)腺胞型腺癌；(B)乳头型腺癌；(C)实体型腺癌；(D)微小乳头状腺癌[苏木素-伊红(HE)染色；20倍放大]。

2.3　全面的病理分类评价的可重复性

Warth等组织了5名肺病理学家及2名病理住院医生对总计100例连续送检的肺腺癌手术切除标本进行诊断。他们发现肺病理专家之间的诊断一致性很高(κ=0.44~0.72)，但2位缺乏经验的病理住院医生的诊断一致性很低(κ=0.38~0.47)。观察者间的诊断变异度随病例及每一病例所能提供病理片数量的增加而显著增高(P=0.028)，但医生经过标准化培训后这一变异度显著下降。最难取得诊断一致性的是乳头状及微乳头状肺腺癌[18]。另一国际观察者间诊断一致性的研究也得出了相类似的结论。对于肺腺癌中占主导成分的亚型的鉴别及鳞屑样生长成分与浸润性成分的区别都表现出较高的可重复性。但研究者也认为，对纯的原位肺腺癌的判定需要比较好的培训[19]。综上所述，以上数据表明新版肺腺癌分类的重复性很好并能广泛应用于常规病理诊断，但须由经验丰富且接受良好特定培训的病理学家进行操作。

2.4　全面的病理亚型评价对早期及局部晚期手术切除标本的临床意义

根据主要病理结构对肺腺癌进行亚型分类从很多方面影响了当今的临床实

践。首当其冲的是对TNM分期可能会存在影响。首先，计算浸润肿瘤大小以确定T因子比计算整体肿瘤(包括了鳞屑样生长部分)大小能更好地体现出其作为术后患者独立生存预测因子的作用[8,11,13,15,20]。以此作划分，在下一版的TNM分期指南中AIS和MIA可能从T1肿瘤中划分出来单独成为Tis(原位)和Tmi(微浸润)[15](编者注：第八版肺癌TNM分期并未采用此提议)。最后，对同一患者的多个肺腺癌结节使用全面的病理亚型分析可能会帮助医生确定肿瘤是转移性病灶还是多原发性肿瘤[6]。

对完全切除的肺腺癌患者来说，主要病理成分分析最相关的临床意义莫过于其对预后的潜在预测作用。第一个关于肺腺癌亚型的预后作用研究发表于2011年。在对514例外科切除的Ⅰ期患者进行全面的病理分类后，根据5年无病生存率(DFS)划分了3个预后组/级：AIS和MIA划分进100%DFS的低危组；中危组包括非黏液鳞屑样为主型、乳头状为主和腺泡为主型腺癌，其DFS分别为90%、83%、84%；高危组则包括实体型(70%)、微乳头状型(67%)、IMA(76%)和胶质样(71%)。研究者发现在不同组之间DFS有很大差别，低、中、高危组对应的DFS分别为100%、84%和71%(P<0.001)。多变量分析表明，相比中/低风险组，病理分级是高危组独立的预后因子(HR=1.68，P=0.038)。并未发现在总生存率(OS)中有统计学差异(P=0.06)[8]。随后的几个对术后Ⅰ~Ⅲ期患者所做的研究也确认了上述结论。不仅如此，上述研究表明AIS/MIA生存率接近100%。在浸润性腺癌中，鳞屑样为主型也有较好的DFS生存率，其术后5年生存率为75%~85%。腺泡型和乳头状型的预后一般，其生存率在不同研究中差异较大(5年DFS 50~70%)。最后，实体型和微乳头状型肿瘤的预后不良，其5年生存率为30%~40%[9-14,17,20-24]。此外，在上述一些研究中这种预后作用也适用于总生存率(OS)[9,13,14,20,25]。

更重要的是，在世界肺癌大会(悉尼，2013年)上有报告称病理分类对辅助化疗获益具有潜在预测作用。辅助化疗与病理分类之间有显著统计学相关性(P=0.007)，患有微乳头状型及实体型腺癌的患者能从辅助化疗中显著提高其DFS(HR=0.58，CI：0.43~0.80，P<0.001)而患有腺泡型腺癌患者则无法从中获益(HR=1.12，CI：0.79~0.1.59，P=0.53)[25]。

新版肺腺癌分类可能对肺部肿瘤的外科治疗产生影响。众所周知，肺叶切除加系统性淋巴结清扫或淋巴结取样仍然是早期非小细胞肺癌(NSCLC)治疗的基石。然而，更局限的切除(肺段切除术或楔形切除术)在某些患有较小(2 cm)的周围性肿瘤患者中不失为一种改良的治疗方法，但到目前为止还没有前瞻性研究数据对这一可行性给予支持[26]。病理分类对术后Ⅰ期肺腺癌患者中的预后意义使以下假说得以提出：不仅仅是肿瘤大小还有其病理分类均对患者的外科治疗具有指导意义。Nitadori等最近的研究显示，应用IASLC/ATS/ERS分类所鉴别出含有5%比例的微乳头状成分的小肿瘤(2 cm)患者在接受局部切除治疗后，患者的肿瘤复发风险明显增高(HR=3.11，P=0.003)[22]。毫无疑问，这些数据必定会影响那些接收选择性亚肺叶切除患者的手术计划。在日常工作中，CT扫描显示为孤立实体或部分实体结节时，在不能除外大量存在的微乳头状成分的情况下应慎用选择性亚叶切除[27]。

3 小活检及细胞学标本的诊断

3.1 与2004年WHO分类的区别

旧版2004年WHO病理分类主要是针对手术切除标本的肺癌诊断[5]。有超过70%的肺癌患者在确诊时已是晚期，而临床日常工作中最常见的病理诊断都取材于小标本，因此在新版分类中对统一的术语的定义及小标本与细胞学诊断标准成为重中之重。由于既往无特别针对小活检或细胞学标本处置与病理诊断的方案，因此这次IASLC/ATS/ERS分类委员会必须对小标本与细胞学标本做出包括肺腺癌在内的所有肺癌组织学分类提出建议。免疫组织化学也因此变得重要起来[4]。因当前版本特别关注了肺腺癌，我们将对鳞癌和腺癌的鉴别诊断方法及诊断术语和标准以及相对应的临床意义作一评述。

在新版分类中另一个重要特点是强调通过多学科手段优化组织标本的取材和处理，同时也强调了对分子诊断标本正确处理的重要性。关于这些问题以前并无针对性的建议，这是因为不同医院间的仪器设备及技术力量有很大不同。但现在该建议强调每个医院都应有一套小标本处置及诊断的流程以确保得出准确的结果[4]。为组织处理提供建议或对分子生物学诊断提供指南并非本文的目的，请在其他文献中查找该类应用[28,29]。

3.2 小活检或细胞学的诊断方法及术语/标准

当标本中出现肺腺癌(腺体的或黏液的存在)或鳞状细胞癌(角化、癌珠或细胞间桥)典型的形态学表现时，可以作出正确的诊断而无需其他帮助。如有这些典型表现，可以使用WHO的诊断术语(肺腺癌或鳞状细胞癌)。对于肺腺癌病例来说，当表现出某些特定的具有鉴别诊断意义的结构成分(鳞屑样成分、腺泡、乳头状、微乳头状、实体型、黏液性)时，建议对这些生长方式进行描述。然而当肿瘤无典型的腺样或鳞状细胞样结构以对应形态学诊断标准时，就需要进一步染色以明确其组织类型[4]。目前的指南建议，在对标本进行免疫组化染色后仍然需要保证随后的分子生物学检测能得到足够的样本。指南建议对标本仅使用一种针对肺腺癌及一种鳞状细胞癌的标志物进行染色[28]。TTF-1可能是应用最广泛且单独使用效果最好的一种肺腺癌组化标志物。此外，Napsin A是对肺腺癌特异性最好的一种标志物。从日常工作角度看，最常用的抗体组化是针对肺腺癌的TTF-1和针对鳞状细胞癌的p63。p40(特异性最强)或CK5/6则是备选的肺鳞癌组化标志物[30]。经组化染色呈阳性的肺腺癌或肺鳞癌被称为NSCLC组化型肺腺癌或肺鳞癌。除了免疫组织化学，细胞学标本与活检标本结合判断也是鉴别NSCLC的有效方法。如上述方法仍然无法确定其组织来源，则被诊断为组织来源不确定(NOS)NSCLC。理想状态下，该类病例的比例应<5%，也应尽量少使用NSCLC-NOS这一诊断。另一方面，不应对小活检标本和细胞学标本使用大细胞肿瘤这一术语。这一术语应在取材于术后完整切除的肿瘤标本并排除了鉴别诊断的其他成分后才可使用。还有一种情况是，一些标本既表现出鳞状细胞癌形态学特征又有腺癌形态学特征或其免疫组化同时表达上述两种类型的标志物。p63可在超过1/3的肺腺癌中表达阳性。实际上，几乎所有p63和TTF-1共表达的肿瘤都是肺腺癌。虽然在某些病例中不能完全排除腺鳞癌的可能，但这一诊断只有在来源于术后切除的样本中才能确定[28]。表2中总结了关于小标本的术语和诊断标准及临床推荐。

表2　小型标本的诊断术语及建议

病理学特征	2004WHO术语	IASLC/ATS/ERS术语
有明显的形态学特征：		
腺样或黏液的出现	腺癌，如有成分明显出现描述之	腺癌，如有成分明显出现描述之 建议：AIS/MIA不应由小活检标本得出诊断；如见单纯鳞屑样生长，应在报告中备注，不能对浸润性腺癌进行确诊或排除
角化、癌珠或细胞间桥的出现	鳞状细胞癌	鳞状细胞癌
无形态学特征但TTF-1		
组化染色阳性	无特别术语，通常诊断为实体腺癌	组化型NSCLC腺癌
p63(或p40或CK5/6)	无特别术语	组化型NSCLC鳞状细胞癌
IHC与形态学互相矛盾的结果	无明确建议	个体差异 建议：仅在术后切除标本中各个组分的比例>10%才可诊断为腺癌；几乎所有TTF-1和p63阳性都是肺腺癌。
IHC与形态学均无法鉴别	大细胞癌	NSCLC-NOS 建议：在较小标本取材时应避免使用“大细胞癌”这一名词(仅用于手术切除标本)

WHO：世界卫生组织；IASLC：国际肺癌研究协会；ATS：美国胸科学会；ERS：欧洲呼吸学会；AIS：原位腺癌；MIA：微小浸润性腺癌；NSCLC：非小细胞肺癌；NOS：无法确定；IHC：免疫组织化学。

3.3　对晚期患者诊治的临床意义

目前，由IASLC/ATS/ERS委员会所指定的肺癌专业术语、诊断标准及标本处理流程已成为晚期NSCLC患者有效治疗不可或缺的环节。组织学尤其是对肺腺癌和肺鳞癌的鉴别诊断能够指导转移性NSCLC患者的治疗方案。分子生物学检测分类成为患者选择针对性靶向治疗前的必检项目。有体细胞EGFR激活突变和ALK基因重排的患者分别显示出对ERFR TKI抑制剂(吉非替尼、厄洛替尼和阿法替尼)及ALK抑制剂(克唑替尼)具有极好的治疗反应[31,32]。上述药物彻底改变了有基因异常肺癌患者的自然病史并一举超越化疗药物成为当前治疗的首选。目前，经批准临床用于靶向治疗基因异常的药物仅限于肺腺癌。其他和肺腺癌相关的体细胞变异例如k-RAS可能有判断临床预后的预测作用，但由于没有相应的靶向药物因此其并未大规模应用于日常临床工作中[33]。因此，已发布的一些指南也推荐，对已确诊为肺腺癌、NSCLC组化型腺癌及NSCLC-NOS的患者进行EGFR和ALK突变检测；肺鳞癌通常不进行此基因检测(除非患者为非吸烟者)[29]。这种选择性检测具有重要意义：首先，组织学诊断对指导基因检测至关重要；其次，为留有足够用于基因检测的组织块，应合理选择免疫组化染色的数量；第三，对于腺癌标志物阴性和鳞癌标志物表达不确定或较弱的肿瘤，尽量将其归类为NSCLC-NOS而不是NSCLC组化型鳞状细胞癌，这可以给患者留有进行分子检测的机会[28]。

另外一个重要的临床意义是，肺腺癌中主要的病理亚型能否进一步对基因状态进行预测。目前与基因变异关联最为紧密的是IMA，此类肿瘤绝大多数(80%~100%)都有k-RAS突变并缺乏EGFR突变[7]。其他较弱的联系包括：实体型及黏液型肿瘤与EGFR突变的负相关[13,15,34-38,41]；鳞屑样成分与k-RAS突变的负相关[13]；ALK基因重排与实体型印戒细胞成分或黏液型筛状形态结构的正相关[39,40]。因此，肺腺癌中主要的病理亚型不能用于指导日常的分子基因检测。

组织学评价同时也在缺乏靶向基因突变的患者治疗计划中起着重要作用。众所周知，培美曲塞因疗效原因[42]而贝伐单抗因安全原因(在鳞癌中有出血事件发生)[1]被严格限定用于非鳞癌患者；这直接影响了患者一线和二线治疗模式。以上问题清晰地反映出病理医生在晚期NSCLC患者的正确诊治中所起的关键作用。

4　结论及展望

新版IASLC/ATS/ERS肺腺癌分类显著改变了肺癌的病理诊断。该分类指南从多方面对临床实践产生影响并为今后的研究开辟了新天地。最有临床意义的发现是经全面病理亚型分类来评估肿瘤中占主要成分的病理亚型，这就能明确反映手术患者的预后，对高危组患者可预测辅助化疗的获益。高度恶性肿瘤

(微乳头状和实体型)和中低度恶性肿瘤在辅助化疗中获益的显著作用应通过设计科学合理的前瞻性试验予以进一步确认，然后得出恰当的结论。如果继续研究的结论仍然是肯定的，那么在不久的将来可以得到两个启示：其一，未来的辅助化疗应根据肺腺癌的主要病理亚型进行危险分层，患有微乳头状腺癌或实体型腺癌的患者即使病情处于临床Ⅰ期也必须进行辅助化疗。其二，新版分类会在几个方面影响第8版TNM临床分期。但是，在被国际抗癌联盟认可前有关TNM分期的许多问题还需要进一步确认。CT扫描用于肺癌诊断的筛查确实能增加小孤立肺癌的诊断，但有关肺腺癌理想术式(肺叶切除对局部切除)的前瞻性随机对照临床试验数据仍有待报告。除了肿瘤大小，研究者观察到微乳头状腺癌具有较高的原位复发率，这让临床医生不得不综合考虑病理亚型和肿瘤大小以制定最好的手术方案，影像学将在其中起到重要作用。最后，近期发现了一些与肺鳞癌相联系并能进行药物分子靶向治疗的位点，例如FGFR1扩增及PIK3CA和DDR2突变[43]，这就要求对肺腺癌和鳞癌的鉴别诊断要更加准确以指导基因检测。另一方面，随着下一代基因测序技术在不久的将来在临床普及，这将使所有患者不必根据组织学类型进行筛选而是直接进行基因检测。为了给患者提供最好的肺癌治疗选择，新的肺腺癌诊断分类和包括肿瘤内科医生、病理学家、分子生物学家、放射学家和外科医生在内的多个学科的联合将在未来获得越来越多的关注。

声明

本文作者宣称无任何利益冲突。

参考文献

[1] Sandler A, Gray R, Perry MC, et al. Paclitaxel-carboplatin alone or with bevacizumab for non-small-cell lung cancer. N Engl J Med 2006; 355: 2542-2550.

[2] Scagliotti GV, Parikh P, von Pawel J, et al. Phase III study comparing cisplatin plus gemcitabine with cisplatin plus pemetrexed in chemotherapy-naive patients with advanced-stage non-small-cell lung cancer. J Clin Oncol 2008; 26: 3543-3551.

[3] Pikor LA, Ramnarine VR, Lam S, et al. Genetic alterations defining NSCLC subtypes and their therapeutic implications. Lung Cancer 2013; 82: 179-189.

[4] Travis WD, Brambilla E, Noguchi M, et al. International association for the study of lung cancer/american thoracic society/european respiratory society international multidisciplinary classification of lung adenocarcinoma. J Thorac Oncol 2011; 6: 244-285.

[5] Travis WD, Brambilla E, Müller-Hermelink HK, et al. eds. Pathology and Genetics of Tumours of the Lung, Pleura, Thymus and Heart. Lyon: IARC Press, 2004.

[6] Travis WD, Brambilla E, Riely GJ. New pathologic classification of lung cancer: relevance for clinical practice and clinical trials. J Clin Oncol 2013; 31: 992-1001.

[7] Travis WD, Brambilla E, Noguchi M, et al. Diagnosis of lung adenocarcinoma in resected specimens: implications of the 2011 International Association for the Study of Lung Cancer/American Thoracic Society/European Respiratory Society classification. Arch Pathol Lab Med 2013; 137: 685-705.

[8] Yoshizawa A, Motoi N, Riely GJ, et al. Impact of proposed IASLC/ATS/ERS classification of lung adenocarcinoma: prognostic subgroups and implications for further revision of staging based on analysis of 514 stage I cases. Mod Pathol 2011; 24: 653-664.

[9] Russell PA, Wainer Z, Wright GM, et al. Does lung adenocarcinoma subtype predict patient survival?: A clinicopathologic study based on the new International Association for the Study of Lung Cancer/American Thoracic Society/European Respiratory Society international multidisciplinary lung adenocarcinoma classification. J Thorac Oncol 2011; 6: 1496-1504.

[10] Woo T, Okudela K, Mitsui H, et al. Prognostic value of the IASLC/ATS/ERS classification of lung adenocarcinoma in stage I disease of Japanese cases. Pathol Int 2012; 62: 785-791.

[11] Yanagawa N, Shiono S, Abiko M, et al. New IASLC/ATS/ERS classification and invasive tumor size are predictive of disease recurrence in stage I lung adenocarcinoma. J Thorac Oncol 2013; 8: 612-618.

[12] Zhang J, Wu J, Tan Q, et al. Why do pathological stage IA lung adenocarcinomas vary from prognosis?: a clinicopathologic study of 176 patients with pathological stage IA lung adenocarcinoma based on the IASLC/ATS/ERS classification. J Thorac Oncol 2013; 8: 1196-1202.

[13] Yoshizawa A, Sumiyoshi S, Sonobe M, et al. Validation of the IASLC/ATS/ERS lung adenocarcinoma classification for prognosis and association with EGFR and KRAS gene mutations: analysis of 440 Japanese patients. J Thorac Oncol 2013; 8: 52-61.

[14] Gu J, Lu C, Guo J, et al. Prognostic significance of the IASLC/ATS/ERS classification in Chinese patients-A single institution retrospective study of 292 lung adenocarcinoma. J Surg Oncol 2013; 107: 474-480.

[15] Tsuta K, Kawago M, Inoue E, et al. The utility of the proposed IASLC/ATS/ERS lung adenocarcinoma subtypes for disease prognosis and correlation of driver gene alterations. Lung Cancer 2013; 81: 371-376.

[16] Austin JH, Garg K, Aberle D, et al. Radiologic implications of the 2011 classification of adenocarcinoma of the lung. Radiology 2013; 266: 62-71.

[17] Kadota K, Yeh YC, Sima CS, et al. The cribriform pattern identifies a subset of acinar predominant tumors with poor prognosis in patients with stage I lung adenocarcinoma: a conceptual proposal to classify cribriform predominant tumors as a distinct histologic subtype. Mod Pathol 2014; 27: 690-700.

[18] Warth A, Stenzinger A, von Brünneck AC, et al. Interobserver variability in the application of the novel IASLC/ATS/ERS classification for pulmonary adenocarcinomas. Eur Respir J 2012; 40: 1221-1227.

[19] Thunnissen E, Beasley MB, Borczuk AC, et al. Reproducibility of histopathological subtypes and invasion in pulmonary adenocarcinoma. An international interobserver study. Mod Pathol 2012; 25: 1574-1583.

[20] Warth A, Muley T, Meister M, et al. The novel histologic International Association for the

Study of Lung Cancer/American Thoracic Society/European Respiratory Society classification system of lung adenocarcinoma is a stage-independent predictor of survival. J Clin Oncol 2012; 30: 1438-1446.

[21] Hung JJ, Jeng WJ, Chou TY, et al. Prognostic value of the new International Association for the Study of Lung Cancer/American Thoracic Society/European Respiratory Society lung adenocarcinoma classification on death and recurrence in completely resected stage I lung adenocarcinoma. Ann Surg 2013; 258: 1079-1086.

[22] Nitadori J, Bograd AJ, Kadota K, et al. Impact of micropapillary histologic subtype in selecting limited resection vs lobectomy for lung adenocarcinoma of 2cm or smaller. J Natl Cancer Inst 2013; 105: 1212-1220.

[23] Song Z, Zhu H, Guo Z, et al. Prognostic value of the IASLC/ATS/ERS classification in stage I lung adenocarcinoma patients--based on a hospital study in China. Eur J Surg Oncol 2013; 39: 1262-1268.

[24] Tsuta K, Kawago M, Inoue E, et al. The utility of the proposed IASLC/ATS/ERS lung adenocarcinoma subtypes for disease prognosis and correlation of driver gene alterations. Lung Cancer 2013; 81: 371-376.

[25] Brambilla E, Pignon J, Le Chevalier T, et al. Prognostic and predictive value of a new IASLC/ATS/ERS lung adenocarcinoma classification in a pooled analysis of four adjuvant chemotherapy trials: a LACE-Bio study. Oral abstract presented at: WCLC 2013. Proceedings of the 15th World Conference Lung Cancer; 2013 Oct 27-31; Sidney, Australia. (O17.01).

[26] Baltayiannis N, Chandrinos M, Anagnostopoulos D, et al. Lung cancer surgery: an up to date. J Thorac Dis 2013; 5: S425-S439.

[27] Pass HI. Lung cancer, histologic stratification, and resection extent: something for surgeons to think about. J Natl Cancer Inst 2013; 105: 1168-1169.

[28] Travis WD, Brambilla E, Noguchi M, et al. Diagnosis of lung cancer in small biopsies and cytology: implications of the 2011 International Association for the Study of Lung Cancer/American Thoracic Society/European Respiratory Society classification. Arch Pathol Lab Med 2013; 137: 668-684.

[29] Lindeman NI, Cagle PT, Beasley MB, et al. Molecular testing guideline for selection of lung cancer patients for EGFR and ALK tyrosine kinase inhibitors: guideline from the College of American Pathologists, International Association for the Study of Lung Cancer, and Association for Molecular Pathology. J Thorac Oncol 2013; 8: 823-859.

[30] Conde E, Angulo B, Izquierdo E, et al. Lung adenocarcinoma in the era of targeted therapies: histological classification, sample prioritization, and predictive biomarkers. Clin Transl Oncol 2013; 15: 503-508.

[31] Mok T, Yang JJ, Lam KC. Treating patients with EGFR-sensitizing mutations: first line or second line--is there a difference? J Clin Oncol 2013; 31: 1081-1088.

[32] Shaw AT, Engelman JA. ALK in lung cancer: past, present, and future. J Clin Oncol 2013; 31: 1105-1111.

[33] Roberts PJ, Stinchcombe TE. KRAS mutation: should we test for it, and does it matter? J Clin Oncol 2013; 31: 1112-1121.

[34] Shim HS. Histopathologic characteristics of lung adenocarcinomas with epidermal growth

factor receptor mutations in the International Association for the Study of Lung Cancer/American Thoracic Society/European Respiratory Society lung adenocarcinoma classification. Arch Pathol Lab Med 2011；135：1329-1334.

[35] Russell PA, Barnett SA, Walkiewicz M, et al. Correlation of mutation status and survival with predominant histologic subtype according to the new IASLC/ATS/ERS lung adenocarcinoma classification in stage III (N2) patients. J Thorac Oncol 2013；8：461-468.

[36] Song Z, Zhu H, Guo Z, et al. Correlation of EGFR mutation and predominant histologic subtype according to the new lung adenocarcinoma classification in Chinese patients. Med Oncol 2013；30：645.

[37] Sun PL, Seol H, Lee HJ, et al. High incidence of EGFR mutations in Korean men smokers with no intratumoral heterogeneity of lung adenocarcinomas：correlation with histologic subtypes, EGFR/TTF-1 expressions, and clinical features. J Thorac Oncol 2012；7：323-330.

[38] Zhang Y, Sun Y, Pan Y, et al. Frequency of driver mutations in lung adenocarcinoma from female never-smokers varies with histologic subtypes and age at diagnosis. Clin Cancer Res 2012；18：1947-1953.

[39] Yoshida A, Tsuta K, Nakamura H, et al. Comprehensive histologic analysis of ALK-rearranged lung carcinomas. Am J Surg Pathol 2011；35：1226-1234.

[40] Nishino M, Klepeis VE, Yeap BY, et al. Histologic and cytomorphologic features of ALK-rearranged lung adenocarcinomas. Mod Pathol 2012；25：1462-1472.

[41] Motoi N, Ishikawa Y, Sato S, et al. Morphological and Mucin profile of lung adenocarcinoma harboring driver mutation. Oral abstract presented at：WCLC 2013. Proceedings of the 15th World Conference Lung Cancer；2013 Oct 27-31；Sydney, Australia. (O17.03).

[42] Scagliotti G, Hanna N, Fossella F, et al. The differential efficacy of pemetrexed according to NSCLC histology：a review of two Phase III studies. Oncologist 2009；14：253-263.

[43] Drilon A, Rekhtman N, Ladanyi M, et al. Squamous-cell carcinomas of the lung：emerging biology, controversies, and the promise of targeted therapy. Lancet Oncol 2012；13：e418-e426.

（译者：赵爽，天津医科大学检验医学专业医学硕士）

Cite this article as: Zugazagoitia J, Enguita AB, Nuñez JA, Iglesias L, Ponce S. The new IASLC/ATS/ERS lung adenocarcinoma classification from a clinical perspective: current concepts and future prospects. J Thorac Dis 2014;6(S5):S526-S536. doi: 10.3978/j.issn.2072-1439.2014.01.27

第二部分

肺腺癌病理新分类：影像视角

第二章　肺腺癌新分类：外科观点

Natasha Gardiner[1], Sanjay Jogai[2], Adam Wallis[3]

[1]Specialty Registrar in Clinical Radiology, Wessex Deanery, UK; [2]Consultant Histopathologist, University Hospital Southampton NHS Foundation Trust, UK; [3]Consultant Radiologist, Portsmouth Hospitals NHS Trust, UK

Correspondence to: Adam Wallis. The Queen Alexandra Hospital, Portsmouth, PO6 3LY, UK. Email: Adam.wallis@porthosp.nhs.uk.

摘要：随着人们对周围型肺腺癌的病理学、放射学和临床行为的深入了解，一系列更完善的术语和分类由此产生。“国际肺癌研究学会、美国胸科学会以及欧洲呼吸学会(IASLC/ATS/ERS)肺腺癌分类”提出了新的术语，以更好地突出原支气管肺泡细胞癌(BAC)这种独特的腺癌亚组。这次新分类对癌前病变、微浸润病变和浸润病变进行了明确定义。这些病变相应的放射学表现涵盖了从纯磨玻璃样结节到实性结节的多种表现。放射科医生必须熟知新的分类，以利于其他学科同事进行更精确的分期和治疗。本文回顾了肺腺癌的新分类及其不同类型的处理策略，尤其是新分类的放射学应用。

关键词：腺癌；细支气管–肺泡；非小细胞肺癌；计算机断层扫描；多发肺结节；孤立性肺结节

View this article at: http://dx.doi.org/10.3978/j.issn.2072-1439.2014.04.05

肺癌是第二常见的恶性肿瘤，占新发恶性肿瘤的14%[1]。在英国，肺癌是最常见的肿瘤致死原因，男性肺癌患者的患病率和死亡率居各类肿瘤的首位，而女性肺癌患者的死亡率居第二位[2,3]。2010年，超过42 000名患者被诊断为肺癌，将近35 000患者死于肺癌[4]。非小细胞肺癌占肺癌总数的85%，其中又以腺癌居多[5,6]。肺癌的流行病学数据逐年上升[7]，以无症状的女性患者常见，尤其是东亚地区的非吸烟者。

基于计算机断层扫描成像(computed tomography，CT)，周围型肺腺癌的放射学表现包括从磨玻璃结节(ground glass nodules，GGNs)到实性结节的一系列表现，这些不同的影像学表现分别预示着不同的病理亚型。这些表现以前仅用支气管肺泡细胞癌(bronchoalveolar cell carcinoma，BAC)一个词来描述，容易混淆[8]，因此需要更完善全面的分类。而随着人们对周围型肺腺癌的肿瘤学、分子生物学、病理学、放射学和外科学认识的加深，使得新分类成为可能。

“国际肺癌研究学会/美国胸科学会/欧洲呼吸学会(IASLC/ATS/ERS)肺腺癌国际多学科分类”对新的术语和诊断标准进行了阐述[6]。多学科方法进一步加深了人们对肺腺癌的理解[6,9]，而且还介绍了亚实性结节的放射影像学处理指南[10]。新分类还着重强调了影像学扫描和组织学取样的一致性问题。

放射学家应该认识到，新分类以及对磨玻璃样病变(GGNs)诊疗的指南对鉴别浸润性结节和癌前病变具有重要作用。这些结节越来越多地被CT筛查所发现。本文阐述和讨论了新分类中使用的术语及与其相关的病理表现。本文还将回顾肺腺癌的影像学表现及其与病理的相关性，并对处理策略进行讨论。

1　新修订的肺腺癌(IASLC/ATS/ERS)分类

新分类推荐取消原支气管肺泡细胞癌(BAC)术语的使用。之前，BAC术语用于描述一大类单纯细支气管肺泡生长方式的肿瘤，该生长方式以鳞屑样生长为特征，表现为肿瘤细胞沿现有的结构和肺泡壁生长而不侵犯基质、胸膜或血管[11]。鳞屑样生长的放射学表现为磨玻璃样阴影，这也是磨玻璃样结节之所以重要的原因[6]。

Noguchi等在1990年的研究表明，表现为磨玻璃样结节的患者的预后要优于表现为实性结节的患者[12]。该研究结果也在1999年[13]和2004年[14]WHO肺癌分类中有所体现。在本次新分类公布之前已有报道认为[15]，GGNs(典型鳞屑样生长)可进展为更为实性的结节(因此更具有侵袭性)。关于肺癌筛查的文献数据显示，偶然发现的部分实性结节(即混合磨玻璃结节)的恶性率高于偶然发现的实性结节[16]，同时，持续存在的混合磨玻璃结节多为肺腺癌[17,18]。

原BAC的分类包括黏液型、非黏液型和混合型等不同亚型。该分类常因其不同的放射学表现而容易造成混淆[19]。原BAC囊括了多种不同预后的浸润性和非浸润性肺腺癌，包括切除术后5年生存率为100%的非浸润性结节[20]和3年生存率低于10%的浸润性结节[21]。

新分类更能反映出肺腺癌的病理、影像以及临床之间的相关性。原BAC分类现在被归类为以下术语：原位腺癌(adenocarcinoma in situ，AIS)、微浸润性腺癌(minimally invasive adenocarcinoma，MIA)、鳞屑样生长为主的腺癌(lepidic predominant adenocarcinoma，LPA)、含少部分非黏液鳞屑成分的浸润性腺癌和浸润性黏液腺癌。表1表明新分类能更清楚地反映出大部分肺腺癌的发生发展可能经历多步骤发展的过程[22]。该分类能更好地区分癌前病变、微浸润的腺癌和明显浸润的腺癌。图1说明的是新分类中各类结节的定义。

新分类在病理学家之间有很好的一致性[23]，而放射学家之间的一致性则有待进一步研究。新分类能更好地反映出这些结节之间相关的疾病进程。放射学家必须能够鉴别浸润性黏液腺癌和以非黏液为主的无浸润性腺癌，因为这将影响治疗方案的选择，包括外科手术、随访计划和评估预后[24]。

2 新分类的放射学表现

2.1 癌前病变

2.1.1 不典型腺瘤样增生(atypical adenomatous hyperplasia，AAH)

不典型腺瘤样增生是最早可被检测的癌前病变，与鳞癌的鳞状上皮不典型

表1 肺腺癌的新分类[6]
癌前病变
原位癌(AIS)-黏液、非黏液或混合型
不典型腺瘤样增生(AAH)
微浸润结节
微浸润腺癌(MIA)-黏液、非黏液或混合型
浸润性腺癌
腺泡状腺癌
乳头状腺癌
微乳头状腺癌
分泌黏蛋白的实性生长方式为主的腺癌
鳞屑样腺癌(LPA)
浸润性腺癌的变异型
浸润性黏液腺癌
胶质样、胎儿型和肠型

基于手术切除样本的IASLC/ATS/ERS分类；IASLC/ATS/ERS：国际肺癌研究学会/美国胸科学会/欧洲呼吸学会。

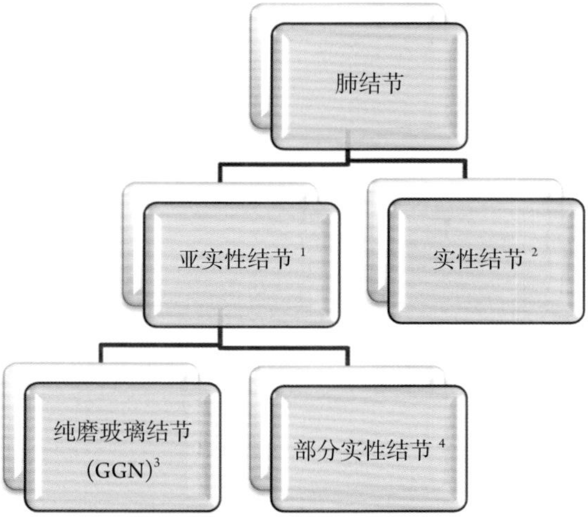

图1　肺腺癌分类中结节的定义-基于Fleishner学会术语汇编

1，亚实性结节：结节中含有低于实性密度的成分，分为纯GGN和部分实性结节；2，实性结节：高密度且掩盖正常肺实质的局灶性区域，正常肺实质结构均被掩盖；3，纯磨玻璃结节(GGN)：高密度且不能掩盖正常肺实质的局灶性区域，不能掩盖其内的支气管血管束，无实性成分；4，部分实性结节：包含实性成分和磨玻璃成分的局灶性区域，正常肺实质结构被掩盖。

增生同属于癌前病变。其病理学和放射学特征在此次新分类之前均已被充分证实。AAH在影像学上表现为<5 mm的磨玻璃样变或部分实性结节[19]，通常AAH的支气管、血管边缘清晰且病灶要比AIS更透明一些。病理上表现为沿肺泡和呼吸性细支气管分布的轻度或中度不典型立方状向柱状上皮细胞增殖，无侵袭。肺腺癌有多发病灶倾向，而AAH常被在可切除的浸润性腺癌的周围组织发现。图2显示的是一例表现为纯磨玻璃结节的典型AAH。从AAH到AIS是一个连续的形态学变化，这一组织病理学说为新分类所接受并采纳[23,25]。

2.1.2　原位腺癌

原位腺癌指的是单纯的鳞屑样生长且不侵犯间质、血管或胸膜，等同于原位癌。与AAH一样，它也属于癌前病变，但是体积比AAH更大。AIS的直径一般在5~20 mm之间，偶尔也可达3 cm。虽然AIS也表现为GGN，但是典型的AIS的密度要高于AAH。图3显示(AIS)密度高于典型的AAH，这与其病理特征相关。

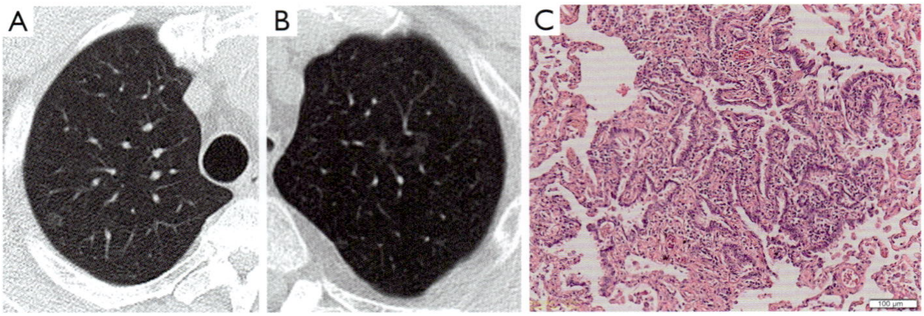

图2 (A)不典型腺瘤样增生以持续的纯磨玻璃影为特征；(B)优于浸润性腺癌的GGN；(C)病理标本，GGN的HE染色显示，在0.6 mm视野中，不典型的立方状向柱状上皮细胞沿肺泡腔聚集。AAH的典型表现为不含实性或部分实性成分的直径<5 mm的小GGN[19]

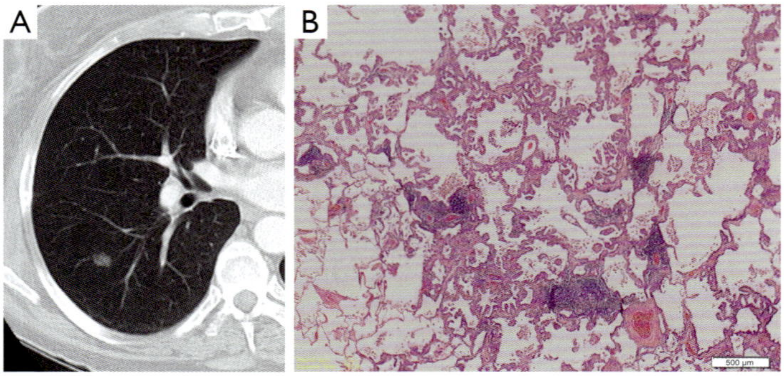

图3 (A)原位腺癌以持续的纯磨玻璃影为特征；(B)病理标本，HE染色显示不典型的柱状上皮细胞呈鳞屑样生长，无浸润

2.2 浸润性结节

2.2.1 微浸润腺癌

MIA一般表现为直径<3 cm的孤立结节。虽然同为鳞屑状生长为主的腺癌，但与癌前病变不同，MIA的特征性表现为微小的肿瘤细胞成分侵犯纤维蛋白成纤维细胞基质。大多数MIA为非黏液性。在病理上，其浸润成分的实际测量直径一般<5 mm[26]。由于小腺癌中有许多其他的相关成分，如肺泡塌陷、纤维化和黏液在CT上也可表现为实性部分，这就需要对这些实性成分进行病理验证。因此，CT上显示的实性成分可能比实际病理检测的更大[27]。如果肿瘤内出现任何的淋巴管、胸膜、血管的侵犯或肿瘤坏死，就可以排除MIA。与表现为GGN的癌前病变不同，MIA的放射学表现为部分实性结节，其实性成分代表浸润的部分。图4显示的是一例部分实性结节，病理证实为MIA。黏液和非

黏液MIA可表现为实性或部分实性结节。

重要的是，MIA与AIS一样，临床上均可考虑行亚肺叶切除[28]。MIA与黏液性AIS的不同在于病灶的大小，MIA一般体积更大，浸润范围大，多发结节以及结节与周围肺实质境界不清[29]。

2.2.2 浸润性腺癌

浸润性腺癌是指在肿瘤最大径范围内至少有一个肿瘤浸润区域的长径>5 mm[6]。超过70%的可切除腺癌为浸润性腺癌，浸润腺癌包含了多种复杂的混合病理亚型。虽然这类病变之前被称为混合型腺癌，而现在根据其主要病理成分分别被分为腺泡状腺癌、乳头状腺癌、微乳头状腺癌、实性腺癌和鳞屑状腺癌。浸润性腺癌中黏液性更多见，而癌前病变则以非黏液性多见。黏液型BAC被重新归类为浸润性黏液型腺癌，实例见图5。其与非黏液肿瘤的区别在于黏液腺癌由柱状上皮细胞、大量淡染的黏蛋白和小的原始基底核构成的黏液

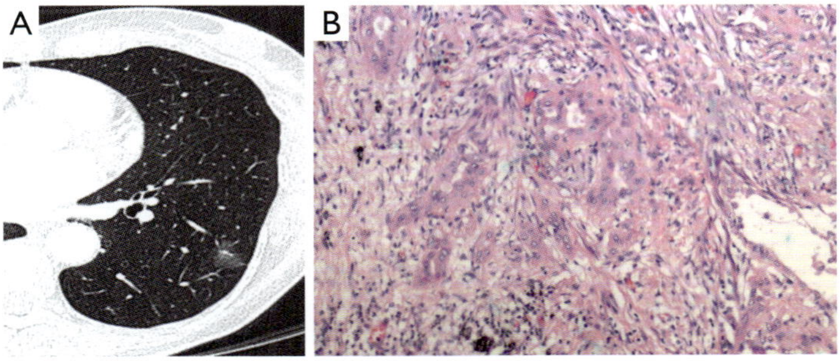

图4 (A)MIA，表现为中心成分<5 mm的部分实性结节；(B)病理标本，HE染色显示浸润性黏液腺泡及周围的结缔组织间质

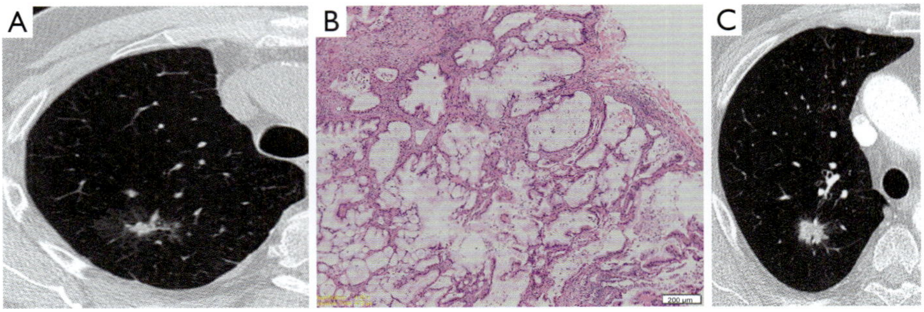

图5 (A)中央实性成分呈毛刺状且直径>1 cm的部分实性结节，与浸润性腺癌一致；(B)手术切除的病理标本，HE染色证实为浸润性黏液腺癌；(C)另一例浸润性腺癌，表现为伴支气管充气征的更实性的毛刺结节

细胞。

浸润性腺癌CT表现为实性或大部分实性，常出现支气管充气征，表现为单个肺叶或多个肺叶内的结节或实变影[30,31]。当表现为肺内多结节时，既往使用的多中心起源或多灶性BAC这个术语已不再使用。

鳞屑状为主腺癌(LPA)表现为以鳞屑样生长方式为主的浸润性腺癌。与MIA不同，LPA中至少存在一处血管、胸膜、淋巴管的浸润或肿瘤坏死。LPA均为非黏液腺癌，如果出现黏液成分，则考虑为浸润性腺癌。

3 部分实性结节的CT评估和测量

部分实性结节的准确性评价要求CT的扫描层厚<3 mm，最好是1~1.5 mm[32,33]。这将能准确地检测出磨玻璃密度的细微变化，鉴别磨玻璃成分和实性成分，同时反映结节的大小和结节内实性成分的细微变化[34]。

影像学中结节内实性成分相对应的浸润成分的大小以及磨玻璃鳞屑样成分与患者的预后相关。放射专家应该记录任何亚实性成分和实性成分的大小，以判断实性成分的预后和选择治疗措施。如图6所示，为保证测量的一致性，实性成分应选择在纵隔窗进行测量[35]。有一些验证性研究已经证实，TNM分期中的T分期并不是与亚实性结节的大小相关而是与实性成分的大小相关。

GGNs的边缘不如实性结节的清晰，这一点限制了其测量的准确性和一致性。使用商业软件可减少体积测量和密度测量的差异，但是目前对亚实性结节

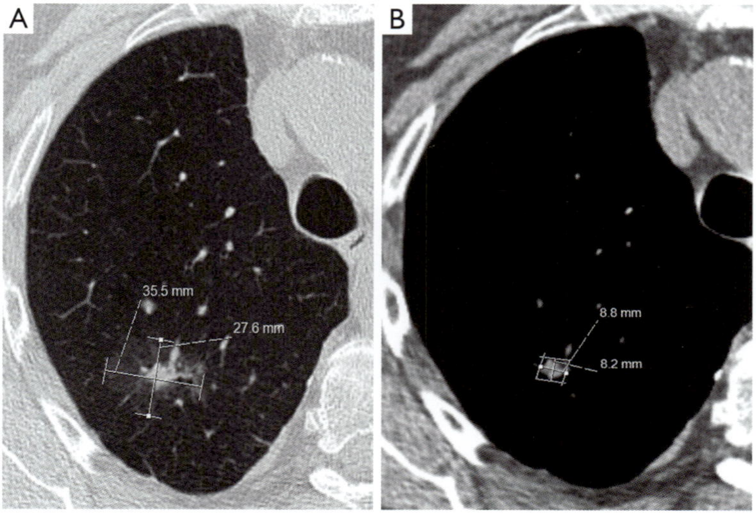

图6　部分实性结节的测量，应用纵隔窗测量实性成分的大小

的最佳评估仍未达成一致[36]。许多技术，如密度直方图评价[37]，仍有待进一步验证。当前最佳的测量方法是使用薄层CT扫描，在纵隔窗上测量结节的实性成分大小，并描述包括磨玻璃成分在内的所有结节大小。

4　肺腺癌系列结节的放射学处理策略

亚实性结节的鉴别诊断包括感染、局灶性间质纤维化以及恶性肺腺癌[38]。由于大部分GGNs都会消退，因此所有GGN或亚实性结节均需要再次扫描随访。持续存在的GGN为恶性的可能性要高于类似的持续存在的实性结节[17,18]，而持续存在GGN的鉴别诊断包括AAH、腺癌、淋巴组织增殖性疾病或机化性肺炎/纤维化[36]。

亚实性结节的某些特定特征有助于判断浸润的可能性，放射专家应该了解这些征象的应用价值。与实性成分或小叶边缘的凹陷分叶征一样，支气管充气征、毛刺征或胸膜牵拉征的出现也强烈提示浸润性肿瘤的可能性[39-41]。然而，球形的纯GGNs更倾向于癌前病变。

GGN的大小与浸润的可能性相关。直径<10 mm强烈提示为癌前病变，而不是浸润性腺癌[41]。一项研究表明，直径>8 mm是恶性结节的独立预测因子[26]。随访复查中结节出现任何的密度增加都是有意义的，即使结节的大小没有变化[42]。大小或密度的增加意味着恶性风险的增加[16]。

Fleischner学会发布了亚实性肺结节CT处理指南[35]。该指南基于专家共识和大量文献检索结果，尽管缺少很强的证据，但仍然是当前亚实性结节处理的金标准。该指南是放射学医生的必备读本，其中所涉及的各类结节的随访策略汇总见表2。

测量直径<5 mm的孤立性GGNs不需要任何进一步的随访。如此小的结节，其进展为浸润性腺癌所需要的具体时间仍不清楚，而其倍增时间也可能为数年，因此，对此类结节进行随访没有意义，同时，还将导致医疗资源的浪费和患者辐射的增加。

直径>5 mm的纯GGNs需要定期复查来确定是否持续存在，如结节没有变化，则需行连续薄层CT每年复查一次，至少连续3年。图7显示的是一例GGN，经过7年之后，出现直径增大和密度增高。尽管此类结节中的近20%为良性病变[43]，但是其大部分为AAH/AIS/MIA，而且除了手术切除外没有其他有效方法来评估其恶性的可能性，因此需要监测以便检出其进展为恶性的征象，如大小、密度以及实性成分的增加。

与纯GGNs相比，亚实性结节，尤其是实性成分>5 mm，如果3个月后复查有增大，则考虑为恶性。亚实性结节内实性成分的直径越大，尤其是

表2 Fleischner学会关于亚实性肺结节的处理指南汇总

结节类型	处理指南
孤立性纯GGN(无间隔CT扫描，层厚<1 mm)	
≤5 mm	不需要随访
>5 mm	3个月复查CT；如无变化，则每年CT复查，至少连续3年(PET/CT价值不大，不推荐使用)
非实性GGNs	3个月复查以证实结节是否持续存在
≤5mm	如存在且实性部分<5 mm，则每年CT复查，至少连续3年。
>5mm	如果实性部分≥5 mm，推荐活检或外科手术治疗。如果非实性结节>10 mm，推荐使用PET/CT进一步评价)
多发非实性结节	3个月复查以证实结节是否持续存在
纯GGN≤5 mm	第2年和第4年CT随访。如存在且实性部分<5 mm，之后每年CT复查，至少连续3年
纯GGN>5 mm，但无主病灶	如病灶存在，推荐活检或外科手术切除，尤其是实性成分>5 mm的病灶
伴非实性或实性成分的主病灶	

GGN：磨玻璃结节；CT：计算机断层扫描。

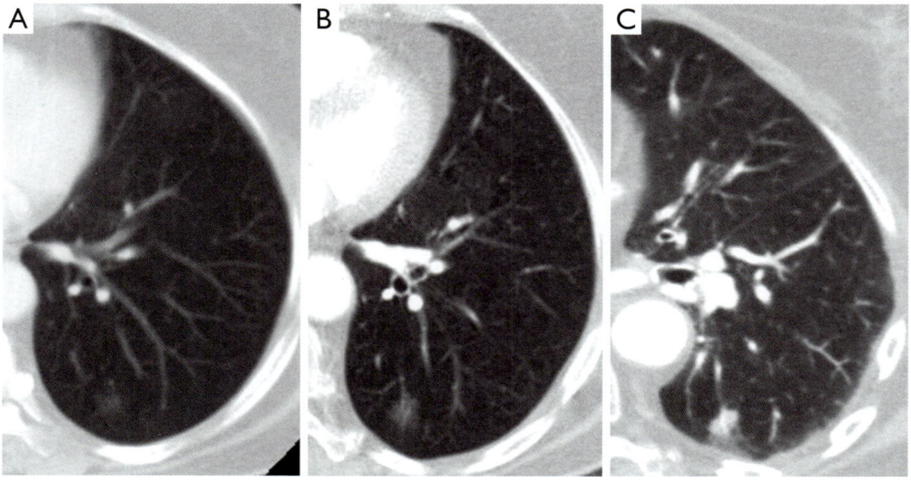

图7 (A)一例纯GGN患者，曾行浸润性肺腺癌切除术；(B)患者未随访，5年后发现结节密度轻度增高；(C)1年后结节内出现明显的实性成分，表明进展为浸润性腺癌

GGN：磨玻璃样结节。

8~10 mm，越加提示需要行进一步的CT引导下活检和PET评估。研究表明，GGNs的CT引导同轴针穿刺活检技术的诊断准确性高达93%[17]。

持续存在的多发磨玻璃样结节多为原发肺肿瘤或肺转移瘤，其中以AAH和癌前病变多见[44]。Fleischner学会也给出了多发GGNs和多发亚实性结节的处理策略。对直径<5 mm的多发GGNs推荐采取分别第2年和第4年CT监测的保守策略。对无主病灶而直径>5 mm的多发结节，推荐3个月后CT复查，之后每年CT随访。指南提出了主病灶结节这一概念，主要是指具有浸润性表现的结节，尤其是含有实性成分>5 mm的结节。

5　总结

肺腺癌的新分类提出了能更好反映肺腺癌多步骤发展进程的新术语。现在，该分类可将癌前病变和浸润性腺癌区分开。目前这种更完善的分类取代了既往的BAC概念，能更准确地反映出其放射学、病理学和预后之间的相关性。放射学家在鉴别癌前病变和浸润性腺癌方面具有重要作用，这就要求必须熟知Fleischner学会关于亚实性肺结节的处理指南。这次新的分类开启了肺腺癌领域鼓舞人心的新时代。可以预见，新分类推荐的关于修改结节测量和T分期的观点将会体现在后续的TNM分期和WHO分类中。

声明

本文作者宣称无任何利益冲突。

参考文献

[1] American cancer society. Cancer facts and figures July 2013. Available online: http://www.cancer.org/cancer/lungcancer-non-smallcell/detailedguide/non-small-cell-lung-cancer-key-statistics

[2] Jemal A, Bray F, Center MM, et al. Global cancer statistics. CA Cancer J Clin 2011; 61: 69-90.

[3] Jemal A, Siegel R, Xu J, et al. Cancer statistics, 2010. CA Cancer J Clin 2010; 60: 277-300.

[4] Cancer research society. Available online: http://www.cancerresearchuk.org

[5] Garfield DH, Cadranel JL, Wislez M, et al. The bronchioloalveolar carcinoma and peripheral adenocarcinoma spectrum of diseases. J Thorac Oncol 2006; 1: 344-359.

[6] Travis WD, Brambilla E, Noguchi M, et al. International association for the study of lung cancer/american thoracic society/european respiratory society international multidisciplinary classification of lung adenocarcinoma. J Thorac Oncol 2011; 6: 244-285.

[7] Sun S, Schiller JH, Gazdar AF. Lung cancer in never smokers--a different disease. Nat Rev Cancer 2007; 7: 778-790.

[8] Garfield DH, Cadranel J, West HL. Bronchioloalveolar carcinoma: the case for two diseases. Clin Lung Cancer 2008; 9: 24-29.

[9] Lee SM, Goo JM, Park CM, et al. A new classification of adenocarcinoma: what the radiologists need to know. Diagn Interv Radiol 2012; 18: 519-526.

[10] Naidich DP, Bankier AA, MacMahon H, et al. Recommendations for the management of subsolid pulmonary nodules detected at CT: a statement from the Fleischner Society. Radiology 2013; 266: 304-317.

[11] Christiani DC, Pao W, DeMartini JC, et al. BAC consensus conference, November 4-6, 2004: epidemiology, pathogenesis, and preclinical models. J Thorac Oncol 2006; 1: S2-S7.

[12] Noguchi M, Morikawa A, Kawasaki M, et al. Small adenocarcinoma of the lung. Histologic characteristics and prognosis. Cancer 1995; 75: 2844-2852.

[13] Travis WD, Colby TV, Corrin B, et al. World Heatlh Organisation International Histological Classification of Tumours. Histological Typing of Lung and Pleural Tumours. 3rd edition. Berlin, Germany: Springer-Verlag, 1999.

[14] Travis W, Brambilla E, Muller-Hermelink HK, et al. eds. Pathology and Genetics. Tumours of the Lung, Pleura, Thymus and Heart. Lyon: IARC press, 2004.

[15] Lee HY, Lee KS, Han J, et al. Mucinous versus nonmucinous solitary pulmonary nodular bronchioloalveolar carcinoma: CT and FDG PET findings and pathologic comparisons. Lung Cancer 2009; 65: 170-175.

[16] Henschke CI, Yankelevitz DF, Mirtcheva R, et al. CT screening for lung cancer: frequency and significance of part-solid and nonsolid nodules. AJR Am J Roentgenol 2002; 178: 1053-1057.

[17] Lu CH, Hsiao CH, Chang YC, et al. Percutaneous computed tomography-guided coaxial core biopsy for small pulmonary lesions with ground-glass attenuation. J Thorac Oncol 2012; 7: 143-150.

[18] Kim HY, Shim YM, Lee KS, et al. Persistent pulmonary nodular ground-glass opacity at thin-section CT: histopathologic comparisons. Radiology 2007; 245: 267-275.

[19] Trigaux JP, Gevenois PA, Goncette L, et al. Bronchioloalveolar carcinoma: computed tomography findings. Eur Respir J 1996; 9: 11-16.

[20] Maeshima AM, Tochigi N, Yoshida A, et al. Histological scoring for small lung adenocarcinomas 2 cm or less in diameter: a reliable prognostic indicator. J Thorac Oncol 2010; 5: 333-339.

[21] Travis WD, Garg K, Franklin WA, et al. Evolving concepts in the pathology and computed tomography imaging of lung adenocarcinoma and bronchioloalveolar carcinoma. J Clin Oncol 2005; 23: 3279-3287.

[22] Yatabe Y, Borczuk AC, Powell CA. Do all lung adenocarcinomas follow a stepwise progression? Lung Cancer 2011; 74: 7-11.

[23] Thunnissen E, Beasley MB, Borczuk AC, et al. Reproducibility of histopathological subtypes and invasion in pulmonary adenocarcinoma. An international interobserver study. Mod Pathol 2012; 25: 1574-1583.

[24] Beasley MB, Brambilla E, Travis WD. The 2004 World Health Organization classification of lung tumors. Semin Roentgenol 2005; 40: 90-97.

[25] Warth A, Stenzinger A, von Brünneck AC, et al. Interobserver variability in the application of the novel IASLC/ATS/ERS classification for pulmonary adenocarcinomas. Eur Respir J 2012; 40: 1221-1227.

[26] Borczuk AC, Qian F, Kazeros A, et al. Invasive size is an independent predictor of survival in pulmonary adenocarcinoma. Am J Surg Pathol 2009; 33: 462-469.

[27] Saito H, Kameda Y, Masui K, et al. Correlations between thin-section CT findings, histopathological and clinical findings of small pulmonary adenocarcinomas. Lung Cancer 2011; 71: 137-143.

[28] El-Sherif A, Gooding WE, Santos R, et al. Outcomes of sublobar resection versus lobectomy for stage I non-small cell lung cancer: a 13-year analysis. Ann Thorac Surg 2006; 82: 408-15; discussion 415-416.

[29] Kim HY, Shim YM, Lee KS, et al. Persistent pulmonary nodular ground-glass opacity at thin-section CT: histopathologic comparisons. Radiology 2007; 245: 267-275.

[30] Lee HY, Lee KS, Han J, et al. Mucinous versus nonmucinous solitary pulmonary nodular bronchioloalveolar carcinoma: CT and FDG PET findings and pathologic comparisons. Lung Cancer 2009; 65: 170-175.

[31] Gaeta M, Vinci S, Minutoli F, et al. CT and MRI findings of mucin-containing tumors and pseudotumors of the thorax: pictorial review. Eur Radiol 2002; 12: 181-189.

[32] Lee HY, Goo JM, Lee HJ, et al. Usefulness of concurrent reading using thin-section and thick-section CT images in subcentimetre solitary pulmonary nodules. Clin Radiol 2009; 64: 127-132.

[33] Aoki T, Hanamiya M, Uramoto H, et al. Adenocarcinomas with predominant ground-glass opacity: correlation of morphology and molecular biomarkers. Radiology 2012; 264: 590-596.

[34] Hansell DM, Bankier AA, MacMahon H, et al. Fleischner Society: glossary of terms for thoracic imaging. Radiology 2008; 246: 697-722.

[35] Naidich DP, Bankier AA, MacMahon H, et al. Recommendations for the management of subsolid pulmonary nodules detected at CT: a statement from the Fleischner Society. Radiology 2013; 266: 304-317.

[36] Park CM, Goo JM, Lee HJ, et al. Persistent pure ground-glass nodules in the lung: interscan variability of semiautomated volume and attenuation measurements. AJR Am J Roentgenol 2010; 195: W408-W414.

[37] Ikeda K, Awai K, Mori T, et al. Differential diagnosis of ground-glass opacity nodules: CT number analysis by three-dimensional computerized quantification. Chest 2007; 132: 984-990.

[38] Park CM, Goo JM, Lee HJ, et al. Focal interstitial fibrosis manifesting as nodular ground-glass opacity: thin-section CT findings. Eur Radiol 2007; 17: 2325-2331.

[39] Lee SM, Park CM, Goo JM, et al. Transient part-solid nodules detected at screening thin-section CT for lung cancer: comparison with persistent part-solid nodules. Radiology 2010; 255: 242-251.

[40] Lim HJ, Ahn S, Lee KS, et al. Persistent pure ground-glass opacity lung nodules ≥10 mm in diameter at CT scan: histopathologic comparisons and prognostic implications. Chest 2013;

144: 1291-1299.

[41] 41. Lee SM, Park CM, Goo JM, et al. Invasive pulmonary adenocarcinomas versus preinvasive lesions appearing as ground-glass nodules: differentiation by using CT features. Radiology 2013; 268: 265-273.

[42] Lee HJ, Goo JM, Lee CH, et al. Predictive CT findings of malignancy in ground-glass nodules on thin-section chest CT: the effects on radiologist performance. Eur Radiol 2009; 19: 552-560.

[43] Oda S, Awai K, Murao K, et al. Computer-aided volumetry of pulmonary nodules exhibiting ground-glass opacity at MDCT. AJR Am J Roentgenol 2010; 194: 398-406.

[44] Kim TJ, Goo JM, Lee KW, et al. Clinical, pathological and thin-section CT features of persistent multiple ground-glass opacity nodules: comparison with solitary ground-glass opacity nodule. Lung Cancer 2009; 64: 171-178.

(译者：陈利华，无锡解放军第101医院)

Cite this article as: Gardiner N, Jogai S, Wallis A. The revised lung adenocarcinoma classification—an imaging guide. J Thorac Dis 2014;6(S5):S537-S546. doi: 10.3978/j.issn.2072-1439.2014.04.05

第三部分

肺腺癌病理新分类：分子生物学及内科视角

第三章　肺腺癌新分类的分子生物学及药物治疗启示

Swaroop Revannasiddaiah[1], Priyanka Thakur[2], Bhaskar Bhardwaj[3], Sridhar Papaiah Susheela[4], Irappa Madabhavi[5]

[1]Department of Radiation Oncology, Swami Rama Cancer, Hospital & Research Institute, Government Medical College-Haldwani, Nainital, Uttarakhand, India; [2]Department of Radiotherapy, Regional Cancer Centre, Shimla, India, [3]Department of Pulmonary Medicine, Indira Gandhi Medical College, Shimla, India; [4]Department of Radiation Oncology, HealthCare Global-Bangalore Institute of Oncology, Bengaluru, Karnataka, India; [5]Department of Medical, Oncology, Gujarat Cancer Research Institute, Ahmedabad, Gujarat, India

Correspondence to: Swaroop Revannasiddaiah, MD. Department of Radiation Oncology, Swami Rama Cancer Hospital & Research Institute, Government Medical College-Haldwani, Nainital, Uttarakhand, India. Email:swarooptheone@gmail.com.

摘要：10年前，肺癌被简单地划分为两大类——小细胞肺癌(small cell lung carcinoma，SCLC)及非小细胞肺癌(non-small cell lung carcinoma，NSCLS)。这种分类主要用于协助进一步的治疗决策的制定。然而，随着对培美曲塞和贝伐单抗类药物更适合于肺腺癌的治疗的理解，NSCLC亟需进一步分为详细的亚型。靶向治疗使用口服酪氨酸激酶抑制剂(tyrosine kinase inhibitors，TKIs)如吉非替尼和厄洛替尼，它的可用性不仅进一步强化了对肺癌进行准确的亚型分类的需求，而且传达了对肺腺癌进行分子特征分析的重要意义。考虑到分子生物学、肿瘤学和放射学的重大进展，发表于2004年的世界卫生组织(World Health Organization，WHO)的肺腺癌分类主要是病理上的分类，亟待对它进行修订。因此，国际肺癌研究协会(IASLC)、美国胸科学会(American Thoracic Society，ATS)和欧洲呼吸系统学会(European Respiratory Society，ERS)共同合作推进建立肺腺癌的现代分类方法，这一分类基于临床、分子学和放射学角度的新视点。这篇综述总结了分子生物学和治疗肺腺癌的分子靶向疗法的最新进展。同时，简单总结了肺腺癌IASLC/ATS/ERS分类的显著优点。最后，探讨了关于肺腺癌研究的未来展望。

关键词： 肺癌；肺腺癌；IASLC/ATS/ERS分类法；EGFR；EML4-ALK；厄洛替尼；吉非替尼；克唑替尼；酪氨酸激酶抑制剂(tyrosine kinase inhibitors，TKIs)；细支气管肺泡癌(bronchioloalveolar carcinoma，BAC)

View this article at: http://dx.doi.org/10.3978/j.issn.2072-1439.2014.05.19

1 引言

近年来，在各种恶性肿瘤的研究领域里有很多重大突破。这些突破不仅可以归因于治疗方法上的革新，也归因于对癌症在病理学、分子学和遗传基础层面上的理解的加深。在当今时代，几乎每种恶性肿瘤都应当进行亚型分类，这是基于我们对恶性肿瘤的异质性的理解。这些分类不仅在预后层面上有帮助，而且也对实际治疗起到指导作用。

这些年来，很多新的肺癌治疗药物不断涌现。然而，这也带来一个警示——不是每种药物都适合于所有的肺癌患者使用。培美曲塞对患有鳞状细胞癌的患者无效[1]，这证实了非小细胞肺癌(non-small cell lung carcinoma，NSCLC)治疗的组织学依赖性。另外，我们知道对患有鳞状细胞癌的患者使用贝伐单抗会带来致命出血的危险性[2]。因此，有充分理由需要对NSCLC进一步分类，分成更为详细的组织学亚型。

在世界范围内，NSCLC的诊断中有一半以上都是腺癌[3]。然而，腺癌本身也并不完全一样，因为在病理学和分子特性上有很多异质性存在。近些年来，使用伊马替尼来对突变的BCR-ABL基因进行靶向治疗得到了重大成果，这激发了很多研究组开始研究各种恶性肿瘤的靶向治疗，其中包括肺癌[4]。临床前期研究中使用酪氨酸激酶抑制剂来治疗突变的表皮生长因子受体(epidermal growth factor receptors，EGFR)，使得TKIs可以成为治疗肺癌的希望，后来人们通过临床试验发现EGFR-TKIs所带来的效果并不适用于所有NSCLC患者。对早先Ⅲ期试验的亚型分析显示它对某些人群具有更大效果，例如东亚人种、不吸烟人群以及女性[5]。EGFR-TKIs的这种选择特性为分子特征分析的研究提供了更大动力，也说明了EGFR-TKIs的效果只对某些含有EGFR基因突变的特定患者有效，而EGFR基因突变在腺癌组织中更易出现。除了EGFR靶向之外，对于肺腺癌的其他多种驱动突变的新认识还激发了针对其他突变的新型药物的开发和研究投入。最近在关于克唑替尼的使用上有了重大进展，克唑替尼是一种以ALK基因突变为靶向的药物[6]。然而，除了EGFR和ALK靶向治疗之外，关于其他突变的靶向研究却收效甚微，这仍是未来研究的重点。

肺腺癌诊疗的进展并不仅限于分子生物学上的突破，还可以归因于其他学科上的突破，包括病理学、放射学、肿瘤学和外科学。世界卫生组织(WHO)提出的肺癌的传统分类标准主要是病理学上的分类，由一个以病理学者为主的专家组提出[7]。因此，有必要对肺腺癌进行多学科层面涵义上的现代分类。为实现此目标，国际肺癌研究协会(IASLC)、美国胸科学会(ATS)和欧洲呼吸系统学会(ERS)共同努力，合作提出了肺腺癌分类的综合指南(2011年发表)。这不仅提供了分类指导，还对将来研究的良好实践和建议提出了指导[8]。

在这篇综述中，我们讨论了肺腺癌的分子生物学和分子靶向治疗上的最新认识。同时，还对最近肺腺癌的IASLC/ATS/ERS分类标准的重要优势进行了简单总结。最后，我们探讨了将来对肺腺癌的治疗方法可能有影响的潜在问题。

2　肺腺癌的分子生物学

“癌症的标志”包括无限复制的可能性、生长的自给自足性、抗凋亡潜力、可持续的血管生成以及潜在侵害性和转移性。以上这些“能力”要归因于信号通路的调节异常。恶性肿瘤发生时，底层的基因机制包括致癌基因的激活(通过基因放大、重组和点突变)，或者通过肿瘤抑制基因功能的丧失(通过丧失杂合性或通过表观遗传转录沉默)。这两种机制都被认为与肺癌的病因与发病机制有关[9,10]。

这里介绍导致肺癌的致癌基因激活在分子生物学方面的最新进展。作为肺癌的病因，肿瘤抑制基因功能的丧失在致癌基因激活的概念被提出之前很早就已经为人所知，尽管如此，为了理解致癌基因激活的分子生物学机制，人们仍然投入了大量的努力，这主要归因于分子靶向治疗的可行性。

在致癌基因激活机制上的研究让我们发现了“致癌基因沉溺”现象。这一最近被发现的现象意为某些肿瘤在发生、生长和存活时依赖于单一显性致癌基因，因此抑制此特定致癌基因可以使这一肿瘤退化。这一概念可以被使用分子靶向疗法的无数成功案例所证实，例如使用伊马替尼来抑制慢性髓细胞性白血病的BCR-ABL融合基因，或者使用赫赛汀来治疗人类表皮受体2(HER2)过量表达的乳腺癌[6,11,12]。

与“致癌基因沉溺”相关的致癌基因也被称作“驱动致癌基因”。这些驱动致癌基因代表了肺癌里条件性的弱点——因为肿瘤细胞依赖于突变基因功能来存活和增殖。这些在某种程度上代表了肿瘤的“阿喀琉斯之踵”，因为此现象带来了一个特别的治疗机会，即对驱动致癌基因的靶向治疗可以杀死“致癌基因沉溺”的肿瘤细胞[13,14]。

肺癌中，这些通常激活的驱动致癌基因包括EGFR，Kristen大鼠肉瘤致癌基因(KRAS)、HER2、MYC、间质表皮转化(MET)、EML4-ALK和BCL2。临床上，EGFR突变是最重要的，不仅因为它们属于肺腺癌中最常见的突变，而且因为对其进行有效的靶向治疗也十分可行。易位突变EML4-ALK最近也受到很大关注，因为克唑替尼的应用使针对其靶向治疗变得可行。然而很遗憾的是，肺腺癌的靶向治疗暂时仅限于EGFR和ALK突变，关于对其他已知驱动突变定位的新药物的研发正在紧张地进行[15-18]。

2.1　肺腺癌中的EGFR突变

EGFR属于跨细胞膜受体酪氨酸激酶中的一员，另外三种相关的受体为HER2、HER3和HER4。EGFR和其他这类受体在很多上皮、间质和神经源的正常组织中表达。小鼠基因敲除模型研究已经证实EGFR受体家族是存活所必需的，它们与包括皮肤、黏膜、心脏、肺和重要神经系统等在内的重要器官的发生和功能维持相关[19,20]。

EGFR在控制生长中的关键作用，让我们很容易理解为什么EGFR相关的突变会成为致癌基因。小分子EFGR抑制剂是酪氨酸激酶的抑制剂，它会阻碍ATP与酪氨酸激酶催化结构域结合。口服EGFR抑制剂的显著成功使它被批准使用在含EGFR突变的局部晚期NSCLC的一线治疗中。

全世界腺癌患者中EGFR突变的准确的流行程度暂时还难以估计。主要原因是EGFR突变的发生似乎随种族变化——在黑种人中非常少见，在所有NSCLC中的白种人里发生率<20%，而在所有NSCLC中的东亚人里发生率为20%~40%。同时也要注意到，这个统计中对发生率的计算时将NSCLC作为一个整体看待，而仅在IASLC/ATS/ERS分类标准发表以来的短时间里，人们才意识到进行细化亚型分类的重要性。然而，如果对患腺癌的非吸烟亚洲人群进行分析，那么EGFR突变的发生率会相当程度上>60%[5,21-23]。

影响激酶域区域(位于外显子18~21)的EGFR化基因的突变被认为是“激活突变”，因为这些突变会导致受体激酶的组分活性[24]。这些激活突变中最常见的突变是外显子19上的各种突变，占45%，而点突变(主要是L858R突变)占40%。剩余的15%为位于外显子18~21上的各种点突变或插入突变[25,26]。有证据表明，患者对TKIs敏感性的差异与EGFR突变的类型相关[27,28]。

2.2 EGFR突变的靶向治疗

在EGFR抑制剂成功应用之前，NSCLC被认为是一种“临床疾病”，可用细胞毒性化疗来治疗，可获得适中的25%~30%的反应率和一年左右的中位生存期(median survival，MS)[29]。2004年，三个独立的研究组报告了肺癌的EGFR突变可以用TKIs来进行靶向治疗[30-32]。

检测EGFR-TKIs的有效性的初期研究主要针对曾经化疗过的NSCLC患者，这些早期研究包括BR.21和INTEREST试验，这些研究并未针对入组患者的EGFR突变状态进行检测。尽管这些试验中既有突变也有非突变的患者，试验结果仍然表明吉非替尼/厄洛替尼相对于安慰剂或化疗具有一定的获益。BR.21试验中，731名接受过治疗的NSCLC患者(突变状态未经检测)被随机分成两组，分别使用厄洛替尼和安慰剂。厄洛替尼在无进展生存期(progression free survival，PFS)(2.2 *vs*. 1.8个月，$P<0.001$)及MS(6.7 *vs*. 4.7个月，$P<0.001$)上表现更佳[33]。Ⅲ期试验有1 433位接受过治疗的NSCLC患者入组(INTEREST研究中EGFR状态未知)。这项研究比较了二线治疗中使用吉非替尼和多西他赛的效果，结果表明吉非替尼与多西他赛相比并无劣势[34]。

尽管BR.21和INTEREST研究中对EGFR突变未筛选的NSCLC患者使用了EGFR-TKIs二线治疗，但有很多其他研究发现，与二线化疗相比，并不支持二线靶向治疗的作用。在日本进行的V-15-32三期临床研究意在评估吉非替尼比较多西他赛二线治疗的有效性。这项研究对NSCLC患者组织学或EGFR状态未进行选择，最后无法证明吉非替尼相对于多西他赛的非劣效性[35]。

对以前研究进行亚组分析，可以发现EGFR-TKIs在某些特定人群中有更大影响——例如亚洲人、非吸烟以及组织学为腺癌的人群。因此，试验的设计应该针对患者的背景特征来进行。IPASS试验旨在评价使用吉非替尼一线治疗的有效性，试验对象为无治疗史的患有晚期腺癌的亚洲非吸烟人群。这项研究有1 217名患者参与，对比了吉非替尼与卡铂-紫杉醇化疗的效果。尽管吉非替尼的总PFS更佳，但是在解释上有矛盾性，因为两组的生存曲线相交叉。因此结论为，对研究人群整体而言，12个月时吉非替尼的PFS比化疗更好，但是在3个月时比化疗差。然而，如果对人群进行EGFR突变状态进行亚型分析，明显表明在EGFR突变的患者中，吉非替尼的使用会带来更好的PFS(HR=0.48，$P<0.001$)，而化疗对非EGFR突变的患者有更好的疗效(HR=2.85，$P<0.001$)。因此，IPASS研究具有革命性意义，因为它证明了吉非替尼在EGFR突变患者中的有效性，也同时证明了吉非替尼对非EGFR突变患者的无效性[5,36]。

三期OPTIMAL研究旨在比较对EGFR突变的晚期NSCLC中国人群的一线治疗中，厄洛替尼相对于吉西他滨加卡铂的PFS优势。厄洛替尼的中位PFS比化疗的结果更好(13.1 *vs*. 4.6个月，$P<0.0001$)。这种比较结果也可从欧洲的EURTAC研究获得，它比较了EGFR突变的欧洲患者的一线治疗中的厄洛替尼

与化疗的疗效[37,38]。美国癌症协会对此提出了暂时性的临床建议，认为应该对考虑使用EGFR-TKI进行一线治疗的患者做EGFR突变检测[39]。

对EGFR突变患者进行EGFR-TKIs治疗比化疗可以获得更好的PFS。除此之外，进行EGFR-TKI治疗的患者的生活质量也比化疗要好得多。显而易见的原因是，TKIs的口服使用更易管理，TKIs的严重全身性副作用相对较少。对体力状态不好的患者来说，由于这些患者往往不能接受化疗等治疗，EGFR-TKI良好的耐受性为这些体力状态不好的EGFR突变腺癌患者提供了最好的支持治疗。这样的治疗偶尔会出现惊人的效果，会给这些原本治疗无效的亚群患者带来存活的希望[40]。

2.3　EGFR–TKI药物的耐药性

TKI的耐药性可以分为两种即固有的和获得的耐药。固有性耐药(也称为原发性耐药)发生于天生对EGFR-TKIs有耐药性的肿瘤中。另一方面，获得性耐药也被称为继发耐药性，意味着那些最初对治疗有反应的患者发展为对EGFR-TKIs治疗无反应[41]。固有和获得的耐药性的原因在表1中列出。

原发耐药性的分子学原因包括KRAS突变、磷酸酶和张力蛋白同源物(PTEN)的下调以及外显子20突变。KRAS编码一个EGFR下游的GTPase，因此KRAS对下游信号通路的激活独立于EGFR[42,43]。EGFR-TKIs的固有耐药性的另一个原因是PTEN表达的下调。PTEN是PI3K通路的重要负调节因子，它会促进增殖并且抗凋亡。因此，PTEN的下调节会导致无阻碍的增长和存活[44]。相对于带外显子19或21突变的患者而言，带外显子20突变的患者会对EGFR-TKIs表现出更低的反应率(约为25%)[45,46]。另外，促进凋亡的蛋白BIM(BCL2-样11)的基因编码中多态型的消失也会导致原发TKI耐药性[47]。

获得性(继发性)耐药性并不是一个新问题。最早被发现的现象是BCR-ABL T315I突变，它导致对伊马替尼的耐药性[48]。就EGFR抑制剂而言，最常见的原因(占约一半以上的情况)为T790M突变的存在，它在外显子20的790位上由

表1　可逆的口服EGFR–TKIs的耐药性的主要原因

原发耐药性	继发耐药性
KRAS突变	T790突变
外显子20相关突变	MET放大
PTEN下调	HER3激活
其他与EGFR互斥的突变	HGF过量表达

KRAS：Kristen大鼠肉瘤致癌基因；PTEN：磷酸酶和张力蛋白同源物；EGFR：表皮生长因子受体；MET：肝细胞生长因子受体；HER3：人表皮受体3；HGF：肝细胞生长因子。

蛋氨酸代替了苏氨酸。这导致在ATP结合点上缺失抑制剂，导致ATP亲和性增加，即抗药性产生的原因[49-51]。应该注意的是T790M突变有时也是原发耐药性的原因。肝细胞生长因子(HGF)受体(MET)放大被认为占继发耐药性原因的20%[52]。还有其他已发现的继发耐药性的原因，包括HGF的过量表达和HER3的激活[53,54]。

接受EGFR-TKI治疗的患者可能会进展为继发抗药性，这就让我们必须认真思考为产生继发性耐药的肿瘤进行分子评估而使用的再活检技术[46]。

2.4 耐药性的控制

吉非替尼和厄洛替尼都是可逆的EGFR抑制剂。有研究调查了不可逆的双EGFR-HER2抑制剂在已进展为EGFR-TKIs继发耐药性的患者中的使用情况。LUX-1研究比较了585名患者中使用阿法替尼或采取最佳支持治疗的情况，这些患者在一线或二线化疗以及至少12周厄洛替尼/吉非替尼治疗之后病情出现恶化。尽管阿法替尼治疗的PFS更好，却并没有发现总生存优势。阿法替尼的总反应率为11%[55]。Ⅲ期临床试验(LUX-lung5)对吉非替尼/厄洛替尼治疗失败的患者进行研究，评估阿法替尼加上每周使用紫杉醇对比阿法替尼单一治疗后序贯研究者所选择的单一药物化疗的效果[56]。

达克替尼是另一种可逆的泛HER抑制剂，也已经开展了对厄洛替尼/吉非替尼耐药患者治疗的临床试验。在一项有188位未经选择的前期二线化疗治疗失败的NSCLC患者参与的研究中，对比了达克替尼与厄洛替尼的效果。中位PFS和目标反应率在达克替尼组更好。重要的是，在KRAS突变的患者中(对吉非替尼和厄洛替尼有原发抗药性)，达克替尼的优势似乎更大[57,58]。

2.5 EGFR测试：新方法

由于对突变的直接DNA测序检测需要活检材料，已经有新的测序技术使基于细胞的检测成为可能。很多这些PCR技术已经在临床试验中开始测试，例如日本的试验NEJ 001~003[59-61]。

最近的一项研究描述了五种商用的下一代测序技术的敏感度和可比较性。所有的技术都比旧的直接测序技术性能更好，可以检测到>1%突变脱氧核糖核酸(DNA)的突变类型，成功分析率在91.4%~100%之间。因此考虑到NGS技术的良好的敏感性，我们可以说，细胞学驱动的DNA检测是另一种代替福尔马林固定石蜡包埋组织样品来分析突变的可行方法[29,62-64]。

2.6 EGFR拷贝数的重要性

除了测试EGFR突变的重要性，IPASS研究也测试了EGFR基因拷贝数的重要性。这项亚组分析意在说明相对于那些没有EGFR拷贝数增加的人来说，EGFR突变患者有更高的拷贝数，在吉非替尼中有更高的PFS增量[6,65]。

2.7　肺腺癌的KRAS突变

KRAS突变在NSCLC中约占30%，主要发生在密码子12和13上。这个突变导致EGFR通路下游的RAS信号通路的决定性激活。不仅在肺癌中，而且在包括直肠癌和胰腺癌的其他恶性肿瘤中，KRAS突变在很多情况下导致了EGFR靶向治疗中原发耐药性的发生[41,66-70]。

EGFR突变在年轻人和非吸烟人群中更常见，而KRAS突变在老年人和重度吸烟人群中更为常见[71]。尽管至今尚未有临床有效的KRAS靶向治疗，但由于KRAS突变的阳性是EGFR-TKIs的原发耐药性的标志,因此肺腺癌中的KRAS检测仍然十分重要。

KRAS突变检测可以作为EGFR检测的一种替代方法，因为KRAS和EGFR突变是互相排斥的。KRAS突变仅限于三种密码子，因此会降低突变测序的成本。而且，EGFR和KRAS突变检测都为阴性的患者可能具有染色体易位EML4-ALK，这在患者中占3%~6%[23,72,73]。

2.8　肺腺癌的ALK重排

很多间变性淋巴瘤酶(ALK)融合癌基因以驱动突变的形式发生。肺腺癌中最常见的ALK融合基因是最初发现于2007年的棘皮动物微管相关蛋白样4(EML4)-间变性淋巴瘤酶(ALK)易位融合基因[74-76]。在肺腺癌患者中，相比EGFR和KRAS突变，ALK易位突变的相对发生率非常低(3%~6%)。然而，如果选择无吸烟史、EGFR/KRAS突变呈阴性的肺腺癌患者人群作为研究对象，那么ALK重排突变发生率则非常显著[77]。

克唑替尼是一种TKI，对受体酪氨酸激酶ALK和MET显示出ATP-竞争性[78]。早期研究表明其反应率为56%，中位PFS为10个月，对于使用化疗方案进行过前期治疗的患者人群而言，此结果是非常显著的。这促进了它被批准使用在晚期ALK阳性腺癌患者身上[79,80]。

尽管大部分ALK阳性的肺腺癌患者使用克唑替尼获得了早期的临床效果，此药效却相对持续时间较短，原因是产生了获得性耐药。克唑替尼的继发耐药性的原因是当今研究的一大课题。至今，只有一些基于继发耐药性的分子学原理的个案研究。迄今发现的机制主要包括L1152R和L1196M突变。体外实验表明EGFR激活也可能是克唑替尼耐药性的另一个原因[81,82]。

Katayama等研究了18位带有克唑替尼获得性耐药的患者。在25%的患者中观察到了分布于ALK酪氨酸激酶域的各种各样的继发突变。另外，ALK融合基因扩增也可能是发生继发耐药的原因[76]。

2.9 肺腺癌中的MET扩增

MET受体是一种酪氨酸激酶，可以通过它的配体HGF来激活。异常MET活性可能由各种机制导致，包括MET基因扩增、HGF过量表达或者MET基因突变。有证据表明MET基因突变对致癌作用影响很少，但是有充足证据表明HGF过量表达或者MET基因扩增与肺腺癌的预后不良有关[83-85]。

此外，MET扩增被认为是EGFR-TKIs的继发耐药性的原因，它在EGFR突变的患者中占近20%。因此，MET抑制成为一个重要靶标，因为它的抑制可以潜在地恢复EGFR-TKIS的敏感度[86-88]。

针对MET通路的靶向治疗有很多，其中包括使用MET受体的小分子抑制剂，或者通过使用HGF的单克隆抗体。MET小分子抑制剂有两大类——选择性抑制剂，例如tivantinib；非选择性抑制剂，如克唑替尼、foretinib和卡博替尼。目前很多研究正针对MET靶向治疗以及双-MET-EGFR阻断在进行试验[89-91]。

2.10 肺腺癌的VEGF靶向治疗

VEGF是一种针对内皮细胞的配体，在正常组织和肿瘤组织中对调节血管生成起重要作用。VEGF-通路适用于三大类方法进行靶向治疗：(1)通过使用针对VEGF的单克隆抗体；(2)通过使用VEGF-受体抑制剂例如aflibercept；(3)通过使用小分子TKIs例如舒尼替尼和索拉非尼来针对VEGF-受体的酪氨酸激酶域[92-94]。

东部肿瘤协作组(ECOG)4599研究和欧洲AVAIL是两个大型Ⅲ期临床试验，在贝伐单抗对肺癌的治疗的批准中起到非常关键的作用[33,95,96]。我们已经观察到贝伐单抗的组织学依赖性，现今肺癌治疗中，贝伐单抗仅限于用于“非鳞状”组织类型。

尽管贝伐单抗在特定人群中有效，它的使用仍然不可否认地与治疗中的发病率和死亡率相关联。另外，目前还没有试验比较过EGFR-TKIs和贝伐单抗，而这两种药物在互相重叠的特征性人群中都被使用过。

Aflibercept是一种重组融合蛋白，用于针对VEGF。它已经在铂类或厄洛替尼耐药的肺腺癌中观察使用。尽管早期试验带来了一定的希望，Ⅲ期试验中的结果却非常让人失望[97,98]。帕唑帕尼、舒尼替尼、mosatenib和索拉非尼都是通过抑制VEGFR、PDGFR和RAS/RAF通路而起作用的TKIs。这些药物在Ⅲ期试验中的有效性和安全性尚未确认[99-102]。

2.11 其他靶标

很遗憾的是，在对其他已知的肺腺癌致癌基因的靶向研究还相当不足。针对肺腺癌中其他致癌突变基因的靶向治疗成为当今研究的热门领域，多个临床前期和早期试验都试图研发可以靶向包括BRAF、ROS1、RET、HER2、DDR2、FGFR1、ILGF-1等在内的其他突变的药物[103-110]。

3　肺腺癌的IASLC/ATS/ERS分类标准

过去十年里，我们已经在肺癌诊疗上取得了很多新的重大认识。最重要的是证明了使用培美曲塞和贝伐单抗的治疗具有“组织学依赖性”，这两种药物应该避免在鳞状细胞癌中使用。其次最重要的发现是包括EGFR和ALK在内的激活突变是特定TKIs的反应标记。在肺癌的治疗上也有很多新的重大进展，尤其在病理学、肺病学、肿瘤学和外科学领域中。由于2004年版的WHO肺癌分类主要是“病理学分类”，因此我们需要一个多学科的新分类法。IALSC、ATS和ERS共同努力建立了国际多学科委员会，它由病理医生、临床医生、外科医生、分子生物学家和放射学医生组成。委员会系统地回顾了11 368篇文献，其中312篇论文经过了全文评审，并召开会议来探讨新的分类方法提案。他们使用推荐分级的评估制定和评价(GRADE)方法，将所有建议根据质量和强度分级。新分类和建议在IASLC官方期刊《胸部肿瘤学杂志》上发表。它的一篇评论发表在ERS的官方期刊《欧洲呼吸学杂志》上[8,111]。

本综述的这一节旨在对2011年IASLC/ATS/ERS肺腺癌分类法中较为突出的新提案进行总结。强烈建议读者参考发表在《胸部肿瘤学杂志》的全文，以了解新分类法及随之的建议以及相关讨论的细节[8]。

3.1　分类

WHO-2004分类标准和IASLC/ATS/ERS-2011分类标准的显著区别是，IASLC/ATS/ERS分类标准是基于标本的本质类型而提出的分类建议。大约近70%的晚期肺癌患者被诊断为无法进行手术治疗，这些患者通常使用非手术方法来治疗(化疗、放疗和分子治疗)，并无切除标本可用。基于此现实情况，IASLC/ATS/ERS分类标准基于细胞学或小活检标本提出了标准化的病理学分类指南(图1)。另外，也对切除标本提出了病理学分类的综合建议(表2)。另一个明显不同于WHO-2004分类的方面是，IASLC/ATS/ERS分类摒弃了“细支气管肺泡癌”(BAC)这一术语，以前被分类为BAC的肿瘤现在可能分属于五种不同的诊断(表3，表4)。除了腺泡、乳头和实体类型以外，还新增了两种新的类型，即“微乳头”和“鳞屑”类型。IASLC/ATS/ERS分类标准中不再使用“混合亚型腺癌”一词。

WHO-2004分类标准主要是基于使用苏木精–伊红染色来进行的病理学分类，然而新的IASLC/ATS/ERS分类标准试图整合一些其他的组织病理学技术，例如黏蛋白、甲状腺转录因子-1，以及p63染色。其目的是为了考虑到对治疗方案的影响而将NSCLC更好地分类成腺癌和鳞状细胞癌。此外，IASLC/ATS/

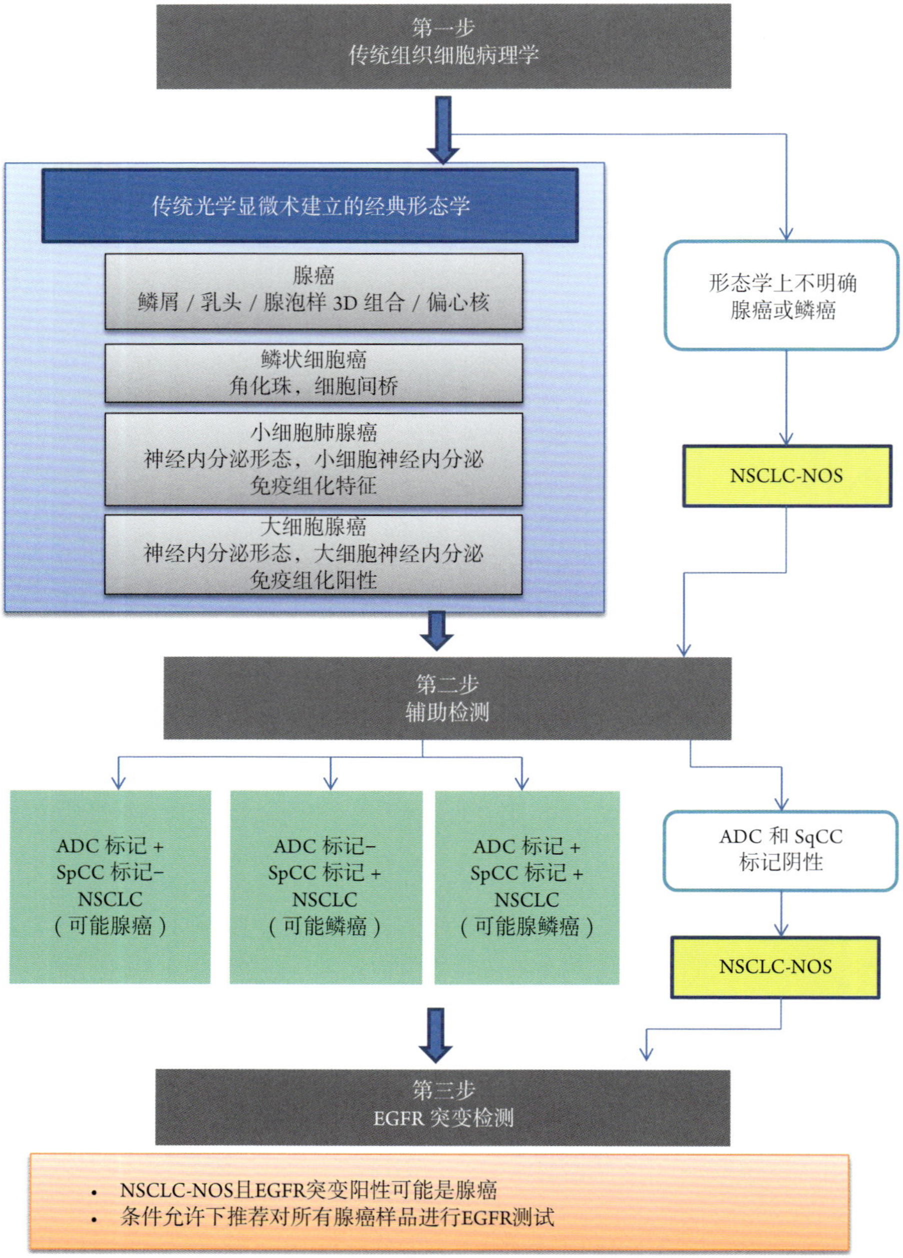

图1　评价小活检组织/细胞学标本的逐步测试方案

第一步中包括了使用苏木精-伊红染色的传统光学显微成像。对非小细胞癌“组织学类型未明确型”(NSCLC-NOS)，进行测试方案的第二步为辅助检测，使用特殊染色和免疫组化来帮助区分鳞状细胞癌和腺癌。第三步为EGFR突变检测，并推荐给所有NSCLC-NOS，因为EGFR突变的存在很可能意味着腺癌组织。ADC，腺癌；SqCC，鳞状细胞癌；EGFR，表皮生长因子受体。

表2　肺腺癌IASLC/ATS/ERS-2011分类标准

基于切除标本的分类
浸润前病变
不典型腺瘤样增生
原位腺癌
非黏液性
黏液性
黏液/非黏液混合性
微浸润性腺癌
非黏液性
黏液性
黏液/非黏液混合性
浸润性腺癌
鳞屑为主型
腺泡为主型
乳头为主型
微乳头为主型
实性为主型伴黏液产生
浸润性腺癌变异型
浸润性黏液腺癌
胶质样
胎儿型
肠型
基于小活检/细胞学标本的分类
形态学具有明确腺癌特征
腺癌，形态学特征可被识别(鳞屑、腺泡、乳头、微乳头、实体)
鳞屑样腺癌(如果纯鳞屑样，要注明浸润成分不能在小活检/细胞学标本中排除在外)
黏液型腺癌(类型待描述)
腺癌伴胎儿型特征
腺癌伴胶质样特征
腺癌伴(已知类型)及透明细胞特征
腺癌伴(已知类型)及印戒样特征
形态学无明确腺癌特征(需辅助染色证实腺癌类型)
“非小细胞型肺腺癌，倾向于腺癌”
要注明所使用的染色方法

IASLC，国际肺癌研究协会；ATS，美国胸科学会；ERS，欧洲呼吸系统学会。

表3 IASLC/ATS/ERS-2011分类标准与WHO-2004分类标准的重要不同点

变化	描述
根据标本的病理学本质提供分类指导(切除标本 *vs.* 小活检/细胞学标本)	大约70%的肺癌目前无法切除，小活检/细胞学方法在诊断和治疗指导上起重要作用。IASLC/ATS/ERS分类标准在切除标本之外，还针对小活检/细胞学标本提供了分类依据
建议使用特殊染色方法、免疫组化和分子学测试	将NSCLC分类成ADC和SqCC是至关重要的，建议除了常规苏木精-伊红染色之外，还应使用其他优化的染色方法，例如黏蛋白、p64或TTF-1。另外，EGFR突变检测也推荐使用，用来区分出适合EGFR-TKIs治疗的病症
弃用BAC一词	根据IASLC/ATS/ERS分类标准，旧术语“BAC”现在由五种不同的命名来代替
新概念AIS和MIA	切片标本中使用的新术语。带鳞屑状生长的小型周围性腺癌被分类为AIS。以鳞屑状生长为主的浸润灶≤5 mm的小型周围性腺癌(≤3 cm)被称为MIA。AIS和MIA在完全切除之后可以获得100%或接近100%的疾病特异生存率
提出新组织亚型：“微乳头”	微乳头样被认为预后效果严重不良，已被增为ADC的新亚型
弃用“混合亚型”概念，并采用浸润性ADC的主要组织学类型来分类	由于根据WHO2004分类标准，>90%的肺腺癌会被诊断为“混合亚型”，浸润型腺癌现在根据它们的主导类型来分类，全面地分为鳞屑、腺泡、乳头、微乳头、实体为主的亚型
将以前的术语黏液性囊腺癌、胶体ADC、胎儿ADC、印戒ADC和肠型ADC重新分类	黏液性囊腺癌现在被分类为“浸润性腺癌伴肠型特征”。旧术语“胶状腺癌和胎儿癌”被分别重新命名为“浸润性腺癌伴胶质样特征”以及“浸润性腺癌伴胎儿样型特征”。旧术语“印戒”和“透明细胞癌”现在不再认为是单独的亚型。取而代之地，它们被分别分类为“腺癌伴(××已知类型)及透明细胞特征”和“腺癌伴(××已知类型)及印戒样特征”

ADC，腺癌；NSCLC，非小细胞肺腺癌；SqCC，鳞状细胞癌；TTF-1，甲状腺转录因子1；EGFR，表皮生长因子受体；TKI，酪氨酸激酶抑制剂；BAC，细支气管肺泡癌；MIA，微浸润腺癌；AIS，原位腺癌；WHO，世界卫生组织；IASLC，国际肺癌研究协会；ATS，美国胸科学会；ERS，欧洲呼吸系统学会。

ERS分类标准建议使用EGFR突变检测来对腺癌患者进一步分成亚类，从而评估对EGFR-TKIs的治疗效果。表3、表4总结了IASLC/ATS/ERS分类标准相对于WHO-2004分类标准的新特点。

3.2 建议

尽管新分类标准试图整合临床学、放射学、分子学和外科学的观点，但其核心仍然是组织病理学。除了提供新分类的建议之外，新分类法也基于循证证据提供了很多重要建议。

表4　WHO-2004分类标准中使用“细支气管肺泡癌”一词在IASLC/ATS/ERS分类标准中对应的术语

术语	特征	备注
AIS	纯鳞屑状生长，≤3 cm，非浸润型	通常为非黏液性，极少为黏液性。100%DSS
MIA	≤3 cm，以鳞屑样为主，浸润灶≤5 mm	通常为非黏液性，极少为黏液性。接近100%DSS
LPA	浸润性ADC以鳞屑状生长为主	五年DSS为90%
浸润性非黏液ADC伴鳞屑状成分	浸润性非黏液ADC，可能在以腺泡、乳头、实体或微乳头类型为主之外具有少量的鳞屑状成分	预后可变。取决于已存在的类型
浸润性黏液ADC	浸润性黏液ADC，以鳞屑状生长为主	预后可变

AIS，原位腺癌；MIA，微浸润腺癌；LPA，鳞屑样为主腺癌；ADC，腺癌；DSS，疾病特异生存率；IASLC，国际肺癌研究协会；ATS，美国胸科学会；ERS，欧洲呼吸系统学会。

最为重要的建议之一是弃用“BAC”一词。WHO肺癌分类标准在2004年发表以后，BAC一词的使用导致了很多解释上的混淆误会，因为这一概念可以在相当广泛的范围内使用——从小的孤立性非浸润性周围型肺肿瘤[可能有100%的五年疾病特异存活率(DSS)]到伴有鳞屑样生长的晚期浸润性病灶(可能只有很低的存活希望)[112,113]。因此，旧术语BAC一词现在被弃用，新的命名办法中与“BAC”一词相对应的词汇在表4中总结列出。

很多研究表明了患有纯鳞屑样生长的小孤立性周围型腺癌的患者可以获得100%DSS[114-118]。类似的，在浸润病灶的大小阈值选为5 mm的情况下，在低浸润性肿瘤患者中可以观察到100%或近100%的五年DSS[119-123]。考虑到以上原因，新分类标准引入了两个新概念，即“原位腺癌”(AIS)和“微浸润腺癌”(MIA)。

AIS是指纯鳞屑状生长的局限性的小腺癌(≤3 cm)(肿瘤细胞严格沿着已存在的肺泡结构生长)，而无其他组织结构，也以无肺泡内肿瘤细胞、间质、血管或胸膜浸润为特征。MIA是指孤立的、以鳞屑样生长方式为主，且肿瘤内浸润灶≤5 mm的小腺癌(≤3 cm)。在同一肿瘤内有多个微浸润区时，应测量最大的浸润区域的最大直径。应该注意到，MIA的概念不适用于肿瘤含有坏死的情况，或者任何有淋巴、胸膜或血管浸润的情况。

由于90%以上的肺腺癌属于WHO-2004分类标准中的“混合亚型”腺癌，因此许多独立研究组评估了将肺腺癌按照最显著的组织学亚型分类的可行性。这种方法参考了各种组织结构的分子特征与临床行为的相关性[124-129]。因此，“混合亚型腺癌”一词也不再被IASLC/ATS/ERS-2011分类标准中继续使用。而是建议采用半定量以5%增量记录组织类型，肿瘤这两个最显著的类型决定了诊断，但同时也建议要记录下那些非显著的组织类型的百分比。

虽然WHO-2004分类标准在讨论章节中提到了“微乳头样”肺腺癌，但没有将它列入正式的亚型。由于以微乳头样为主要模式的肿瘤患者预后不良，类似于显著实体样的腺癌，IASLC/ATS/ERS-2011分类标准将“微乳头样”作为一种新的主要组织亚型[130-133]。有可能很少量的微乳头样的存在即可导致预后不良，这将是未来研究的一大热点[134,135]。值得注意的是，目前的研究发现，肺腺癌中存在两种微乳头样病变，即较常见的“产气微乳头成分”(AMPC)(在肺泡空间有肿瘤细胞漂浮)以及“间质浸润微乳头成分”(SMPC)(肿瘤细胞浸润至间质)。尽管SMPC的相对患病率(3.4%)比AMPC的患病率(17.7%)小很多，多重变量分析却显示患SMPC的I期腺癌患者的DFS比AMPC更差[136]。

浸润腺癌被分为黏液和非黏液性的基本原理也被加以解释。这是因为黏液性和非黏液性腺癌似乎在临床行为、病理学和突变状态上有很大区别。黏液性肿瘤倾向于与KRAS突变有很大关联，而非黏液性肿瘤更易于显出EGFR突变[137-141]。

表5列出了对建议的总结。作者再次推荐读者参考Travis等发表在《胸部肿

表5 总结IASLC/ATS/ERS-2011分类标准中的重要建议和对临床规范的考虑

病理学上的建议和考虑
“NSCLC-NOS”术语应该最大限度地避免使用。使用特殊染色法/免疫组化来区别腺癌和鳞状细胞癌
对WHO-2004分类标准作出的重要改变(参看表3)
术语AIS或MIS不能在小活检或细胞学标本中使用
组织标本应该恰当地使用，除了诊断以外，也可以实行分子学研究
即使在含有胸腔积液的情况下，细胞块也应该与细胞样品区分对待
术语“非鳞癌”不应被病理学者所使用，因为它是临床学者用来区分患者是否适用于培美曲塞和贝伐单抗所使用的
放射学上的建议和考虑
放射学者进行活检/细胞学检查时应该获得足够的组织样品，以满足光学显微检查、免疫组化和分子学分析的需求
在“部分实性病变”中使用薄层CT扫描技术记录实性和磨玻璃样成分的大小
临床上的推荐和考虑
考虑到酪氨酸激酶抑制剂所带来的希望，晚期肺ADC患者应该测试EGFR突变类型

NSCLC-NOS，非小细胞肺癌“组织类型未明确型”；AIS，原位腺癌；MIA，微浸润腺癌；EGFR，表皮生长因子受体；ADC，腺癌；WHO，世界卫生组织；IASLC，国际肺癌研究协会；ATS，美国胸科学会；ERS，欧洲呼吸系统学会。

瘤学杂志》上的原文，以阅读详细的细节和讨论章节[8]。

3.3　IASLC/ATS/ERS-2011分类标准中列出的研究建议

参与到IASLC/ATS/ERS分类标准项目的成员们还发起了一项研究协议，意在为测试IASLC/ATS/ERS指南而扩大数据。验证此指南的研究项目包括小活检、分级、分子-组织学相关性、AIS、MIA和主要组织学类型[142-145]。尽管这一分类标准指南是根据撰写时能获得的最好的循证证据制作而成，大家已公认应该继续用更多的数据来验证此方案。实际上，IASLC/ATS/ERS分类标准也对将来研究提供了指导，其中包括分类法和与放射学、分子生物学和肺腺癌治疗的相关性的研究。

3.4　病理学研究展望

(1)低浸润腺癌标准——由于MIA的定义使用了5 mm作为浸润灶的阈值，因此应该建立测量浸润成分体积的最佳方法。也应该澄清肿瘤有多个浸润灶时的对应方案。

(2)MIA中的浸润成分的本质对存活的影响——需要确立浸润成分的本质是否会影响无疾病生存率，因为微乳头样和实体样改变可能对存活有不良影响。

(3)浸润性癌中的第二种类型的影响——由于此指南使用标本中最显著的类型来进行分类，因此，应该研究第二种类型是如何影响预后的。考虑到即使非常小量的微乳头样(占1%~5%)也很可能会对预后有不良影响，那么其他更加具有侵袭性的类型即使不占主导作用，也很有可能对预后有重大影响[146,147]。

(4)理想分级系统——由于当前指南并没有建议任何特定的分级系统，有可能需要研究结构分级和核分级的优劣。

(5)转移部位的类型——应该研究转移部位的组织类型对预后影响，并与原发病灶相对比。

(6)冰冻切片的使用——病理学者应该研究如何通过冰冻切片来区分原位疾病和侵袭性疾病。

(7)辅助诊断方法的影响——为了降低NSCLC-NOS的诊断频度，建议使用特殊染色如黏蛋白，及免疫组化方法如TTF-1，p63等。需要观察使用特殊染色的分类如何影响临床效果，因为现存的数据仅仅基于传统光学显微术。另外，也应研究其他标记物如napsin-A的使用。

3.5　临床和外科研究展望

(1)非吸烟人群的腺癌——应该研究从未吸烟的人群中发生的腺癌的临

床、流行病、分子和组织特性。

(2)早期肺癌的组织学类型对辅助治疗的影响——应该研究早期肺癌患者在切除之后接受辅助化疗的需要是否被组织学类型所影响。考虑到微乳头样可以预测高转移可能，因此同阶段内带有侵袭性更强的组织类型的患者需要更严格的治疗。

(3)一些早期腺癌的亚叶切除——尽管叶切除术是对于2 cm以上大小肿瘤的标准外科手术，仍然应该研究亚叶切除是否可以对放射学诊断出磨玻璃样病变的患者提供等效存活，它们可能预示了AIS和MIA。

(4)减少早期肺腺癌患者的复发方法——应该评估对比开胸手术和电视辅助胸腔镜手术(VATS)在复发率和存活上的效果。

(5)淋巴结切除能否在一些早期腺癌中避免？最近的数据表明一些非常早期的腺癌中(尤其是放射学诊断出磨玻璃样病变)可能不需要淋巴结切除[148]。

(6)多灶性腺癌的方案——需要研究出一种治疗策略，综合考虑多发病灶的本质、数目、大小、位置、同时或异时病灶，以及原发病灶或转移病灶来进行综合治疗。

3.6 分子学研究展望

(1)应该评估组织学-分子学相关性——一些组织类型可能与某些突变相关联(例如印戒细胞组织学特征与EML4-ALK突变；黏液腺癌与KRAS；非黏液腺癌与EGFR)，应该进一步评估这些关联性的频度和强度[137-141]。

(2)microRNA、基因组学和蛋白质组学——需要评估microRNA、基因组学和蛋白质组学测试是否能够对肺腺癌的危险分层和预后预测提供信息。

3.7 放射学研究展望

(1)肿瘤的影像学测量——需要建立理想的测量方法。对半实体半磨玻璃样病变而言，需要衡量实体和“磨玻璃样成分”的相对比例的重要性。

(2)使用计算机断层扫描(CT)减弱信号分析来区分多原发病灶和转移灶的可能性。

(3)尝试建立分子学和放射学表现的联系，例如磨玻璃样病变和正电子发射体层显像的标准摄取值(SUV)的关联。

(4)应该衡量新分类标准对基于CT的肺癌影像的影响。

3.8 IASLC/ATS/ERS分类标准对分期的可能影响

IASLC/ATS/ERS分类标准的建议对将来修订肺腺癌TNM分期可能有一定启示。首先，对肺癌施行针对不同组织类型而进行单独的分期系统的可行性研究。这类似于目前食道癌的分期方法，它针对鳞状癌和腺癌有不同的分期系统。第二，有可能将AIS和MIA的新概念整合进TNM分期系统中，通过引入Tis(原位病变)和Tmi(微浸润病变)两个术语而建立与当前乳腺癌的分期系统类似的分期系统。也应该注意到，对那些可能使用根治性立体定向放射消融治疗(SABR)之类的非外科治疗方法的患者而言，是否可以采用影像学方法，通过对实性和磨玻璃成分的体积测量而测量浸润和非浸润成分的肿瘤体积，进而进行分期。然而，为了起草下一版的TNM-AJCC分期方案，还需要积累更多的数据[149-151]。

3.9　IASLC/ATS/ERS分类标准的潜在矛盾问题

需要注意到，IASLC/ATS/ERS分类方案本身具有一些不足，它也建议未来的研究对此分类系统中所提出的建议进行加强或者修正。然而，在使用此IASLC/ATS/ERS指南时，有一些潜在问题可能会导致对分类的解释产生一定程度的混淆。

考虑到在组织亚型上引入的复杂性，不同病理学家之间所产生的观察者间偏差会导致可重复性成为一个严重问题。最可能产生混淆的地方是鳞屑或是腺泡类型、微乳头样和乳头样的区分[152,153]。

IASLC/ATS/ERS分类标准取消了“混合亚型”这一类别，而采用最显著的组织类别作为分类标准，为此还有一些重要问题需要讨论。考虑到实性和微乳头亚类都被认为具有预后不良的重要意义，很可能即使很微小量的这些类型的存在也会引起严重的预后不良。正如这种情况下前列腺癌使用Gleason分数一样，我们应该继续研究是否存在一种方法可以衡量非显著类型的权重。然而，IASLC/ATS/ERS在病理学研究建议中提到，它并不鼓励对非显著类型进行深入研究。

其他有待解决的问题包括结构分级相对于核分级的相对重要性，炎症或纤维组织增生对浸润大小的判断的影响，以及量化浸润的深度/大小的最佳方法。

4　肺腺癌的未来展望

4.1　microRNAs(miRNA)——肺癌诊断、预后和治疗的意义

miRNA为非编码的RNA，作为基因表达的转录后调节因子存在[154]。miRNAs被认为参与到调节多个基因通路中，既有促进也有抑制致癌基因的能力，因此miRNAs的研究具有重要意义[155]。miRNAs在肺癌的诊断、预后和治疗上都被认为有巨大潜力。

肺癌诊断中miRNA检测是一个吸引人的方法，因为它可以使用血液miRNA

表达来作为诊断肺癌的非侵入性手段。miRNA-25和223被认为是NSCLC的生物标记，通过检测到以miRNAs-155、182和197的过量表达为特征标识，我们可以将肺癌患者从其他非肿瘤对象中区分出来。基于miRNA的诊断也提高了使用痰液诊断肺癌的可能性[156]。也可以使用多种标志来区分腺癌和鳞状细胞癌。最近有研究证明了将miRNA-205作为鳞状细胞肺癌的标志物的有效性。更进一步，很可能miRNA标志可以帮助区分原发肺肿瘤与转移性肺肿瘤。另外，多项研究表明miRNA标志可以在评估肺癌患者的预后上有所帮助。然而，我们仍需要更多研究来标准化在常规临床中使用miRNAs来进行诊断或评估预后的潜在方法。因为miRNAs被认为与促进或抑制致癌基因有关，因而应该努力发展临床上可行的基于miRNA的治疗技术来治疗肺癌。潜在方法可能包括抑制miRNAs的致癌基因，或者提高miRNAs的肿瘤抑制能力[157-160]。

4.2 肿瘤干细胞(CSC)的研究

化疗、放疗或者分子靶向治疗方法通常可以使肿瘤大小缩小，很多时候甚至可以临床完全缓解。然而，有很大部分的肿瘤最终会复发——局部或者在远处部位。CSC假说解释了这一现象。考虑到肿瘤的增长可以通过细胞毒素药物消除，但肿瘤干细胞可能保持沉默，从而使它们在面对细胞毒素药物和粒子射线时保持安全——后者通常对分裂中的细胞有效。这些存活的CSCs以后会重新激活，从而导致复发[161]。

CSCs的调节通常是通过Hedgehog、Wnt和Notch信号通路介导的[162]。常规的治疗结束获得完全缓解之后，根除CSCs可以得到完全“治愈”的希望。已经有大量研究开始检测临床可用的CSC相关生物标记的方法[163-165]。针对CSC相关通路的靶向已经取得了大量的临床进展，实验通过使用cyclopamine来针对hedgehog通路，以及使用γ分泌酶抑制剂来针对notch通路也取得了可观效果[166,167]。另外，有推测表明CSCs可以通过使用高剂量的放疗来根除，正如SABR在适用患者身上的效果一样[168]。

4.3 SABR的潜力

立体定向照射在选定的体积里对每次分割实行大剂量的放射线照射，治疗通常需要一次至五次照射。立体定向照射所能提供的等同于放射生物学上的剂量(通常超出80~100 Gy)大大超出传统的多次照射所提供的效力。最近涌现出各种影像制导和精确放射疗法的新技术创新，使得低分割的立体定向放射疗法几乎可以常规使用在人体的任何部位。由于立体定向照射使用较大的分割量，有依据表明多种放射生物机制在其中起作用，与传统放射疗法大不相同。这其中包括内皮损伤、细胞膜损伤、细胞器损伤的诱导、神经酰胺通路的激活和休眠肿瘤细胞的根除[168-171]。

SABR也被称为其他名字，如立体定向全身放射疗法(SBRT)、颅外立体定向RT(ESRT)，以及分次立体定向放射疗法(FSRT)。肺癌的SABR早期研究中有早期NSCLC患者参与，他们因医学原因无法实施手术。应该注意到这种方法的效果可与外科手术相比拟，同时更易实施。此外，与开胸手术不同，使用SABR并不会导致立即致命的高风险。另外，局部控制率非常出色，一年生存率持续超过95%，中位总存活率超过五年。SABR现在也正被用在可施行手术的肺癌患者身上进行研究。表6概括了目前正在进行的利用SABR治疗早期NSCLC患者的试验[172-177]。

必须强调的是，SABR在现今阶段只能应用于Ⅰ期和Ⅱ期的小肿瘤，且患者应被判断为无法接受手术人群。另外，考虑到SABR的使用会导致肿瘤的破坏，在使用SABR之前，必须首先进行经小活检/细胞学测试的病理学检测。

4.4 新出现的预后和预测标志

肺腺癌的各种组织病理学预后因素已经在很多前人文章中讨论过。已经发现了很多因素作为肿瘤完全切除后复发的预后指标，包括瘤内血管侵袭、内脏胸膜侵袭、周围神经侵袭、有丝分裂指数、Ki-67标识指数、组织学分级、肿瘤坏死的出现等等[178-183]。

核医学的进展带来了新的预后标志的出现，例如FDG-PET扫描中的高SUV

表6 SABR在早期肺癌上的试验

试验	参考文献	评论	效果
Lagerwaard等，2012	[172]	在可能施行手术的患者身上，SABR(60 Gy在3，5或8 Fc依赖于肿瘤大小和位置)	LC一年和三年分别为98%和93%。3级毒性危险性<3%。中位OS超过五年。治疗后30日内死亡率为0%
Chan等，2012	[173]	16个1期NSCLC医学上不宜动手术的患者，中位年龄82岁	2年LC、DFS和OS分别为91%、71%和87%
Haasbeek等，2011	[174]	对位于中心的早期NSCLC进行SABR(7.5 Gy×8 Fc)	远处转移和共存疾病占死亡的主要原因。三年LC和OS率分别为90.2%和51.1%
Fakiris等，2009	[175]	Ⅱ期前瞻性研究，对70位早期NSCLC进行SABR(60~66 Gy)	SABR在医学上不适宜手术患者中会导致教高的局部控制率。癌症特异三年生存率为81.7%
Timmerman等，2010	[176]	Ⅱ期前瞻性研究，对医学上不适宜手术的早期NSCLC进行SABR(18 Gy×3 Fc)	三年DFS和OS分别为48.3%和55.8%

LC，局部控制；NSCLC，非小细胞肺腺癌；DFS，无疾病存活率；OS，总存活率；Fc，分次；SABR，立体定向放射消融治疗。

代表了低分化和淋巴结受累倾向的升高。

基因研究的进展也带来了对各种恶性肿瘤的预后分子分析的形成，正如乳腺癌中OncotypeDX(TM)和MammaPrint(TM)的使用——它们为预测乳腺癌的术后复发和决定是否需要进行辅助化疗而设计。结肠癌中也有类似的分子特征系统可以使用。尽管肺腺癌的预后分子分析尚未在商业上实现，Kratz等最近对此进行了可行性讨论。该文献利用了14种基因表达分析来预测患者施行切除手术后的高度致命风险[184-187]。如果在大量试验可以得到证实，那么对早期肺腺癌患者在手术切除后是否进行辅助化疗则可以进行个体化决定。

除了预后因素之外，近年来还涌现了很多“预测因素”。尽管它并不能指示患者预后，但却可以“预测”对特定药物的反应性。切除修复交叉互补组1(ERCC1)和核苷酸还原酶M1(RRM1)基因天然地参与到DNA的修复中，这些基因的过量表达会分别减弱铂化合物和吉西他滨的有效性。另外，分子特征的进展使人们对特殊分子靶向药物的敏感度和抗药性的预测成为可能[188-190]。

5 结论

在肺腺癌的诊疗中新的发现层出不穷。培美曲塞和贝伐单抗等药物治疗的组织类型适应性的不同，使人们明白需要将NSCLC依据组织类型而进行亚型分类。同时，分子靶向治疗可以针对特定突变进行有效治疗，因此人们开始重视将分子学检测作为肺腺癌的常规检查方案的一部分。最近提出的肺腺癌的IASLC/ATS/ERS分类标准是一项重大进展，因为它不仅涵盖了病理学的观点，还包括了分子生物学、放射学、肿瘤学和外科学的进展。IASLC/ATS/ERS分类标准对WHO-2004肺腺癌分类标准进行了程序上的重大改良。IASLC/ATS/ERS也对科研提供了重要指导建议，由此加强推进分类标准中所提出的建议进而可以获得更多的依据。在未来几年里，在分子生物学、基因谱学、放射学、核医学、外科学和放射疗法以及化疗上的新进展可能会给肺腺癌的诊断和治疗方法带来更大变化。

声明

本文作者宣称无任何利益冲突。

参考文献

[1] Scagliotti GV, Parikh P, von Pawel J, et al. Phase III study comparing cisplatin plus gemcitabine with cisplatin plus pemetrexed in chemotherapy-naive patients with advanced-stage non-small-cell lung cancer. J Clin Oncol 2008; 26: 3543-3551.

[2] Johnson DH, Fehrenbacher L, Novotny WF, et al. Randomized phase II trial comparing

bevacizumab plus carboplatin and paclitaxel with carboplatin and paclitaxel alone in previously untreated locally advanced or metastatic non-small-cell lung cancer. J Clin Oncol 2004; 22: 2184-2191.
[3] Kim HSIH, Choi YS, Kim K, et al. Surgical resection of recurrent lung cancer in patients following curative resection. J Korean Med Sci 2006; 21: 224-228.
[4] Stegmeier F, Warmuth M, Sellers WR, et al. Targeted cancer therapies in the twenty-first century: lessons from imatinib. Clin Pharmacol Ther 2010; 87: 543-552.
[5] Mok TS, Wu YL, Thongprasert S, et al. Gefitinib or carboplatin-paclitaxel in pulmonary adenocarcinoma. N Engl J Med 2009; 361: 947-957.
[6] Shaw AT, Kim DW, Nakagawa K, et al. Crizotinib versus chemotherapy in advanced ALK-positive lung cancer. N Engl J Med 2013; 368: 2385-2394.
[7] Travis WD, Brambilla E, Muller-Hermelink HK, et al. eds. Pathology and Genetics. Tumours of the Lung, Pleura, Thymus and Heart. Lyon: IARC Press, 2004.
[8] Travis WD, Brambilla E, Noguchi M, et al. International association for the study of lung cancer/american thoracic society/european respiratory society international multidisciplinary classification of lung adenocarcinoma. J Thorac Oncol 2011; 6: 244-285.
[9] Hanahan D, Weinberg RA. Hallmarks of cancer: the next generation. Cell 2011; 144: 646-674.
[10] Lorusso G, Rüegg C. The tumor microenvironment and its contribution to tumor evolution toward metastasis. Histochem Cell Biol 2008; 130: 1091-1103.
[11] Goldman JM, Melo JV. Chronic myeloid leukemia--advances in biology and new approaches to treatment. N Engl J Med 2003; 349: 1451-1464.
[12] Hudis CA. Trastuzumab--mechanism of action and use in clinical practice. N Engl J Med 2007; 357: 39-51.
[13] Weinstein IB. Cancer. Addiction to oncogenes-the Achilles heal of cancer. Science 2002; 297: 63-64.
[14] Perez R, Crombet T, de Leon J, et al. A view on EGFR-targeted therapies from the oncogene-addiction perspective. Front Pharmacol 2013; 4: 53.
[15] Bronte G, Rizzo S, La Paglia L, et al. Driver mutations and differential sensitivity to targeted therapies: a new approach to the treatment of lung adenocarcinoma. Cancer Treat Rev 2010; 36 Suppl 3: S21-S29.
[16] Oxnard GR, Binder A, Jänne PA. New targetable oncogenes in non-small-cell lung cancer. J Clin Oncol 2013; 31: 1097-1104.
[17] Pao W, Girard N. New driver mutations in non-small-cell lung cancer. Lancet Oncol 2011; 12: 175-180.
[18] Rossi A, Maione P, Colantuoni G, et al. Recent developments of targeted therapies in the treatment of non-small cell lung cancer. Curr Drug Discov Technol 2009; 6: 91-102.
[19] Yano S, Kondo K, Yamaguchi M, et al. Distribution and function of EGFR in human tissue and the effect of EGFR tyrosine kinase inhibition. Anticancer Res 2003; 23: 3639-3650.
[20] Britsch S. The neuregulin-I/ErbB signaling system in development and disease. Adv Anat Embryol Cell Biol 2007; 190: 1-65.
[21] Tokumo M, Toyooka S, Kiura K, et al. The relationship between epidermal growth factor

receptor mutations and clinicopathologic features in non-small cell lung cancers. Clin Cancer Res 2005; 11: 1167-1173.

[22] John T, Liu G, Tsao MS. Overview of molecular testing in non-small-cell lung cancer: mutational analysis, gene copy number, protein expression and other biomarkers of EGFR for the prediction of response to tyrosine kinase inhibitors. Oncogene 2009; 28: S14-S23.

[23] Bulman W, Saqi A, Powell CA. Acquisition and processing of endobronchial ultrasound-guided transbronchial needle aspiration specimens in the era of targeted lung cancer chemotherapy. Am J Respir Crit Care Med 2012; 185: 606-611.

[24] Sharma SV, Bell DW, Settleman J, et al. Epidermal growth factor receptor in lung cancer. Nat Rev Cancer 2007; 7: 169-181.

[25] Johnson BE, Janne PA. Epidermal growth factor receptor mutations in patients with non–small cell lung cancer. Cancer Res 2005; 65: 7525-7529.

[26] Nurwidya F, Murakami A, Takahashi F, et al. Molecular mechanisms contributing to resistance to tyrosine kinase-targeted therapy for non-small cell lung cancer. Cancer Biol Med 2012; 9: 18-22.

[27] Zhu JQ, Zhong WZ, Zhang GC, et al. Better survival with EGFR exon 19 than exon 21 mutations in gefitinib-treated non-small cell lung cancer patients is due to differential inhibition of downstream signals. Cancer Lett 2008; 265: 307-317.

[28] Antonicelli A, Cafarotti S, Indini A, et al. EGFR-targeted therapy for non-small cell lung cancer: focus on EGFR oncogenic mutation. Int J Med Sci 2013; 10: 320-330.

[29] Kobayashi K, Hagiwara K. Epidermal growth factor receptor (EGFR) mutation and personalized therapy in advanced nonsmall cell lung cancer (NSCLC). Target Oncol 2013; 8: 27-33.

[30] Lynch TJ, Bell DW, Sordella R, et al. Activating mutations in the epidermal growth factor receptor underlying responsiveness of non-small-cell lung cancer to gefitinib. N Engl J Med 2004; 350: 2129-2139.

[31] Paez JG, Janne PA, Lee JC, et al. EGFR mutations in lung cancer: correlation with clinical response to gefitinib therapy. Science 2004; 304: 1497-1500.

[32] Pao W, Miller V, Zakowski M, et al. EGF receptor gene mutations are common in lung cancers from "never smokers" and are associated with sensitivity of tumors to gefitinib and erlotinib. Proc Natl Acad Sci 2004; 101: 13306-13311.

[33] Shepherd FA, Rodrigues Pereira J, et al. Erlotinib in previously treated non-small-cell lung cancer. N Engl J Med 2005; 353: 123-132.

[34] Kim ES, Hirsh V, Mok T, et al. Gefitinib versus docetaxel in previously treated non-small-cell lung cancer (INTEREST): a randomised phase III trial. Lancet 2008; 372: 1809-1818.

[35] Maruyama R, Nishiwaki Y, Tamura T, et al. Phase III study, V-15-32, of gefitinib versus docetaxel in previously treated Japanese patients with non-small-cell lung cancer. J Clin Oncol 2008; 26: 4244-4252.

[36] Nguyen KS, Neal JW. First-line treatment of EGFR-mutant non-small-cell lung cancer: the role of erlotinib and other tyrosine kinase inhibitors. Biologics 2012; 6: 337-345.

[37] Zhou C, Wu YL, Chen G, et al. Erlotinib versus chemotherapy as first-line treatment for patients with advanced EGFR mutation-positive non-small-cell lung cancer (OPTIMAL,

CTONG-0802): a multicentre, open-label, randomised, phase 3 study. Lancet Oncol 2011; 12: 735-742.

[38] Rosell R, Carcereny E, Gervais R, et al. Erlotinib versus standard chemotherapy as first-line treatment for European patients with advanced EGFR mutation-positive non-small-cell lung cancer (EURTAC): a multicentre, open-label, randomised phase 3 trial. Lancet Oncol 2012; 13: 239-246.

[39] Keedy VL, Temin S, Somerfield MR, et al. American Society of Clinical Oncology provisional clinical opinion: epidermal growth factor receptor (EGFR) Mutation testing for patients with advanced non-small-cell lung cancer considering first-line EGFR tyrosine kinase inhibitor therapy. J Clin Oncol 2011; 29: 2121-2127.

[40] Langer CJ. The "Lazarus Response" in Treatment-Naïve, Poor Performance Status Patients With Non–Small-Cell Lung Cancer and Epidermal Growth Factor Receptor Mutation. J Clin Oncol 2009; 27: 1350-1354.

[41] Zhang Z, Stiegler AL, Boggon TJ, et al. EGFR-mutated lung cancer: a paradigm of molecular oncology. Oncotarget 2010; 1: 497-514.

[42] Hammerman PS, Janne PA, Johnson BE. Resistance to epidermal growth factor receptor tyrosine kinase inhibitors in non–small cell lung cancer. Clin Cancer Res 2009; 15: 7502-7509.

[43] Bonanno L, Schiavon M, Nardo G, et al. Prognostic and predictive implications of EGFR mutations, EGFR copy number and KRAS mutations in advanced stage lung adenocarcinoma. Anticancer Res 2010; 30: 5121-5128.

[44] Chow LML, Baker SJ. PTEN function in normal and neoplastic growth. Cancer Lett 2006; 241: 184-196.

[45] Wu JY, Wu SG, Yang CH, et al. Lung cancer with epidermal growth factor receptor exon 20 mutations is associated with poor gefitinib treatment response. Clin Cancer Res 2008; 14: 4877-4882.

[46] Arcila ME, Oxnard GR, Nafa K, et al. Rebiopsy of lung cancer patients with acquired resistance to EGFR inhibitors and enhanced detection of the T790M mutation using a locked nucleic acid-based assay. Clin Cancer Res 2011; 17: 1169-1180.

[47] Ng KP, Hillmer AM, Chuah CT, et al. A common BIM deletion polymorphism mediates intrinsic resistance and inferior responses to tyrosine kinase inhibitors in cancer. Nat Med 2012; 18: 521-528.

[48] An X, Tiwari AK, Sun Y, et al. BCR-ABL tyrosine kinase inhibitors in the treatment of Philadelphia chromosome positive chronic myeloid leukemia: a review. Leuk Res 2010; 34: 1255-1268.

[49] Yun CH, Mengwasser KE, Toms AV, et al. The T790M mutation in EGFR kinase causes drug resistance by increasing the affinity for ATP. Proc Natl Acad Sci U S A 2008; 105: 2070-2075.

[50] Nakamura T, Sueoka-Aragane N, Iwanaga K, et al. A noninvasive system for monitoring resistance to epidermal growth factor receptor tyrosine kinase inhibitors with plasma DNA. J Thorac Oncol 2011; 6: 1639-1648.

[51] Fujita Y, Suda K, Kimura H, et al. Highly sensitive detection of EGFR T790M mutation using colony hybridization predicts favorable prognosis of patients with lung cancer harboring activating EGFR mutation. J Thorac Oncol 2012; 7: 1640-1644.

[52] Cappuzzo F, Jänne PA, Skokan M, et al. MET increased gene copy number and primary resistance to gefitinib therapy in non-small-cell lung cancer patients. Ann Oncol 2009; 20: 298-304.

[53] Yano S, Wang W, Li Q, et al. Hepatocyte growth factor induces gefitinib resistance of lung adenocarcinoma with epidermal growth factor receptor–activating mutations. Cancer Res 2008; 68: 9479-9487.

[54] Shi F, Telesco SE, Liu Y, et al. ErbB3/HER3 intracellular domain is competent to bind ATP and catalyze autophosphorylation. Proc Natl Acad Sci U S A 2010; 107: 7692-7697.

[55] Miller VA, Hirsh V, Cadranel J, et al. Afatinib versus placebo for patients with advanced, metastatic non-small-cell lung cancer after failure of erlotinib, gefitinib, or both, and one or two lines of chemotherapy (LUX-Lung 1): a phase 2b/3 randomised trial. Lancet Oncol 2012; 13: 528-538.

[56] http://clinicaltrials.gov/show/NCT01085136

[57] Ramalingam SS, Boyer M, Park K, et al. Randomized phase 2 study of PF299804, an irreversible human epidermal growth factor receptor (egfr) inhibitor, versus (v) erlotinib (e) in patients (pts) with advanced non-small cell lung cancer (nsclc) after chemotherapy (ct) failure: quantitative and qualitative benefits [abstract 365]. Ann Oncol 2010; 21: viii122.

[58] Halmos B, Powell CA. Update in lung cancer and oncological disorders 2010. Am J Respir Crit Care Med 2011; 184: 297-302.

[59] Inoue A, Kobayashi K, Usui K, et al. First-line gefitinib for patients with advanced non-small-cell lung cancer harboring epidermal growth factor receptor mutations without indication for chemotherapy. J Clin Oncol 2009; 27: 1394-1400.

[60] Maemondo M, Inoue A, Kobayashi K, et al. Gefitinib or chemotherapy for non-small-cell lung cancer with mutated EGFR. N Engl J Med 2010; 362: 2380-2388.

[61] Maemondo M, Minegishi Y, Inoue A, et al. First-line gefitinib in patients aged 75 or older with advanced non-small cell lung cancer harboring epidermal growth factor receptor mutations: NEJ 003 Study. J Thorac Oncol 2012; 7: 1417-1422.

[62] Goto K, Satouchi M, Ishii G, et al. An evaluation study of EGFR mutation tests utilized for non-small-cell lung cancer in the diagnostic setting. Ann Oncol 2012; 23: 2914-2919.

[63] Vadakara J, Borghaei H. Personalized medicine and treatment approaches in non-small-cell lung carcinoma. Pharmgenomics Pers Med 2012; 5: 113-123.

[64] Collins FS, Hamburg MA. First FDA authorization for next-generation sequencer. N Engl J Med 2013; 369: 2369-2371.

[65] Chang JW, Liu HP, Hsieh MH, et al. Increased epidermal growth factor receptor (EGFR) gene copy number is strongly associated with EGFR mutations and adenocarcinoma in non-small cell lung cancers: a chromogenic in situ hybridization study of 182 patients. Lung Cancer 2008; 61: 328-339.

[66] Eberhard DA, Johnson BE, Amler LC, et al. Mutations in the epidermal growth factor receptor and in kras are predictive and prognostic indicators in patients with non-small-cell lung cancer treated with chemotherapy alone and in combination with erlotinib. J Clin Oncol 2005; 23: 5900-5909.

[67] Pao W, Wang TY, Riely GJ, et al. Kras mutations and primary resistance of lung

adenocarcinomas to gefitinib or erlotinib. PLoS Med 2005; 2: e17.
[68] Jackman DM, Yeap BY, Lindeman NI, et al. Phase ii clinical trial of chemotherapy-naive patients > or = 70 years of age treated with erlotinib for advanced non-small-cell lung cancer. J Clin Oncol 2007; 25: 760-766.
[69] van Zandwijk N, Mathy A, Boerrigter L, et al. Egfr and kras mutations as criteria for treatment with tyrosine kinase inhibitors: Retro- and prospective observations in non-small-cell lung cancer. Ann Oncol 2007; 18: 99-103.
[70] Toyooka S, Mitsudomi T, Soh J, et al. Molecular oncology of lung cancer. Gen Thorac Cardiovasc Surg 2011; 59: 527-537.
[71] Subramanian J, Govindan R. Molecular genetics of lung cancer in people who have never smoked. Lancet Oncol 2008; 9: 676-682.
[72] Soda M, Choi YL, Enomoto M, et al. Identification of the transforming eml4-alk fusion gene in non-small-cell lung cancer. Nature 2007; 448: 561-566.
[73] Yung RC, Otell S, Illei P, et al. Improvement of cellularity on cell block preparations using the so-called tissue coagulum clot method during endobronchial ultrasound-guided transbronchial fine-needle aspiration. Cancer Cytopathol 2012; 120: 185-195.
[74] Inamura K, Takeuchi K, Togashi Y, et al. EML4-ALK fusion is linked to histological characteristics in a subset of lung cancers. J Thorac Oncol 2008; 3: 13-17.
[75] Rikova K, Guo A, Zeng Q, et al. Global survey of phosphotyrosine signaling identifies oncogenic kinases in lung cancer. Cell 2007; 131: 1190-1203.
[76] Katayama R, Shaw AT, Khan TM, et al. Mechanisms of acquired crizotinib resistance in ALK-rearranged lung Cancers. Sci Transl Med 2012; 4: 120ra17.
[77] Kim HR, Shim HS, Chung JH, et al. Distinct clinical features and outcomes in never-smokers with nonsmall cell lung cancer who harbor EGFR or KRAS mutations or ALK rearrangement. Cancer 2012; 118: 729-739.
[78] Casaluce F, Sgambato A, Maione P, et al. ALK inhibitors: a new targeted therapy in the treatment of advanced NSCLC. Target Oncol 2013; 8: 55-67.
[79] O' Bryant CL, Wenger SD, Kim M, et al. Crizotinib: a new treatment option for ALK-positive non-small cell lung cancer. Ann Pharmacother 2013; 47: 189-197.
[80] Bang YJ. Treatment of ALK-positive non-small cell lung cancer. Arch Pathol Lab Med 2012; 136: 1201-1204.
[81] Choi YL, Soda M, Yamashita Y, et al. EML4-ALK mutations in lung cancer that confer resistance to ALK inhibitors. N Engl J Med 2010; 363: 1734-1739.
[82] Sasaki T, Koivunen J, Ogino A, et al. A novel ALK secondary mutation and EGFR signaling cause resistance to ALK kinase inhibitors. Cancer Res 2011; 71: 6051-6060.
[83] Beau-Faller M, Ruppert AM, Voegeli AC, et al. MET gene copy number in non-small cell lung cancer: molecular analysis in a targeted tyrosine kinase inhibitor naïve cohort. J Thorac Oncol 2008; 3: 331-339.
[84] Cheng TL, Chang MY, Huang SY, et al. Overexpression of circulating c-met messenger RNA is significantly correlated with nodal stage and early recurrence in non-small cell lung cancer. Chest 2005; 128: 1453-1460.
[85] Go H, Jeon YK, Park HJ, et al. High MET gene copy number leads to shorter survival in

patients with non-small cell lung cancer. J Thorac Oncol 2010; 5: 305-313.
[86] Wang W, Li Q, Takeuchi S, et al. Met kinase inhibitor E7050 reverses three different mechanisms of hepatocyte growth factor-induced tyrosine kinase inhibitor resistance in EGFR mutant lung cancer. Clin Cancer Res 2012; 18: 1663-1671.
[87] Nakagawa T, Takeuchi S, Yamada T, et al. Combined therapy with mutant-selective EGFR inhibitor and Met kinase inhibitor for overcoming erlotinib resistance in EGFR mutant lung cancer. Mol Cancer Ther 2012; 11: 2149-2157.
[88] Takeuchi S, Wang W, Li Q, et al. Dual inhibition of Met kinase and angiogenesis to overcome HGF-induced EGFR-TKI resistance in EGFR mutant lung cancer. Am J Pathol 2012; 181: 1034-1043.
[89] Nguyen KS, Kobayashi S, Costa DB. Acquired resistance to epidermal growth factor receptor tyrosine kinase inhibitors in non-small-cell lung cancers dependent on the epidermal growth factor receptor pathway. Clin Lung Cancer 2009; 10: 281-289.
[90] Yano S, Takeuchi S, Nakagawa T, et al. Ligand-triggered resistance to molecular targeted drugs in lung cancer: roles of hepatocyte growth factor and epidermal growth factor receptor ligands. Cancer Sci 2012; 103: 1189-1194.
[91] Menis J, Levra MG, Novello S. MET inhibition in lung cancer. Transl Lung Cancer Res 2013; 2: 23-39.
[92] Folkman J. What is the evidence that tumors are angiogenesis dependent? J Natl Cancer Inst 1990; 82: 4-6.
[93] Ferrara N. The role of vascular endothelial growth factor in pathological angiogenesis. Breast Cancer Res Treat 1995; 36: 127-137.
[94] Braghiroli MI, Sabbaga J, Hoff PM. Bevacizumab: overview of the literature. Expert Rev Anticancer Ther 2012; 12: 567-580.
[95] Sandler A, Gray R, Perry MC, et al. Paclitaxel-carboplatin alone or with bevacizumab for non-small-cell lung cancer. N Engl J Med 2006; 355: 2542-2550.
[96] Zhang Y, Sun Y, Wang L, et al. Sequential treatment of tyrosine kinase inhibitors and chemotherapy for EGFR-mutated non-small cell lung cancer: a meta-analysis of Phase III trials. Onco Targets Ther 2013; 6: 1771-1777.
[97] Leighl NB, Raez LE, Besse B, et al. A multicenter, phase 2 study of vascular endothelial growth factor trap (Aflibercept) in platinum- and erlotinib-resistant adenocarcinoma of the lung. J Thorac Oncol 2010; 5: 1054-1059.
[98] Ramlau R, Gorbunova V, Ciuleanu TE, et al. Aflibercept and Docetaxel versus Docetaxel alone after platinum failure in patients with advanced or metastatic non-small-cell lung cancer: a randomized, controlled phase III trial. J Clin Oncol 2012; 30: 3640-3647.
[99] Domvri K, Zarogoulidis P, Darwiche K, et al. Molecular Targeted Drugs and Biomarkers in NSCLC, the Evolving Role of Individualized Therapy. J Cancer 2013; 4: 736-754.
[100] Kaneda H, Yoshida T, Okamoto I. Molecularly targeted approaches herald a new era of non-small-cell lung cancer treatment. Cancer Manag Res 2013; 5: 91-101.
[101] Dienstmann R, Martinez P, Felip E. Personalizing therapy with targeted agents in non-small cell lung cancer. Oncotarget 2011; 2: 165-177.
[102] Planchard D. Identification of driver mutations in lung cancer: first step in personalized cancer.

Target Oncol 2013; 8: 3-14.

[103] Lee J, Ou SH. Towards the goal of personalized medicine in gastric cancer--time to move beyond HER2 inhibition. Part II: Targeting gene mutations and gene amplifications and the angiogenesis pathway. Discov Med 2013; 16: 7-14.

[104] Lee J, Ou SH. Towards the goal of personalized medicine in gastric cancer--time to move beyond HER2 inhibition. Part I: Targeting receptor tyrosine kinase gene amplification. Discov Med 2013; 15: 333-341.

[105] Arcila ME, Chaft JE, Nafa K, et al. Prevalence, clinicopathologic associations, and molecular spectrum of ERBB2 (HER2) tyrosine kinase mutations in lung adenocarcinomas. Clin Cancer Res 2012; 18: 4910-4918.

[106] Paik PK, Arcila ME, Fara M, et al. Clinical characteristics of patients with lung adenocarcinomas harboring BRAF mutations. J Clin Oncol 2011; 29: 2046-2051.

[107] Takezawa K, Okamoto I, Yonesaka K, et al. Sorafenib inhibits non-small cell lung cancer cell growth by targeting B-RAF in KRAS wild-type cells and C-RAF in KRAS mutant cells. Cancer Res 2009; 69: 6515-6521.

[108] Minuti G, D' Incecco A, Cappuzzo F. Targeted therapy for NSCLC with driver mutations. Expert Opin Biol Ther 2013; 13: 1401-1412.

[109] D' Arcangelo M, D' Incecco A, Cappuzzo F. Rare mutations in non-small-cell lung cancer. Future Oncol 2013; 9: 699-711.

[110] Landi L, Cappuzzo F. HER2 and lung cancer. Expert Rev Anticancer Ther 2013; 13: 1219-1228.

[111] Travis WD, Brambilla E, Van Schil P, et al. Paradigm shifts in lung cancer as defined in the new IASLC/ATS/ERS lung adenocarcinoma classification. Eur Respir J 2011; 38: 239-243.

[112] Noguchi M, Morikawa A, Kawasaki M, et al. Small adenocarcinoma of the lung. Histologic characteristics and prognosis. Cancer 1995; 75: 2844-2852.

[113] Yim J, Zhu LC, Chiriboga L, et al. Histologic features are important prognostic indicators in early stages lung adenocarcinomas. Mod Pathol 2007; 20: 233-241.

[114] Borczuk AC, Qian F, Kazeros A, et al. Invasive size is an independent predictor of survival in pulmonary adenocarcinoma. Am J Surg Pathol 2009; 33: 462-469.

[115] Watanabe S, Watanabe T, Arai K, et al. Results of wedge resection for focal bronchioloalveolar carcinoma showing pure ground-glass attenuation on computed tomography. Ann Thorac Surg 2002; 73: 1071-1075.

[116] Vazquez M, Carter D, Brambilla E, et al. Solitary and multiple resected adenocarcinomas after CT screening for lung cancer: histopathologic features and their prognostic implications. Lung Cancer 2009; 64: 148-154.

[117] Yamato Y, Tsuchida M, Watanabe T, et al. Early results of a prospective study of limited resection for bronchioloalveolar adenocarcinoma of the lung. Ann Thorac Surg 2001; 71: 971-974.

[118] Koike T, Togashi K, Shirato T, et al. Limited resection for noninvasive bronchioloalveolar carcinoma diagnosed by intraoperative pathologic examination. Ann Thorac Surg 2009; 88: 1106-1111.

[119] Suzuki K, Asamura H, Kusumoto M, et al. "Early" peripheral lung cancer: prognostic

significance of ground glass opacity on thin-section computed tomographic scan. Ann Thorac Surg 2002; 74: 1635-1639.

[120] Sakurai H, Maeshima A, Watanabe S, et al. Grade of stromal invasion in small adenocarcinoma of the lung: histopathological minimal invasion and prognosis. Am J Surg Pathol 2004; 28: 198-206.

[121] Oka S, Hanagiri T, Uramoto H, et al. Surgical resection for patients with mucinous bronchioloalveolar carcinoma. Asian J Surg 2010; 33: 89-93.

[122] De Oliveira Duarte Achcar R, Nikiforova MN, Yousem SA. Micropapillary lung adenocarcinoma: EGFR, K-ras, and BRAF mutational profile. Am J Clin Pathol 2009; 131: 694-700.

[123] Matsubara D, Ishikawa S, Sachiko O, et al. Co-activation of epidermal growth factor receptor and c-MET defines a distinct subset of lung adenocarcinomas. Am J Pathol 2010; 177: 2191-2204.

[124] Sica G, Yoshizawa A, Sima CS, et al. A grading system of lung adenocarcinomas based on histologic pattern is predictive of disease recurrence in stage I tumors. Am J Surg Pathol 2010; 34: 1155-1162.

[125] Yoshizawa A, Motoi N, Riely GJ, et al. Prognostic significance of the proposed IASLC/ATS/ERS revised classification of lung adenocarcinoma in 514 stage I lung adenocarcinomas . Mod Pathol 2011; 24: 653-664.

[126] Motoi N, Szoke J, Riely GJ, et al. Lung adenocarcinoma: modification of the 2004 WHO mixed subtype to include the major histologic subtype suggests correlations between papillary and micropapillary adenocarcinoma subtypes, EGFR mutations and gene expression analysis. Am J Surg Pathol 2008; 32: 810-827.

[127] Kim YH, Ishii G, Goto K, et al. Dominant papillary subtype is a significant predictor of the response to gefitinib in adenocarcinoma of the lung. Clin Cancer Res 2004; 10: 7311-7317.

[128] Shedden K, Taylor JM, Enkemann SA, et al. Gene expression-based survival prediction in lung adenocarcinoma: a multi-site, blinded validation study. Nat Med 2008; 14: 822-827.

[129] Sholl LM, Yeap BY, Iafrate AJ, et al. Lung adenocarcinoma with EGFR amplification has distinct clinicopathologic and molecular features in never-smokers. Cancer Res 2009; 69: 8341-8348.

[130] Zhang J, Liang Z, Gao J, et al. Pulmonary adenocarcinoma with a micropapillary pattern: a clinicopathological, immunophenotypic and molecular analysis. Histopathology 2011; 59: 1204-1214.

[131] Kamiya K, Hayashi Y, Douguchi J, et al. Histopathological features and prognostic significance of the micropapillary pattern in lung adenocarcinoma. Mod Pathol 2008; 21: 992-1001.

[132] Maeda R, Isowa N, Onuma H, et al. Lung adenocarcinomas with micropapillary components. Gen Thorac Cardiovasc Surg 2009; 57: 534-539.

[133] Miyoshi T, Shirakusa T, Ishikawa Y, et al. Possible mechanism of metastasis in lung adenocarcinomas with a micropapillary pattern. Pathol Int 2005; 55: 419-424.

[134] Amin MB, Tamboli P, Merchant SH, et al. Micropapillary component in lung adenocarcinoma: a distinctive histologic feature with possible prognostic significance. Am J

Surg Pathol 2002; 26: 358-364.
[135] Miyoshi T, Satoh Y, Okumura S, et al. Early-stage lung adenocarcinomas with a micropapillary pattern, a distinct pathologic marker for a significantly poor prognosis. Am J Surg Pathol 2003; 27: 101-109.
[136] Ohe M, Yokose T, Sakuma Y, et al. Stromal micropapillary component as a novel unfavorable prognostic factor of lung adenocarcinoma. Diagn Pathol 2012; 7: 3.
[137] Garfield DH, Cadranel J, West HL. Bronchioloalveolar carcinoma: the case for two diseases. Clin Lung Cancer 2008; 9: 24-29.
[138] Sakamoto H, Shimizu J, Horio Y, et al. Disproportionate representation of KRAS gene mutation in atypical adenomatous hyperplasia, but even distribution of EGFR gene mutation from preinvasive to invasive adenocarcinomas. J Pathol 2007; 212: 287-294.
[139] Lee HY, Lee KS, Han J, et al. Mucinous versus nonmucinous solitary pulmonary nodular bronchioloalveolar carcinoma: CT and FDG PET findings and pathologic comparisons. Lung Cancer 2009; 65: 170-175.
[140] Copin MC, Buisine MP, Leteurtre E, et al. Mucinous bronchioloalveolar carcinomas display a specific pattern of mucin gene expression among primary lung adenocarcinomas. Hum Pathol 2001; 32: 274-281.
[141] Ishida M, Igarashi T, Teramoto K, et al. Mucinous bronchioloalveolar carcinoma with K-ras mutation arising in type 1 congenital cystic adenomatoid malformation: a case report with review of the literature. Int J Clin Exp Pathol 2013; 6: 2597-2602.
[142] Loo PS, Thomas SC, Nicolson MC, et al. Subtyping of undifferentiated non-small cell carcinomas in bronchial biopsy specimens. J Thorac Oncol 2010; 5: 442-447.
[143] Barletta JA, Perner S, Iafrate AJ, et al. Clinical significance of TTF-1 protein expression and TTF-1 gene amplification in lung adenocarcinoma. J Cell Mol Med 2009; 13: 1977-1986.
[144] Deshpande CG, Yoshizawa A, Motoi N, et al. Clear cell change in lung adenocarcinoma: a cytologic change rather than a histologic variant. Mod Pathol 2009; 22: 1595.
[145] Thunnissen E, Beasley MB, Borczuk AC, et al. Reproducibility of histopathological subtypes and invasion in pulmonary adenocarcinoma. An international interobserver study. Mod Pathol 2012; 25: 1574-1583.
[146] Roh MS, Lee JI, Choi PJ, et al. Relationship between micropapillary component and micrometastasis in the regional lymph nodes of patients with stage I lung adenocarcinoma. Histopathology 2004; 45: 580-586.
[147] Nassar H. Carcinomas with micropapillary morphology: clinical significance and current concepts. Adv Anat Pathol 2004; 11: 297-303.
[148] Nomori H, Iwatani K, Kobayashi H, et al. Omission of mediastinal lymph node dissection in lung cancer: its techniques and diagnostic procedures. Ann Thorac Cardiovasc Surg 2006; 12: 83-88.
[149] Sinn HP, Helmchen B, Wittekind CH. TNM classification of breast cancer: changes and comments on the 7th edition. Pathologe 2010; 31: 361-366.
[150] Talsma K, van Hagen P, Grotenhuis BA, et al. Comparison of the 6th and 7th Editions of the UICC-AJCC TNM Classification for Esophageal Cancer. Ann Surg Oncol 2012; 19: 2142-2148.

[151] Rice TW, Blackstone EH. Esophageal cancer staging: past, present, and future. Thorac Surg Clin 2013; 23: 461-469.

[152] Ha SY, Roh MS. The new 2011 international association for the study of lung cancer/american thoracic society/european respiratory society classification of lung adenocarcinoma in resected specimens: clinicopathologic relevance and emerging issues. Korean J Pathol 2013; 47: 316-325.

[153] Warth A, Stenzinger A, von Brünneck AC, et al. Interobserver variability in the application of the novel IASLC/ATS/ERS classification for pulmonary adenocarcinomas. Eur Respir J 2012; 40: 1221-1227.

[154] Bartel DP. MicroRNAs: genomics, biogenesis, mechanism, and function. Cell 2004; 116: 281-297.

[155] Sozzi G, Pastorino U, Croce CM. MicroRNAs and lung cancer: from markers to targets. Cell Cycle 2011; 10: 2045-2046.

[156] Xie Y, Todd NW, Liu Z, et al. Altered miRNA expression in sputum for diagnosis of non-small cell lung cancer. Lung Cancer 2010; 67: 170-176.

[157] Lebanony D, Benjamin H, Gilad S, et al. Diagnostic assay based on hsa-miR-205 expression distinguishes squamous from nonsquamous non-small-cell lung carcinoma. J Clin Oncol 2009; 27: 2030-2037.

[158] Landi MT, Zhao Y, Rotunno M, et al. MicroRNA expression differentiates histology and predicts survival of lung cancer. Clin Cancer Res 2010; 16: 430-441.

[159] Bader AG, Brown D, Winkler M. The promise of microRNA replacement therapy. Cancer Res 2010; 70: 7027-7030.

[160] Qi J, Mu D. MicroRNAs and lung cancers: from pathogenesis to clinical implications. Front Med 2012; 6: 134-155.

[161] Vaz AP, Ponnusamy MP, Batra SK. Cancer Stem Cells and Therapeutic Targets: An Emerging Field for Cancer Treatment. Drug Deliv Transl Res 2013; 3: 113-120.

[162] Wicha MS, Liu S, Dontu G. Cancer stem cells: an old idea--a paradigm shift. Cancer Res 2006; 66: 1883-1890.

[163] Jiang F, Qiu Q, Khanna A, et al. Aldehyde dehydrogenase 1 is a tumor stem cell-associated marker in lung cancer. Mol Cancer Res 2009; 7: 330-338.

[164] Sullivan JP, Spinola M, Dodge M, et al. Aldehyde dehydrogenase activity selects for lung adenocarcinoma stem cells dependent on notch signaling. Cancer Res 2010; 70: 9937-9948.

[165] Larsen JE, Minna JD. Molecular biology of lung cancer: clinical implications. Clin Chest Med 2011; 32: 703-740.

[166] Luistro L, He W, Smith M, et al. Preclinical profile of a potent gamma-secretase inhibitor targeting notch signaling with in vivo efficacy and pharmacodynamic properties. Cancer Res 2009; 69: 7672-7680.

[167] Wei P, Walls M, Qiu M, et al. Evaluation of selective gamma-secretase inhibitor PF-03084014 for its antitumor efficacy and gastrointestinal safety to guide optimal clinical trial design. Mol Cancer Ther 2010; 9: 1618-1628.

[168] Nguyen NP, Almeida FS, Chi A, et al. Molecular biology of breast cancer stem cells: potential clinical applications. Cancer Treat Rev 2010; 36: 485-491.

[169] Lo SS, Fakiris AJ, Chang EL, et al. Stereotactic body radiation therapy: a novel treatment modality. Nat Rev Clin Oncol 2010; 7: 44-54.
[170] Pajonk F, Vlashi E, McBride WH. Radiation resistance of cancer stem cells: the 4 R's of radiobiology revisited. Stem Cells 2010; 28: 639-648.
[171] Park HJ, Griffin RJ, Hui S, et al. Radiation-induced vascular damage in tumors: implications of vascular damage in ablative hypofractionated radiotherapy (SBRT and SRS). Radiat Res 2012; 177: 311-327.
[172] Lagerwaard FJ, Verstegen NE, Haasbeek CJ, et al. Outcomes of stereotactic ablative radiotherapy in patients with potentially operable stage I non-small cell lung cancer. Int J Radiat Oncol Biol Phys 2012; 83: 348-353.
[173] Chan OS, Yeung RM, Hung AW, et al. Stereotactic ablative radiotherapy for medically inoperable early stage lung cancer: early outcomes. Hong Kong Med J 2012; 18: 412-418.
[174] Haasbeek CJ, Lagerwaard FJ, Slotman BJ, et al. Outcomes of stereotactic ablative radiotherapy for centrally located early-stage lung cancer. J Thorac Oncol 2011; 6: 2036-2043.
[175] Fakiris AJ, McGarry RC, Yiannoutsos CT, et al. Stereotactic body radiation therapy for early-stage non-small-cell lung carcinoma: four-year results of a prospective phase II study. Int J Radiat Oncol Biol Phys 2009; 75: 677-682.
[176] Timmerman R, Paulus R, Galvin J, et al. Stereotactic body radiation therapy for inoperable early stage lung cancer. JAMA 2010; 303: 1070-1076.
[177] Bilal H, Mahmood S, Rajashanker B, et al. Is radiofrequency ablation more effective than stereotactic ablative radiotherapy in patients with early stage medically inoperable non-small cell lung cancer? Interact Cardiovasc Thorac Surg 2012; 15: 258-265.
[178] Pechet TT, Carr SR, Collins JE, et al. Arterial invasion predicts early mortality in stage I non-small cell lung cancer. Ann Thorac Surg 2004; 78: 1748-1753.
[179] Yilmaz A, Duyar SS, Cakir E, et al. Clinical impact of visceral pleural, lymphovascular and perineural invasion in completely resected non-small cell lung cancer. Eur J Cardiothorac Surg 2011; 40: 664-670.
[180] Miyoshi K, Moriyama S, Kunitomo T, et al. Prognostic impact of intratumoral vessel invasion in completely resected pathologic stage I non-small cell lung cancer. J Thorac Cardiovasc Surg 2009; 137: 429-434.
[181] Mulligan CR, Meram AD, Proctor CD, et al. Lung cancer staging: a case for a new T definition. Ann Thorac Surg 2006; 82: 220-226.
[182] Poncelet AJ, Cornet J, Coulon C, et al. Intra-tumoral vascular or perineural invasion as prognostic factors for long-term survival in early stage non-small cell lung carcinoma. Eur J Cardiothorac Surg 2008; 33: 799-804.
[183] Tantraworasin A, Saeteng S, Lertprasertsuke N, et al. Prognostic factors of tumor recurrence in completely resected non-small cell lung cancer. Cancer Manag Res 2013; 5: 77-84.
[184] Kittaneh M, Montero AJ, Glück S. Molecular Profiling for Breast Cancer: A Comprehensive Review. Biomark Cancer 2013; 5: 61-70.
[185] Slodkowska EA, Ross JS. MammaPrint 70-gene signature: another milestone in personalized medical care for breast cancer patients. Expert Rev Mol Diagn 2009; 9: 417-422.
[186] Marisa L, de Reyniès A, Duval A, et al. Gene expression classification of colon cancer into

molecular subtypes: characterization, validation, and prognostic value. PLoS Med 2013; 10: e1001453.

[187] Kratz JR, He J, Van Den Eeden SK, et al. A practical molecular assay to predict survival in resected non-squamous, non-small-cell lung cancer: development and international validation studies. Lancet 2012; 379: 823-832.

[188] Jian-Wei B, Yi-Min M, Yu-Xia S, et al. Expression levels of ERCC1 and RRM1 mRNA and clinical outcome of advanced non-small cell lung cancer. Pak J Med Sci 2013; 29: 1158-1161.

[189] Bergot E, Levallet G, Campbell K, et al. Predictive biomarkers in patients with resected non-small cell lung cancer treated with perioperative chemotherapy. Eur Respir Rev 2013; 22: 565-576.

[190] Roth JA, Carlson JJ. Prognostic role of ERCC1 in advanced non-small-cell lung cancer: a systematic review and meta-analysis. Clin Lung Cancer 2011; 12: 393-401.

(译者：程胜，重庆医科大学附属大学城医院呼吸中心主治医师)

Cite this article as: Revannasiddaiah S, Thakur P, Bhardwaj B, Susheela SP, Madabhavi I. Pulmonary adenocarcinoma: implications of the recent advances in molecular biology, treatment and the IASLC/ATS/ERS classification. J Thorac Dis 2014;6(S5):S502-S525. doi: 10.3978/j.issn.2072-1439.2014.05.19

第四部分

肺腺癌病理新分类：外科视角

第四章　肺腺癌新分类：外科观点

Wentao Fang[1], Yangwei Xiang[1], Chenxi Zhong[1], Qunhui Chen[2]

[1]Department of Thoracic Surgery, [2]Department of Radiology, Shanghai Chest Hospital, Jiaotong University Medical School, Shanghai 200030, China
Correspondence to: Wentao Fang, MD, Professor. Department of Thoracic Surgery, Shanghai Chest Hospital, Jiaotong University Medical School, 241 Huaihai Road West, Shanghai 200030, China. Email: vwtfang@hotmail.com.

摘要：腺癌已经成为肺癌最常见的组织学类型。随着计算机断层扫描(computed tomography，CT)筛查的应用，磨玻璃结节(Ground glass nodules，GGN)越来越多见，这类结节大部分为早期非浸润性或微浸润性腺癌(minimally invasive adenocarcinomas，MIA)。国际肺癌研究协会(The International Association for the Study of Lung Cancer，IASLC)/美国胸科学会(American Thoracic Society，ATS)/欧洲呼吸学会(European Respiratory Society，ERS)的肺腺癌组织学分类结合影像学、组织学、临床及分子特征，为肺腺癌的不同亚组提供了诊断方法。该腺癌新分类主要焦点之一为引入原位腺癌(adenocarcinoma in situ，AIS)及微浸润性腺癌代替既往的细支气管肺泡癌(bronchioloalveolar carcinoma，BAC)这一术语。并不是所有首次发现的磨玻璃结节都是需要手术切除的恶性肿瘤。这类病变具有惰性倾向，因此已有人提出不同于实性结节的处理方法。对这类病变应避免草率的干预，且在决定行手术切除前，应全面地权衡潜在手术风险、辐射暴露、患者心理负担及社会经济负担。同时，当认为有必要进行干预时，应慎重考虑手术切除范围及淋巴结清扫范围。完全切除的纯GGN病例预后非常好，无疾病生存率可望达100%。对于CT显示为GGN(≤2 cm)的低浸润程度病例(AIS/MIA)，人们开始重新评估亚肺叶切除(包括肺段切除及大楔形切除)的应用。越来越多的证据表明局限性切除与标准肺叶切除的肿瘤学效果相同。广泛的淋巴结切除可能没有分期及预后获益。这使得当代的肺癌微创手术具有新的意义。总之，这需要多学科团队的共同努力，疾病的处理决策应该基于其解剖及生物学特性。

关键词： 肺癌；腺癌；组织学；手术

View this article at: http://dx.doi.org/10.3978/j.issn.2072-1439.2014.06.09

近几十年来，腺癌已成为肺癌最常见的组织类型。在中国及西方人口中，该趋势相同[1]。同时，肺腺癌的处理在诊断及治疗方法上已有明显的进步。随着CT筛查的应用，GGN在日常实践中越来越多见，这类病变常规X线难以甚至无法发现，且往往是早期非浸润性或微浸润性腺癌(minimally invasive adenocarcinomas，MIA)。另一方面，仅有20%~30%的非小细胞肺癌(non-small cell lung cancer，NSCLC)为可手术治疗的Ⅰ~ⅢA期病例。即使是完全切除的ⅠA期NSCLC，5年生存率也仅有73%，同时27%的患者最终因肿瘤复发死亡[2]。目前并没有方法可以准确地识别出可能从辅助治疗中获益的高复发风险患者。

为了引导临床实践及未来的研究，IASLC、ATS及ERS联合提出肺腺癌的新组织学分类系统[3]。通过多学科的努力，这个新分类系统结合了影像学、组织学、临床及分子学特点，为肺腺癌的不同亚组提供了诊断方法。突出点为引入了原位腺癌(直径<3 cm的小腺癌，伴纯贴壁样生长)和微浸润腺癌(MIA，实性小腺癌，贴壁样生长为主且浸润≤5 mm)的概念，用以代替细支气管肺泡癌这一不明确的术语和定义完全切除后疾病特异生存率约100%的人群[4]。因此，有人提出了相关的问题，如：早期NSCLC的手术适应证、手术方法、切除范围和淋巴结清扫范围。想回答这些问题，不仅仅要以传统的解剖学TNM分期为基础，还要基于对其他预后因素的全面理解，包括组织学、影像学特征及疾病的基因信息。

1　随访策略及干预时机

如前所述，肺腺癌新分类方法代表了IASLC/ATS/ERS工作人员为定义肺腺癌的临床、组织学、影像学及分子学亚型的共同努力。其主要焦点包括BAC这一原始术语，其临床及病理学特征长期不相符。从影像学来看，BAC常表现为GGN。在CT上表现为模糊的不透明影，透过该模糊影仍可见下方的支气管结构及肺血管[5]。纯GGN为无实性成分的病变，而部分实性GGN同时有GGN和实性成分。1995年，Noguchi等[6]回顾了236例手术切除的周围型腺癌(≤2 cm)，根据肿瘤生长方式提出了包括6种亚型的组织学分类方法。根据该分类方法，GGN可见于A型、B型、C型肿瘤，其以沿肺泡内皮细胞的替代方式生长。IASLC多学科团队着重于贴壁样生长亚型的定义，该型定义为沿肺泡壁的不典型细胞增生(Ⅱ型肺泡上皮细胞和Clala细胞)，无周围侵犯，因此没有肺泡塌陷。由于肺泡内的持续性气室，其在CT上密度相对较低，所以现已明确肿瘤内磨玻璃表现和贴壁样成分之间存在关系。根据IASLC/ATS/ERS的新分类，不典型腺瘤样增生(atypical adenomatous hyperplasia，AAH)和AIS大部分为纯GGN，即Noguchi A型和B型(图1)。MIA则大部分为部分实性GGN大致对应Noguchi C型，这与大部分贴壁样生长为主的浸润性腺癌一样[7]。

现在尚不明确首次发现的GGN是所有病变都手术切除还是随访，随访过程中手术干预的最佳时机是什么时候。需要注意的是并不是所有的GGN都是恶性病变。实际上它们具有不同的临床特征，包括良性病变如局部间质纤维化、炎症及出血[8]。因此在制定决策前，需要了解GGN的自然发展过程。在意大利的肺检测多中心试验(MILD)中，Silva等[9]连续对1 866人进行了CT筛查，在其中56例发现76个GGN，平均随访时间为50.26月。随访过程中，31.3%(15/48)的纯GGN消失，8.3%(4/48)变小，43.8%(21/48)没变化，仅有16.7%(8/48)的纯GGN进展。在实性成分≤5 mm的部分实性GGN中，11.5%(3/26)的结节消失，42.3%(11/26)没变化，46.2%(12/26)的结节进展。在

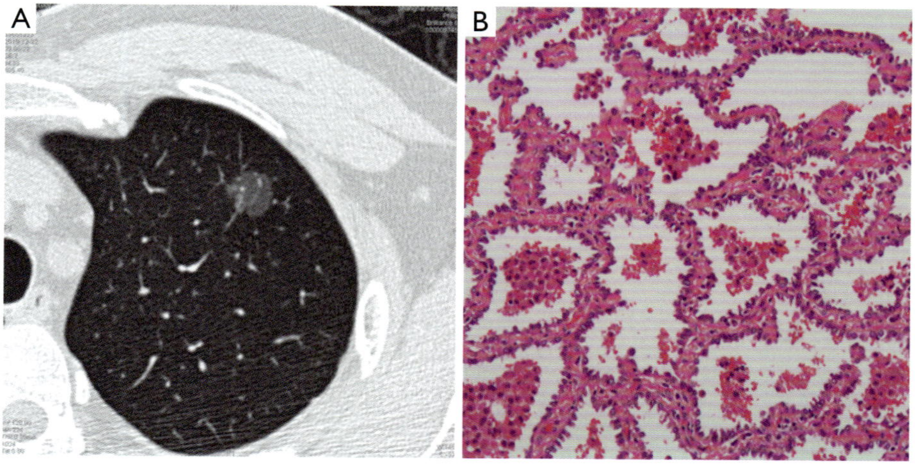

图1　VATS肺叶切除纯GGN(1.4 cm)：CT图片(A)及组织学切片(B)

CT：计算机断层扫描；组织学检查检查发现该病变为AIS，完全由不典型细胞沿肺泡壁生长，无侵犯及肺泡塌陷(B，放大100倍)。AIS，原位癌；GGN，磨玻璃结节。

2例实性部分成分>5 mm的部分实性GGN中，1个没变化，另外1个变小。在所有的GGN中，仅发现4例肺癌，其中1例由部分实性GGN发展而来，最后证实为ⅠA期。他们总结：GGN进展为临床相关疾病的几率非常低，并支持对这类病变可积极监测。Kobayashi等[10]也随访61例无症状患者，共108个病变，中位观察时间为4.2年。纳入标准为：(1)肿瘤直径≤3 cm；(2)磨玻璃影≥50%；(3)无治疗观察时间≥6月。随访至12年时，大部分病变仍保持不变。只有29个结节(27%)变大或实性成分增多。所有变大的结节前3年都存在这样的变化方式。21例患者因病变增大而行手术切除。约一半的病变最后证实为AAH或AIS，剩下的病变大部分为MIA。

通常，人们认为肺腺癌遵循线性多级进展过程，而AAH发展成为AIS，然后再发展成为浸润性腺癌。但是，Yatabe等[11]提出异于线性多级进展过程的肺腺癌新进展模式。分子生物标记物的研究也提出这样的可能，KRAS突变的AAH很少发展为更晚期的肿瘤，因高分化腺癌很少检测到KRAS突变[12]。这意味着部分GGN可能保持不变(图2)。由于这些结节的惰性性质，部分恶性结节可能为被“过度诊断”的肺癌。在Kobayashi[10]的研究中，因这类癌前病变行手术切除的有12例，尽管作者正确地建议：应随访至少3年才能判断GGN是否保持稳定。目前并没有关于纯GGN处理策略的国际共识。但基于纯GGN惰性特点，几乎所有学术组织[13-16]都提出不同于实性结节的策略(表1，表2)。现有证据认为对随访期间无变化的纯GGN(<10~15 mm)进行手术干预，即使不是过度治疗，也是不够慎重的。决定手术治疗前，有必要全面权衡潜在手术风险、辐

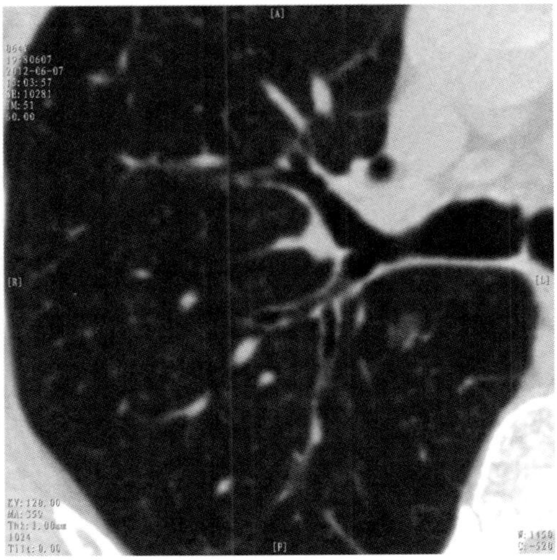

图2　64岁男性常规体检，高分辨率CT发现纯GGN，该结节随访6年无变化

表1　孤立性纯GGN的推荐

	≤5 mm		5~10 mm		10~15 mm		15~30 mm	
	进一步评估	CT随访	进一步评估	CT随访	进一步评估	CT随访	进一步评估	CT随访
Fleischner学会[13]	1 mm薄层 CT确认纯GGO	无需	不推荐PET(价值有限且可能误导)	3个月后复查稳定，随后每年随访，至少3年	同5~10 mm			
美国胸外科协会[15]	未涉及	每年一次至79岁	未涉及	6个月后复查，以后每年一次至79岁	未涉及	3~6个月后复查，然后每6~12个月复查或进行干预	同10~15 mm	
日本CT筛查学会[16]	未涉及	3个月、12个月、24个月随访，以后继续	同≤5 mm				检查	未涉及

CT，计算机断层扫描；GGN，磨玻璃结节。

表2　孤立性部分实性GGN的推荐

	≤5 mm		5~10 mm		10~15 mm		15~30 mm	
	CT随访	进一步检查	CT随访	进一步检查	CT随访	进一步检查	CT随访	进一步检查
Fleischner学会[14]	N/A		3个月后复查若稳定且实性成分<5 mm，则每年一次，至少3年	若稳定且实性成分≥5 mm，则穿刺或手术切除	同5~10 mm	考虑PET	同5~10 mm	考虑PET
美国胸外科协会[15]	每年一次至79岁	未涉及	6个月后复查，若稳定，则每年一次至79岁	可疑大小或表现改变，则手术切除	3~6个月复查，若稳定则6~12个月复查，后每年复查	活检或手术。可疑大小或表现改变，则手术切除	同10~15 mm	
日本CT筛查学会[16]	N/A		若实性成分≤5 mm，则3、6、12、18、24个月复查	若实性成分>5 mm，则进一步检查	同10~15 mm		若实性成分≤5 mm，可选择随访	进一步检查

CT，计算机断层扫描；GGN，磨玻璃结节。

射暴露、患者心理及社会经济负担。

另一方面，部分实性结节应遵循更严格的策略，因为CT上的实性成分常代表浸润性的组织成分(图3)。良恶性结节的肿瘤倍增时间临界值往往设置为400 d[17,18]。Takashima等[19]发现鳞癌的体积倍增时间为122 d，浸润性腺癌为384 d，AIS为567 d，而AAH为988 d。另外，该作者对82个恶性病变进行为期3年的随访，发现实性结节的平均倍增时间为149 d，部分实性结节为457 d，纯GGN为813 d[20]。基于上述结果，可以推论，纯GGN需要更长的随访以排除恶性的可能，而部分实性结节(混合GGN)需要更密切的随访。IASLC/ATS/ERS工作人员已建议对于混合GGN，除了肿瘤大小外，还需测量肿瘤内实性成分大小，这样可同时考虑到两种成分的体积和密度[3]。

当考虑无症状GGN的干预时机时，应遵循类似的原则。我们认为体积变化超过25%，或最大径改变>2 mm是有意义的。>10~15 mm纯GGN，如果随访过程中没有消失或甚至增大，则有必要手术以行组织学检查和根治病变。对于GGN，之所以选择手术，是因为已表明细针穿刺活检效果不佳，GGN为主型病变(GGN比例>50%)的总体诊断率仅51%，而<10 mm的GGN为主型病变则仅35%[21]。手术优于穿刺的另一原因是纯GGN完全切除后预后极好，无病生存率可达100%[4,6,22]。当结节中存在或者新出现实性成分时，就有进一步检查(如活检/手术切除)的指征。表3列出了不同学会[13-16,23]的GGN干预指南。纯GGN与混合GGN的手术指征明显不同，表明实性成分常代表浸润性腺癌伴转移潜能，因此需要更加积极地处理。尽管现在已经有回顾性资料研究及证实，但仍然没有实效导向研究证实这些指南。

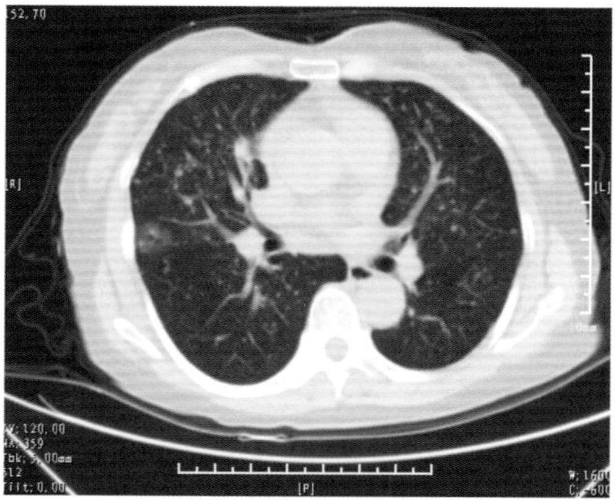

图3　60岁女性患者，CT显示2.5 cm混合GGN
随访第3年，双肺发现多发转移结节。

表3　干预指征的对比

	纯GGN	混合GGN
日本CT筛查学会[16]	肿瘤>15 mm。随访过程中增大/新出现实性成分	发现时手术切除
美国胸外科协会[15]	5~10 mm：可疑大小/外观改变；>10 mm，随访过程中稳定	同纯GGN
Fleischner学会[13,14]	肿瘤>10 mm，且持续存在	持续存在且实性成分≥5 mm
国家综合癌症网络[23]	5~10 mm：随访过程中增大和/或变实性或部分实性；>10 mm：随访过程中稳定、增大和/或变实性或部分实性	4~8 mm：随访过程增大；>8 mm：结节增大或PET可疑恶性

CT，计算机断层扫描；GGN，磨玻璃结节。

2　手术方式及切除范围

正是基于肺腺癌组织学亚型及相应的肿瘤学行为，IASLC提供了全面的GGN处理推荐。而这应该成为早期非小细胞肺癌外科治疗的一部分，特别是低级别肿瘤，包括AIS、MIA和贴壁样生长为主的浸润性腺癌。现在应该重新考虑当前的手术指征、手术方法及切除范围，既往则仅仅基于解剖学(TNM分期)。1995年，肺癌研究组报道了关于ⅠA期(T1N0M0)NSCLC的一项随机试验，主要对比122例局部切除(82例肺段切除及40例楔形切除)与125例肺叶切除的结果[24]。结果显示相对肺叶切除，局部切除复发率增加了75%(P=0.02)，局部复发率增加了2倍，总死亡率增加了30%(P=0.08)，肿瘤死亡增加了50%(P=0.09)。此后，肺叶切除确定为Ⅰ期NSCLC的标准手术方式，而亚肺叶切除仅用于临界肺功能和/或伴有重大并发症患者的手术方式。其他支持肺叶切除优于局部切除的研究都是回顾性的，如Warren等[25]的研究。他们对比105例行肺叶切除的Ⅰ期(T1-2N0)病例和68例分期相似的肺段切除病例，结果显示肺段切除局部区域复发率更高(22.7% *vs.* 4.9%)。同时，肺叶切除生存显著优于肺段切除。回顾这两个研究，需要注意的是它们的研究时代，当时制定手术策略时仅考虑TNM分期，而无需考虑患者的组织学亚型。IASLC/ATS/ERS新分类系统的发布标志着肺癌预后分组和治疗决策首次引入肿瘤组织类型和相应的生物标记物。由于国际抗癌联盟(UICC)的NSCLC第7版分期系统将T1进一步细分为T1a(≤2 cm)和T1b(>2 cm)，研究时应该考虑病变的大小。肺癌研究组试验的纳入标准为T1N0M0，而未将结果分层为T1a和T1b。Warren等的研究同时纳入T1及T2的患者，相对肺段切除，肺叶切除的生存优势仅见于T2a(>3 cm)这一亚组(P=0.006)。而在T≤2 cm(P=0.24)及2 cm<T≤3 cm(P=0.58)中，并未观

察到生存差异。

Okada等[26]对1 272例Ⅰ期NSCLC进行了更详细的研究。发现对于T≤20 mm的肿瘤，肺叶切除与肺段切除的肿瘤5年生存率相似(92.4% *vs.* 96.7%)。楔形切除的生存率则略低(85.7%)，但差别并无统计学意义。对于20 mm<T≤30 mm的肿瘤，肺叶及肺段切除的生存率相似(87.4% *vs.* 84.6%)，而楔形切除的生存率(39.4%)显著低于上述两种手术方式。只有在T>30 mm的肿瘤中，三种手术方式的生存率才存在显著差异(肺叶切除：81.3%，肺段楔形切除：62.9%，楔形切除：0%)。该研究结果显示，肺段切除不同于楔形切除，且局部切除可用于T≤20 mm的Ⅰ期肿瘤。该作者曾在日本的三个研究所开展了一项非随机研究[27]，在T≤2 cm的周围型cT1N0M0NSCLC中对比肺叶切除(262例)与局部切除(305例，包括230例肺段切除)两种手术方式。这两组的并发症率(7.3% *vs.* 6.6%)、生存率(89.1% *vs.* 89.6%)、总复发率(17.2% *vs.* 14.1%)、局部复发率(6.9% *vs.* 4.9%)相似。作者认为对于ⅠA期的NSCLC，亚肺叶切除可作为一个替代方案。近年来，在微创手术的背景下，多个回顾性研究已证实上述观察结果(表4)。对于T≤2.0 cm的IA期小NSCLC来说，VATS肺段切除至少在手术效果、预后及局部复发率上与VATS肺叶切除是具有可比性的[28-30]。

不仅是肿瘤大小，影像学特征及相应的组织学特点对手术方式及切除范围均有影响。有人报道相比肺段切除，非解剖性楔形切除是一种较差的肿瘤切除方式[31]。然而，已有人重新评估IA期小NSCLC(T≤2.0 cm)进行楔形切除的临床效果[26,27]。Nakayama等[32]对63例行亚肺叶切除(49例楔形切除，14例肺段切除)的cT1N0M0腺癌(T≤2 cm)进行研究。发现GGN的总生存率为95%，实性病变为69%，而两种病变的无复发生存分别为100%和57%。他们认为对于术前CT显示为含气型的小腺癌，亚肺叶切除可能是可行的。

我们也研究了切除范围对早期NSCLC预后的影响。该研究为来自中国及

表4　VATS肺叶切除 VS VATS肺段切除治疗I期NSCLC的回顾性研究

作者	手术术式	例数	手术效果		复发		生存	
			LOH(天)	并发症(%)	总(%)	局部(%)	总(%)	肿瘤死亡(%)
Shapiro[28]	肺叶切除	113	4	/	17.2	3.5	/	/
	肺段切除	31	4	/	20.4	3.6	/	/
Yamashita[29]	肺叶切除	71	/	/	/	5.6	84	2.6
	肺段切除	38	/	/	/	7.9	87	4.6
Zhong[30]	肺叶切除	81	6.9	12.3	7.4	0	83.4	/
	肺段切除	39	6.4	10.3	7.7	0	88.5	/

NSCLC，非小细胞肺癌。

日本的3家研究所进行的一项回顾性研究，包括173个肺段切除病例及181个楔形切除病例。结果显示肺段切除的术后并发症率显著高于楔形切除(11.0% *vs.* 1.7%)。总体来说，两组的肺癌特异性生存、局部复发率(4.5% *vs.* 4.4%)相似。所有GGN均无局部复发。GGN的肺癌10年特异性生存率显著高于实性肿瘤(98.2% *vs.* 85.1%，P<0.0001)。多因素COX回归分析得出GGN为独立预后因子，而切除范围对生存无影响(个人资料)。我们的结果支持对于无淋巴结转移的早期小腺癌，亚肺叶切除作为一种手术方式是可接受的。而且对于GGN肿瘤，楔形切除不劣于肺段切除。

3　淋巴结清扫的必要性

除了切除范围，还有一个问题就是淋巴结清扫。对于NSCLC，系统性纵隔淋巴结清扫已经成为标准的术式，而目前尚未知道早期腺癌是否有必要进行系统性纵隔淋巴结清扫，特别是对于浸润性弱的组织亚型。近日发表的ACSOG Z0030试验[33]显示cN0-1患者纵隔淋巴结清扫术后，隐匿N2转移率低于4%(21/525)。而且进行系统性清扫或采样，5年无疾病生存率(69% *vs.* 68%)、局部/区域/远处复发并不存在差异。我们也进行了一项随机对照试验，纳入202例患者，分别进行骨骼化完全性纵隔淋巴结清扫术和最低限度的纵隔淋巴结清扫术。彻底清扫术可清扫的淋巴结站数多(8.9 *vs.* 6.2，P<0.001)。然而，两组间的pN2率(27.1% *vs.* 24.2%)、跳跃纵隔淋巴结转移率(9.3% *vs.* 7.4%)、多站纵隔淋巴结转移率(15.0% *vs.* 16.8%)均相似。彻底清扫的生存获益主要见于Ⅱ~Ⅲ期或低分化的肿瘤[34]。

当肿瘤大小结合影像学特点时，预测淋巴结转移的准确性就明显升高。在一项关于预测无病理浸润性的多中心前瞻性研究，Suzuki等报道对于腺癌，实性成分≤50%、T≤3 cm预测病理浸润性的特异性为96.4%，实性成分≤50%、T≤3 cm预测的特异性为98.7%[35]。Cho等[36]研究770例临床Ⅰ期NSCLC患者的淋巴结转移风险。结果显示T≤2 cm时，N1、N2转移的几率分别仅5.0%和4.3%，对于部分实性病变则均为1.4%。而且，所有的纯GGN均不存在肺内或纵隔淋巴结转移。GGN和肿瘤大小均为淋巴结转移的独立预测因子。Nagamoto等[37]检查了84例行系统性清扫的患者的肺门及纵隔淋巴结情况。发现25例T≥20 mm的肿瘤中，6例存在淋巴结转移，而59例T<20 mm的肿瘤则未发现淋巴结转移。11例AIS及4例MIA均无淋巴结转移。因此，作者建议<20 mm的AIS或MIA，无需行淋巴结清扫。

目前评价周围型小肺癌局部切除效果有两个临床研究(JCOG0802和CALGB140503)正在进行，目的在于对比ⅠA期NSCLC的切除范围。但是，这两个研究的纳入标准均基于解剖学特点(ⅠA期和T≤2.0 cm)。其研究并未纳入组织学或影像学特征如GGN或实性类型这类标准。也未考虑淋巴结清扫范围。因此，需要基于组织学亚型的前瞻性试验来阐明这一问题。此类研究的重要性不在于恢复既往少用的术式，而在于为肺癌微创手术和VATS已带来的优势增添新的意义。

总而言之，近十年来，肺腺癌的诊断及处理策略发生了巨大的变化。IASLC/ATS/ERS组织学分类描绘了腺癌不同亚型的新特性，从而为不同亚型的患者提供了一个多学科的处理方法。特别是GGN病变和相应的组织学类型，其随访策略、干预时机的决策需要外科医生、临床肿瘤医生、影像学医生和病理科医生的共同努力。基于解剖学因素和肿瘤生物学的手术计划能使未来的肺癌手术变得真正微创。

声明

本文作者宣称无任何利益冲突。

参考文献

[1] Curado MP, Edwards B, Shin HR, et al. eds. Cancer incidence in five continents, Vol. IX. Lyon: IARC Scientific Publications, 2007.

[2] Goldstraw P, Crowley J, Chansky K, et al. The IASLC Lung Cancer Staging Project: proposals for the revision of the TNM stage groupings in the forthcoming (seventh) edition of the TNM Classification of malignant tumours. J ThoracOncol 2007; 2: 706-714.

[3] Travis WD, Brambilla E, Noguchi M, et al. International association for the study of lung cancer/americanthoracic society/european respiratory society international multidisciplinary classification of lung adenocarcinoma. J ThoracOncol 2011; 6: 244-285.

[4] Yoshizawa A, Motoi N, Riely GJ, et al. Impact of proposed IASLC/ATS/ERS classification of lung adenocarcinoma: prognostic subgroups and implications for further revision of staging based on analysis of 514 stage I cases. Mod Pathol 2011; 24: 653-664.

[5] Hansell DM, Bankier AA, MacMahon H, et al. Fleischner Society: glossary of terms for thoracic imaging. Radiology 2008; 246: 697-722.

[6] Noguchi M, Morikawa A, Kawasaki M, et al. Small adenocarcinoma of the lung. Histologic characteristics and prognosis. Cancer 1995; 75: 2844-2852.

[7] Lederlin M, Revel MP, Khalil A, et al. Management strategy of pulmonary nodule in 2013. Diagn Interv Imaging 2013; 94: 1081-1094.

[8] Park CM, Goo JM, Lee HJ, et al. Nodular ground-glass opacity at thin-section CT: histologic correlation and evaluation of change at follow-up. Radiographics 2007; 27: 391-408.

[9] Silva M, Sverzellati N, Manna C, et al. Long-term surveillance of ground-glass nodules: evidence from the MILD trial. J ThoracOncol 2012; 7: 1541-1546.

[10] Kobayashi Y, Fukui T, Ito S, et al. How long should small lung lesions of ground-glass opacity be followed? J ThoracOncol 2013; 8: 309-314.

[11] Yatabe Y, Borczuk AC, Powell CA. Do all lung adenocarcinomas follow a stepwise

progression? Lung Cancer 2011; 74: 7-11.

[12] Sakamoto H, Shimizu J, Horio Y, et al. Disproportionate representation of KRAS gene mutation in atypical adenomatous hyperplasia, but even distribution of EGFR gene mutation from preinvasive to invasive adenocarcinomas. J Pathol 2007; 212: 287-294.

[13] Naidich DP, Bankier AA, MacMahon H, et al. Recommendations for the management of subsolid pulmonary nodules detected at CT: a statement from the Fleischner Society. Radiology 2013; 266: 304-317.

[14] MacMahon H, Austin JH, Gamsu G, et al. Guidelines for management of small pulmonary nodules detected on CT scans: a statement from the Fleischner Society. Radiology 2005; 237: 395-400.

[15] Jacobson FL, Austin JH, Field JK, et al. Development of The American Association for Thoracic Surgery guidelines for low-dose computed tomography scans to screen for lung cancer in North America: recommendations of The American Association for Thoracic Surgery Task Force for Lung Cancer Screening and Surveillance. J ThoracCardiovascSurg 2012; 144: 25-32.

[16] Guidelines for the Management of Pulmonary Nodules Detected by Low-dose CT Lung Cancer Screening. Available online: http: //www.jscts.org/pdf/guideline/ gls3rd_english120719.pdf

[17] vanKlaveren RJ, Oudkerk M, Prokop M, et al. Management of lung nodules detected by volume CT scanning. N Engl J Med 2009; 361: 2221-2229.

[18] Xu DM, Gietema H, de Koning H, et al. Nodule management protocol of the NELSON randomised lung cancer screening trial. Lung Cancer 2006; 54: 177-184.

[19] Takashima S, Sone S, Li F, et al. Indeterminate solitary pulmonary nodules revealed at population-based CT screening of the lung: using first follow-up diagnostic CT to differentiate benign and malignant lesions. AJR Am J Roentgenol 2003; 180: 1255-1263.

[20] Hasegawa M, Sone S, Takashima S, et al. Growth rate of small lung cancers detected on mass CT screening. Br J Radiol 2000; 73: 1252-1259.

[21] Shimizu K, Ikeda N, Tsuboi M, et al. Percutaneous CT-guided fine needle aspiration for lung cancer smaller than 2 cm and revealed by ground-glass opacity at CT. Lung Cancer 2006; 51: 173-179.

[22] Yoshida J, Nagai K, Yokose T, et al. Limited resection trial for pulmonary ground-glass opacity nodules: fifty-case experience. J ThoracCardiovascSurg 2005; 129: 991-996.

[23] Wood DE, Eapen GA, Ettinger DS, et al. Lung cancer screening. J NatlComprCancNetw 2012; 10: 240-265.

[24] Ginsberg RJ, Rubinstein LV. Randomized trial of lobectomy versus limited resection for T1 N0 non-small cell lung cancer. Lung Cancer Study Group. Ann ThoracSurg 1995; 60: 615-22; discussion 622-623.

[25] Warren WH, Faber LP. Segmentectomy versus lobectomy in patients with stage I pulmonary carcinoma. Five-year survival and patterns of intrathoracic recurrence. J ThoracCardiovascSurg 1994; 107: 1087-1093; discussion 1093-1094.

[26] Okada M, Nishio W, Sakamoto T, et al. Effect of tumor size on prognosis in patients with non-small cell lung cancer: the role of segmentectomy as a type of lesser resection. J ThoracCardiovascSurg 2005; 129: 87-93.

[27] Okada M, Koike T, Higashiyama M, et al. Radical sublobar resection for small-sized non-small cell lung cancer: a multicenter study. J ThoracCardiovascSurg 2006; 132: 769-775.

[28] Shapiro M, Weiser TS, Wisnivesky JP, et al. Thoracoscopicsegmentectomy compares favorably with thoracoscopic lobectomy for patients with small stage I lung cancer. J ThoracCardiovascSurg 2009; 137: 1388-1393.

[29] Yamashita S, Chujo M, Kawano Y, et al. Clinical impact of segmentectomy compared with lobectomy under complete video-assisted thoracic surgery in the treatment of stage I non-small cell lung cancer. J Surg Res 2011; 166: 46-51.

[30] Zhong C, Fang W, Mao T, et al. Comparison of thoracoscopicsegmentectomy and thoracoscopic lobectomy for small-sized stage IA lung cancer. Ann ThoracSurg 2012; 94: 362-367.

[31] Sienel W, Dango S, Kirschbaum A, et al. Sublobar resections in stage IA non-small cell lung cancer: segmentectomies result in significantly better cancer-related survival than wedge resections. Eur J CardiothoracSurg 2008; 33: 728-734.

[32] Nakayama H, Yamada K, Saito H, et al. Sublobar resection for patients with peripheral small adenocarcinomas of the lung: surgical outcome is associated with features on computed tomographic imaging. Ann ThoracSurg 2007; 84: 1675-1679.

[33] Darling GE, Allen MS, Decker PA, et al. Randomized trial of mediastinal lymph node sampling versus complete lymphadenectomy during pulmonary resection in the patient with N0 or N1 (less than hilar) non-small cell carcinoma: results of the American College of Surgery Oncology Group Z0030 Trial. J ThoracCardiovascSurg 2011; 141: 662-670.

[34] Zhang J, Mao T, Gu Z, et al. Comparison of complete and minimal mediastinal lymph node dissection for non-small cell lung cancer: Results of a prospective randomized trial. Thoracic Cancer 2013; 4: 416-421.

[35] Suzuki K, Koike T, Asakawa T, et al. A prospective radiological study of thin-section computed tomography to predict pathological noninvasiveness in peripheral clinical IA lung cancer (Japan Clinical Oncology Group 0201). J ThoracOncol 2011; 6: 751-756.

[36] Cho S, Song IH, Yang HC, et al. Predictive factors for node metastasis in patients with clinical stage I non-smallcell lung cancer. Ann ThoracSurg 2013; 96: 239-245.

[37] Nagamoto N, Saito Y, Ohta S, et al. Relationship of lymph node metastasis to primary tumor size and microscopic appearance of roentgenographically occult lung cancer. Am J SurgPathol 1989; 13: 1009-1013.

(译者：林俊涛，广东省人民医院肺癌研究所)

Cite this article as: Fang W, Xiang Y, Zhong C, Chen Q. The IASLC/ATS/ERS classification of lung adenocarcinoma-a surgical point of view. J Thorac Dis 2014;6(S5):S552-S560. doi: 10.3978/j.issn.2072-1439.2014.06.09

第五章　肺腺癌新分类：外科医生需考虑的问题

Rodrigo A. S. Sardenberg[1], Evandro Sobroza Mello[1], Riad N. Younes[2]

[1]Hospital Alemão Oswaldo Cruz, São Paulo, Brazil; [2]Hospital São José, São Paulo, Brazil
Correspondence to: Rodrigo A. S. Sardenberg, MD. Thoracic Surgeon, Rodrigo Claudio, 477, ap 61, São Paulo 01532-020, Brazil. Email: rodafs@uol.com.br.

摘要：2011年，国际肺癌研究协会(International Association for the Study of Lung Cancer，IASLC)、美国胸科学会(American Thoracic Society，ATS)以及欧洲呼吸学会(European Respiratory Society，ERS)共同提出了肺腺癌新分类。该新分类基于循证医学方法，对11 368篇相关文献进行系统综述。腺癌新分类的验证涉及很多项目，包括活检小标本的组织学和细胞学分析，组织学分类、分级和病理专家的观察者偏差。由于大量资源投入肺腺癌分子和治疗相关的临床试验中，所以推广新分类标准十分重要，而且能够促进该研究领域的发展，增强研究的影响，改善患者的疗效。肺腺癌新分类有助于选择治疗方案和判断预后。2011年IASLC/ATS/ERS的腺癌新分类对TNM分期有一定影响。它有助于比较肺部多发腺癌的组织学特征，从而来确定它们是肺内转移灶还是多原发病灶。已有研究证明，使用全面组织学分类并结合其他的组织学特点，与分子分类和临床行为有着紧密的联系。另外，在测量伴有贴壁样成分的肺腺癌的大小时，应根据浸润成分大小作为T分期的标准，而不是整个肿瘤的大小，这样临床意义更大。

关键词：腺癌；肺；肺癌；肺腺癌，综述

View this article at: http://dx.doi.org/10.3978/j.issn.2072-1439.2014.08.25

1 前言

肺腺癌是原发肺癌最常见的类型，大约占了肺癌的一半。虽然最近几十年在肿瘤学、分子生物学、病理学、影像学以及肺腺癌的外科治疗方面取得很多进展，但是因为肺腺癌的异质性，想对其进行组织学分类仍然很困难。在这种情况下，IASLC/ATS/ERS在2011年提出了肺腺癌新分类[1,2]。

1999年世界卫生组织的肺癌分类中引进了肺腺癌混合亚型的概念，一定程度上是因为细支气管肺泡癌(bronchioloalveolar carcinoma，BAC)的定义发生了改变[3,4]，而且2004年世界卫生组织的肺癌分类保留了这一亚型。

自1999年和2004年世界卫生组织的肺癌分类发布后，在临床实践及肺腺癌理解方面有很多进展，而这些进展可纳入到新分类里面。

在新的分类里，细支气管肺泡癌即是原位腺癌(adenocarcinoma in situ，AIS)，表现为<3 cm的孤立性病变，100%呈贴壁样生长。另一类相关的病灶在新分类中称微浸润性腺癌(minimally invasive adenocarcinoma，MIA)，曾被称为微浸润性细支气管肺泡癌，且并未纳入到1994年/2004年WHO分类中。它主要是指：<3 cm的孤立性肺癌，呈贴壁样生长为主型且浸润成分<5 mm。AIS及MIA手术切除后，其无疾病生存为100%或接近100%。AIS及MIA通常为非黏液性肿瘤， 极少数情况下为黏液性的[3,5,6]。然而，随着新分类的广泛运用，委员会建议只要有用，细支气管肺泡癌的概念就暂时可以继续使用，并将其称为“旧BAC”。

另外，该新分类基于循证医学方法，对11 368篇相关文献进行了系统综述。腺癌新分类的验证涉及很多项目，包括活检小标本的组织学和细胞学分析[7]，组织学分类、分级和病理专家的观察者偏差[8]。

目前，病理学家在肺癌患者的个性化治疗中扮演着重要的角色，因为学者们认识到组织学分类及分子检测在决定个性化治疗方面起到重要作用。该新分类不仅为患者的诊疗、同时也为临床试验提供了病理诊断的标准。

2 项目

这个新分类是国际肺癌研究协会、美国胸科学会以及欧洲呼吸学会共同努力的结果。目的是为了提供整合了临床、影像学、分子学及病理学多学科对不同类型肺腺癌进行分类的方法。在ATS文件制定与执行委员会成员的指导下，专家们进行了一次系统回顾。2008年6月进行检索，2009年6月更新，共得到11 368篇参考文献，这些文献均进行仔细核查，以排除对肺腺癌新分类无作用的文献。共计312篇文章因需要特定数据而进行评审，根据这一系统方法得到的表格进行分析，专家们基于推荐等级、评估等级、发展等级、评价等级(简称GRADE)作出推荐[3]。GRADE系统有两大组成部分：(1)对推荐强度进行分级；(2)对证据质量进行评估。完成所有文章的审核后，委员会在多学科讨论结束后提出推荐。

临床实践中遇到关于肺腺癌异质性的困惑是不可避免的。各临床研究之间很难作比对，因此仍需要建立能被广泛接受的肺腺癌亚型分类标准，特别是那些之前定义为细支气管肺泡癌的亚型。由于大量资源投入肺腺癌分子和治疗相关的临床试验中，所以发展新分类标准相当重要，而且能够促进该研究领域的发展，增强研究的影响，改善患者的疗效。肺腺癌新分类有助于患者的治疗方案选择和预后判断。

3　组织病理学

新分类的主要目的包括为肺腺癌各亚型提供一致的术语和诊断标准，特别是细支气管肺泡癌和肺腺癌混合亚型，此外，将所有临床及诊断领域中有意义的临床实践进展整合到仍然主要基于组织病理学检查的新分类中去。

比起世界卫生组织发布的分类标准，肺腺癌新分类有几个主要的不同之处。首先，这是包括临床医生、放射学、分子生物学家和外科医生等多学科一起努力的结果，而不是由病理学家单独完成。这就强调了肿瘤在病理、临床、影像学和分子学特征上的联系，使得肺癌患者在诊断及其治疗方面多模式转换。第二，70%的肺癌患者发现时已是晚期，通常由小标本和细胞学确诊。旧WHO肺癌分类标准主要依据手术标本进行诊断，而能够获取手术标本的患者只有30%，因此肺癌新分类还着力于制定基于小活检标本及细胞学的诊断标准及术语。基于此，新分类包括：(1)晚期非小细胞肺癌的小活检和细胞学标本(表1)；(2)适合手术治疗的早期肺癌患者的手术切除标本(表2)。

新分类的要点是提出晚期肺癌个体化治疗是由组织学决定的，而且关于小活检标本组织管理策略的遗传学特点对诊断及分子研究都很重要。

现实中，对于晚期非小细胞肺癌患者，近期在分子生物学和肿瘤学方面有一些进展，包括发现了表皮生长因子受体(epidermal growth factor receptor，EGFR)突变，及其对腺癌患者使用EGFR-TKI疗效的预测作用，另外在使用培美曲塞或贝伐单抗前需排除鳞状细胞癌的诊断[9-12]。

GGO与实性/混合GGO之间、BAC与浸润生长之间的影像学-病理联系，拓展了影像学研究、腺癌组织亚型预测研究、还有术前评估外科干预时机和方式研究的新机会[13-19]。

为了获得数据验证肺腺癌新分类，已启动了一些项目，包括关于小活检标本的研究、组织学分级的研究[20,21]、Ⅰ期肺腺癌的研究、日本的小肺腺癌项目、关于肺腺癌主要病理学类型的识别是否具有可重复性的国际多病理学家计划、AIS和MIA的分子学与组织相关性研究[22-24]、AIS和MIA的影像学与病理学相关性研究。图1~图5对这些肿瘤进行了阐述。

表1 小活检/细胞学标本的IASLC/ATS/ERS 肺腺癌分类

世界卫生组织分类	小活检/细胞学标本：IASLC/ATS/ERS分类
腺癌 混合型 腺泡状 乳头状 实性	腺癌，描述可辨别的类型——包括微小乳头状腺癌。小标本中仍有单纯的贴壁样生长
BAC(非黏液性)	腺癌伴贴壁样生长
BAC(黏液性)	黏液性腺癌
胎儿型	腺癌伴胎儿型生长
黏液性(胶质样)	腺癌伴胶质样生长
印戒细胞型	腺癌伴印戒细胞特征
透明细胞型	腺癌伴透明细胞特征
2004年WHO分类中无对应类型——绝大多数为实性腺癌	非小细胞肺癌，倾向为腺癌
鳞状细胞癌 乳头状 透明细胞型 小细胞型 基底样细胞型	鳞状细胞癌
2004年WHO分类中无对应类型	非小细胞癌，倾向为腺癌——如无鳞状细胞癌的形态学表现
小细胞癌	小细胞癌
大细胞癌	非小细胞癌，未明确(NOS)
大细胞神经内分泌癌	具有神经内分泌形态的非小细胞癌，可能为LCNEC
腺鳞癌	具有鳞状细胞及腺癌表现的非小细胞癌
2004年WHO分类中无对应类型	非小细胞癌
肉瘤样癌	伴梭形和/或巨细胞癌的低分化NSCLC

IASLC，国际肺癌研究协会；ATS，美国胸科学会；ERS，欧洲呼吸学会；WHO，世界卫生组织。

分类的目的不仅是为了提供准确诊断，也是为了使处理组织的这种方式能够进行免疫组化和/或分子学研究，以便获得能够改善患者疗效预测和预后数据。由于文献中缺乏通用的诊断标准，故仍需依据该统一的病理标准开展确认性研究，以了解腺癌病理学标准与临床、分子学、放射学及外科学特征的相关性。

表2　手术标本的IASLC/ATS/ERS肺腺癌分类

浸润前病变
非典型腺瘤样增生
原位腺癌(≤3 cm，即原来的BAC)
非黏液性
黏液性
黏液性/非黏液性混合型
微浸润性腺癌(≤3 cm，贴壁样生长为主且浸润成分≤5 mm)
非黏液性
黏液性
黏液性/非黏液性混合型
浸润性腺癌
贴壁样生长为主型(原来的非黏液性BAC，浸润成分>5 mm)
腺泡样生长为主型
乳头状生长为主型
微乳头状生长为主型
实性生长为主型伴黏液分泌
浸润性腺癌变异型
浸润性黏液腺癌(原来的黏液性BAC)
胶质样腺癌
胎儿型腺癌(低分化和高分化)
肠腺癌

IASLC，国际肺癌研究协会；ATS，美国胸科学会；ERS，欧洲呼吸学会；WHO，世界卫生组织；BAC，细支气管肺泡癌。

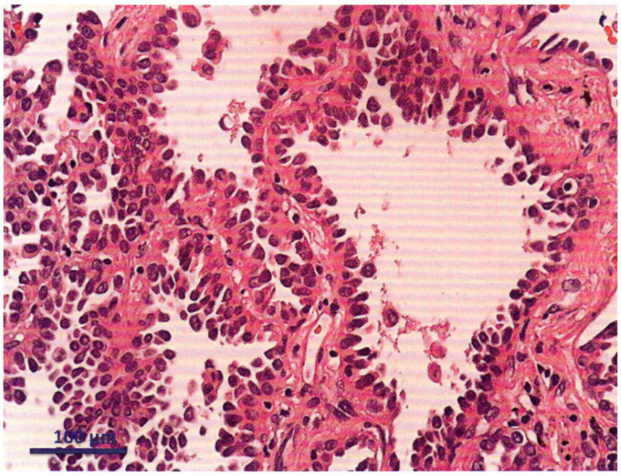

图1　原位腺癌，肿瘤沿着肺泡壁以贴壁样方式生长，无浸润病灶

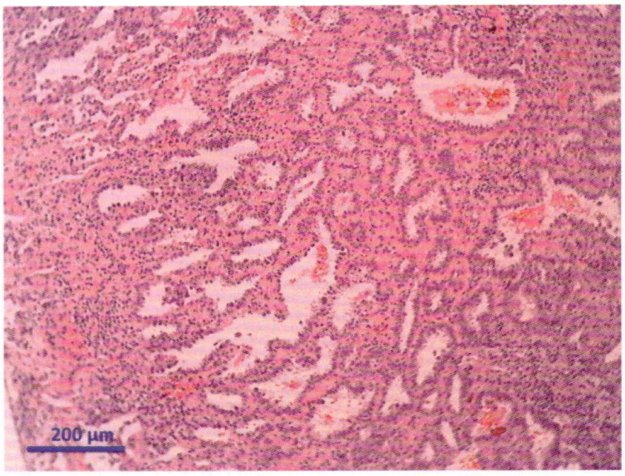

图2　微浸润腺癌，镜下的左下角呈贴壁样生长，右上角可见细胞间质侵犯

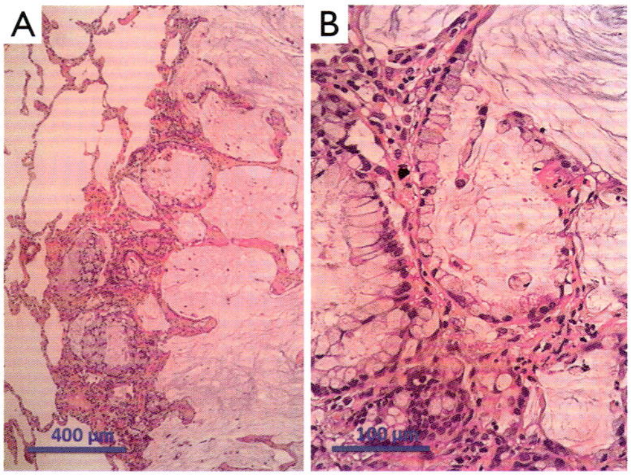

图3　浸润性黏液腺癌(A)，这种亚型常可见贴壁样生长(B)，但是黏液型肿瘤极少是原位腺癌

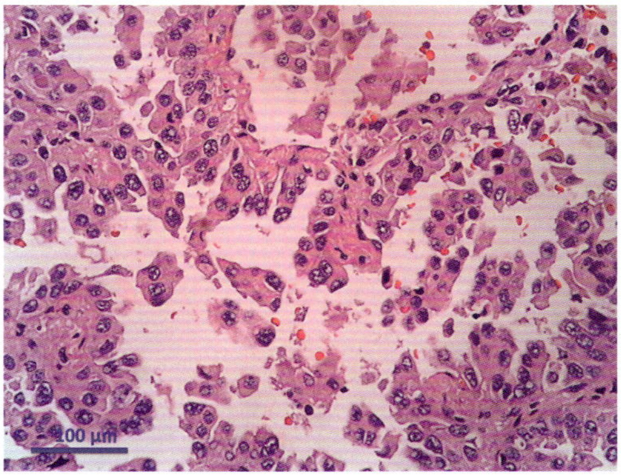

图4　微乳头状腺癌

整片区域可见典型的微乳头状结构。

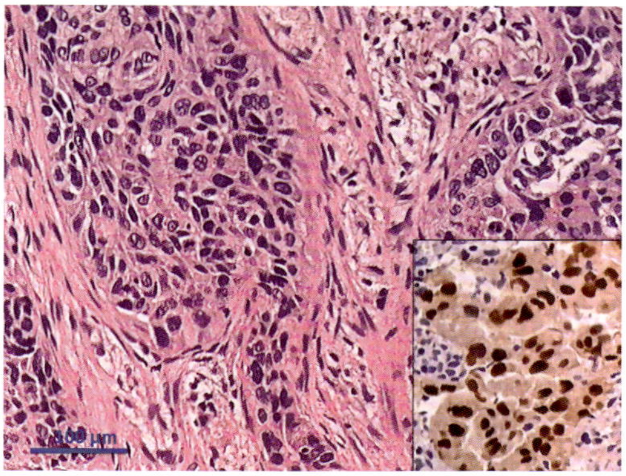

图5　实性腺癌

右下方显示TTE-1阳性。

会议主要提出以下建议：

(1)不再使用BAC这个概念；

(2)对于手术标本，引入了原位腺癌和微浸润腺癌；

(3)使用主要病理亚型取代原浸润性腺癌中的混合亚型；

(4)变异型肺腺癌的更改；

(5)不同标本类型的指南不同(例如：小活检标本或者手术标本)；

(6)对于多发腺癌，组织学亚型分类能够便于区分转移灶和原发灶；

(7)对于早期腺癌，推荐微乳头为主腺癌作为预后的指标。

4　讨论

一般来说，组织病理学分类一直以来属于病理医生的工作范围。然而，当前趋势是需要多学科的专家小组建立这样一个分类系统。而且，新分类中部分概念是由分子谱结合形态学表现来定义的。这就使得肿瘤科医生在需要时能给患者提供个性化方案。在过去的几十年里，肺癌治疗已经向个性化治疗展开。肺腺癌分类的新多学科合作将促进形态学表现与分子谱关系的研究。

随着螺旋CT的应用和高危人群筛查试验的开展，学者重新对小结节产生兴趣，特别是磨玻璃病变。其中一个重点研究是关于这些小结节外科手术方式及是否可以使用局限性切除，即所谓的亚肺叶切除(包括解剖型肺段切除及楔形切除)。想要在肿瘤患者中应用局限性切除，就必须要获得准确的术前及术中诊断。实际上，已有研究证明胸部CT上AIS和MIA的特异性标准拥有较高的预测价值，比如GGO比例、实性成分和直方图[25]。

另外，对于Ⅰ期肺癌，特别是T≤2 cm(cT1a)是否需行肺叶切除术仍存疑问[26]。最近，很多文章指出早期肺癌患者采用亚肺叶切除术也许是合适的。然而，这些并不是随机对照研究，而是回顾性研究。对于T≤2 cm的肿瘤，大多数研究都显示：肺叶切除术和亚肺叶切除术的生存率及局部复发率差异均没有统计学意义。有报道显示，CT上表现为GGO的肿瘤手术切除后其5年生存率为100%[27,28]。然而，也有报道称，GGO病变采用限制性切除术后也许存在延迟的切缘复发[29]。

要把AIS和MIA从浸润性腺癌精确地区分出来，需要考虑几个关键点。第一，MIA中可能存在的浸润成分(包括微乳头或实性成分)是否具有预后价值仍不明确。曾经有报道，在一例微浸润性乳头状腺癌中发现广泛的淋巴管、血管侵犯和淋巴结转移，最后该患者因多发转移在16月内死亡[30]。因此即使是MIA，当肿瘤中出现高级别组织类型(如实性或者微乳头状成分)，也可能影响预后。第二，新分类建议对于>3 cm的肿瘤，特别是没有彻底取材活检时，贴壁生长为主型腺癌的诊断后最好加上未除外浸润性成分或临床行为不确定[3]。另外，目前无充足的证据支持病理直径>3 cm的MIA无疾病生存率可达100%。第三，贴壁样生长有可能是由与邻近浸润性肿瘤相似的异型肿瘤细胞构成。一些研究者甚至认为，贴壁样生长可引起肿瘤细胞沿气道播散，不再是原位癌[31]。因为并没有确定贴壁样生长不是由浸润性腺癌沿气道播散引起，因此除非病变边界清楚，否则不能诊断AIS/MIA；而无论有无肺实变，都应该排除小肿瘤病灶出现粟粒状传播至邻近肺实质的情况[3]。因为贴壁样生长方式的比例与生存率有关，该测量费时但也重要。

另一个仍在研究的问题是关于肺多发病灶的标准外科治疗策略。需考虑以下几个因素：结节的数目和大小，是同侧病灶还是对侧病灶，是原发肺癌还是转移病变，以及是否为特殊类型(不典型腺瘤样增生、AIS或者MIA)。对于可能是良性的病变建议保守治疗加密切随访。当手术不能完全切除多发的GGO病变时，可采用胸部CT定期随访取代手术治疗[32]。对于恶性结节，根据肺功能可有几个不同方案，比如同一肺叶的多个结节(现在认为是T3)采用肺叶切除术、双肺叶切除术、肺叶切除术加楔形切除术、多楔形切除术、多肺段切除术和全肺切除术。这些术式可采用电视辅助胸腔镜进行。另一种方法是，对于肿瘤大、浸润程度高或中央型的肺癌行解剖性切除(肺段切除术或者肺叶切除术)，而对于肿瘤小、浸润程度低或周围型的肺癌行楔形切除术。然而，临床研究尚未证实这种方法的可行性。为准确地诊断同时或异时多发肺癌，当出现肿瘤的时候，常使用经典的Martini/Melamed标准结合分子遗传学分析[33]。以下情况应考虑多原发肺癌：(1)2个肿瘤出现的时间间隔>2年；(2)2个肿瘤位于不同肺叶，且时间间隔<2年，而其病理类型不同或肿瘤均起源于原位癌；(3)肿瘤位于不同肺叶，且时间间隔<2年，而两个肿瘤没有共同的肿瘤细胞或远处转移。

5　结论

2011年的IASLC/ATS/ERS肺腺癌新分类对TNM分期有一定影响。它可能有助于对比多发肺腺癌的组织学特征，以明确是肺内转移还是多原发肺癌。使用全面组织学分类与其他组织学特点相结合，能够使分子学分析与临床表现更好地结合[34]。同时，伴有贴壁样生长成分的肺腺癌在测量大小时，应使用浸润成分作为T分期的标准，而不是整个肿瘤的大小，这样更具有临床意义。现有数据也支持在CT及病理评估中使用该方法[35]。在下一版的TNM分期中，原位癌可能会定义为Tis，而微浸润腺癌则为Tmi。

声明

本文作者宣称无任何利益冲突。

参考文献

[1] Devesa SS, Bray F, Vizcaino AP, et al. International lung cancer trends by histologic type: male: female differences diminishing and adenocarcinoma rates rising. Int J Cancer 2005; 117: 294-299.

[2] Jemal A, Siegel R, Xu J, et al. Cancer statistics, 2010. CA Cancer J Clin 2010; 60: 277-300.

[3] Travis WD, Brambilla E, Noguchi M, et al. International association for the study of lung cancer/american thoracic society/european respiratory society international multidisciplinary classification of lung adenocarcinoma. J Thorac Oncol 2011; 6: 244-285.

[4] Noguchi M, Morikawa A, Kawasaki M, et al. Small adenocarcinoma of the lung. Histologic characteristics and prognosis. Cancer 1995; 75: 2844-2852.

[5] Yim J, Zhu LC, Chiriboga L, et al. Histologic features are important prognostic indicators in early stages lung adenocarcinomas. Mod Pathol 2007; 20: 233-241.

[6] Borczuk AC, Qian F, Kazeros A, et al. Invasive size is an independent predictor of survival in pulmonary adenocarcinoma. Am J Surg Pathol 2009; 33: 462-469.

[7] Nicholson AG, Gonzalez D, Shah P, et al. Refining the diagnosis and EGFR status of non-small cell lung carcinoma in biopsy and cytologic material, using a panel of mucin staining, TTF-1, cytokeratin 5/6, and P63, and EGFR mutation analysis. J Thorac Oncol 2010; 5: 436-441.

[8] Yoshizawa A, Motoi N, Riely GJ, et al. Impact of proposed IASLC/ATS/ERS classification of lung adenocarcinoma: prognostic subgroups and implications for further revision of staging based on analysis of 514 stage I cases. Mod Pathol 2011; 24: 653-664.

[9] Mok TS, Wu YL, Thongprasert S, et al. Gefitinib or carboplatin-paclitaxel in pulmonary adenocarcinoma. N Engl J Med 2009; 361: 947-957.

[10] Mitsudomi T, Morita S, Yatabe Y, et al. Gefitinib versus cisplatin plus docetaxel in patients with non-small-cell lung cancer harbouring mutations of the epidermal growth factor receptor (WJTOG3405): an open label, randomised phase 3 trial. Lancet Oncol 2010; 11: 121-128.

[11] Maemondo M, Inoue A, Kobayashi K, et al. Gefitinib or chemotherapy for non-small-cell lung cancer with mutated EGFR. N Engl J Med 2010; 362: 2380-2388.

[12] Zhou C, Wu YL, Chen G, et al. Efficacy results from the randomised phase III OPTIMAL (CTONG 0802) study comparing first-line erlotinib versus carboplatin (CBDCA) plus gemcitabine (GEM), in Chinese advanced non-small-cell lung cancer (NSCLC) patients (pts) with EGFR activating mutations. Ann Oncol 2010; 21: abstr LBA13.

[13] Kodama K, Higashiyama M, Yokouchi H, et al. Prognostic value of ground-glass opacity found in small lung adenocarcinoma on high-resolution CT scanning. Lung Cancer 2001; 33: 17-25.

[14] Suzuki K, Asamura H, Kusumoto M, et al. "Early" peripheral lung cancer: prognostic significance of ground glass opacity on thin-section computed tomographic scan. Ann Thorac Surg 2002; 74: 1635-1639.

[15] Takamochi K, Nagai K, Yoshida J, et al. Pathologic N0 status in pulmonary adenocarcinoma is predictable by combining serum carcinoembryonic antigen level and computed tomographic findings. J Thorac Cardiovasc Surg 2001; 122: 325-330.

[16] Sakurai H, Maeshima A, Watanabe S, et al. Grade of stromal invasion in small adenocarcinoma of the lung: histopathological minimal invasion and prognosis. Am J Surg Pathol 2004; 28: 198-206.

[17] Adler B, Padley S, Miller RR, et al. High-resolution CT of bronchioloalveolar carcinoma. AJR Am J Roentgenol 1992; 159: 275-277.

[18] El-Sherif A, Gooding WE, Santos R, et al. Outcomes of sublobar resection versus lobectomy for stage I non-small cell lung cancer: a 13-year analysis. Ann Thorac Surg 2006; 82: 408-415; discussion 415-416.

[19] Nakamura H, Kawasaki N, Taguchi M, et al. Survival following lobectomy vs limited resection for stage I lung cancer: a meta-analysis. Br J Cancer 2005; 92: 1033-1037.

[20] Loo PS, Thomas SC, Nicolson MC, et al. Subtyping of undifferentiated non-small cell carcinomas in bronchial biopsy specimens. J Thorac Oncol 2010; 5: 442-447.

[21] Nicholson AG, Gonzalez D, Shah P, et al. Refining the diagnosis and EGFR status of non-small cell lung carcinoma in biopsy and cytologic material, using a panel of mucin staining, TTF-1, cytokeratin 5/6, and P63, and EGFR mutation analysis. J Thorac Oncol 2010; 5: 436-441.

[22] Barletta JA, Perner S, Iafrate AJ, et al. Clinical significance of TTF-1 protein expression and TTF-1 gene amplification in lung adenocarcinoma. J Cell Mol Med 2009; 13: 1977-1986.

[23] Deshpande CG, Geisinger K, Petersen I, et al. Grading of lung adenocarcinoma: architectural versus nuclear approach. Mod Pathol 2009; 22: 1596.

[24] Sica G, Yoshizawa A, Sima CS, et al. A grading system of lung adenocarcinomas based on histologic pattern is predictive of disease recurrence in stage I tumors. Am J Surg Pathol 2010; 34: 1155-1162.

[25] Ikeda K, Awai K, Mori T, et al. Differential diagnosis of ground-glass opacity nodules: CT number analysis by three-dimensional computerized quantification. Chest 2007; 132: 984-990.

[26] Asamura H, Suzuki K, Watanabe S, et al. A clinicopathological study of resected

subcentimeter lung cancers: a favorable prognosis for ground glass opacity lesions. Ann Thorac Surg 2003; 76: 1016-1022.

[27] Kodama K, Higashiyama M, Yokouchi H, et al. Prognostic value of ground-glass opacity found in small lung adenocarcinoma on high-resolution CT scanning. Lung Cancer 2001; 33: 17-25.

[28] Suzuki K, Asamura H, Kusumoto M, et al. "Early" peripheral lung cancer: prognostic significance of ground glass opacity on thin-section computed tomographic scan. Ann Thorac Surg 2002; 74: 1635-1639.

[29] Yoshida J, Ishii G, Yokose T, et al. Possible delayed cut-end recurrence after limited resection for ground-glass opacity adenocarcinoma, intraoperatively diagnosed as Noguchi type B, in three patients. J Thorac Oncol 2010; 5: 546-550.

[30] Xu L, Tavora F, Battafarano R, et al. Adenocarcinomas with prominent lepidic spread: retrospective review applying new classification of the American Thoracic Society. Am J Surg Pathol 2012; 36: 273-282.

[31] Xu L, Tavora F, Burke A. 'Bronchioloalveolar carcinoma': is the term really dead? A critical review of a new classification system for pulmonary adenocarcinomas. Pathology 2012; 44: 497-505.

[32] Kim HK, Choi YS, Kim J, et al. Management of multiple pure ground-glass opacity lesions in patients with bronchioloalveolar carcinoma. J Thorac Oncol 2010; 5: 206-210.

[33] Pfannschmidt J, Dienemann H. Surgical treatment of oligometastatic non-small cell lung cancer. Lung Cancer 2010; 69: 251-258.

[34] Finley DJ, Yoshizawa A, Travis W, et al. Predictors of outcomes after surgical treatment of synchronous primary lung cancers. J Thorac Oncol 2010; 5: 197-205.

[35] Lee HY, Han J, Lee KS, et al. Lung adenocarcinoma as a solitary pulmonary nodule: prognostic determinants of CT, PET, and histopathologic findings. Lung Cancer 2009; 66: 379-385.

(译者：王继勇，副主任医师，医学博士，硕士生导师，
广州中医药大学第一附属医院心胸血管外科主任)

Cite this article as: Sardenberg RA, Mello ES, Younes RN. The lung adenocarcinoma guidelines: what to be considered by surgeons. J Thorac Dis 2014;6(S5):S561-S567. doi: 10.3978/j.issn.2072-1439.2014.08.25

第五部分

肺腺癌病理新分类对临床诊疗工作的影响

第六章　肺腺癌国际多学科病理分类：概要

Elizabeth R. Tang[1], Andrew M. Schreiner[2], Bradley B. Pua[3]

[1]Department of Radiology, University of Washington, 1959 NE Pacific Street, Seattle, WA 98195, USA; [2]Department of Pathology, [3]Division of Interventional Radiology, Department of Radiology, Weill Cornell Medical College, NewYork-Presbyterian Hospital, 525 East 68th Street, New York, NY 10065, USA

Correspondence to: Bradley B. Pua, M.D. Division of Interventional Radiology, Department of Radiology, Weill Cornell Medical College, NewYork-Presbyterian Hospital, 525 East 68th Street, New York, NY 10065, USA. Email:brp9018@med.cornell.edu.

摘要： 自2004年WHO推出肺腺癌病理分类以来，随着近年来对肺腺癌认识的不断深入，一个国际性的多学科工作组最近更新了肺腺癌(肺癌中最多见的组织学类型)的分类系统。在本文中，我们总结并重点介绍新的分类标准和术语，并明确新分类与临床的相关性及对治疗的影响，还介绍了未来与新分类相关的研究方向。

关键词： 腺癌；肺肿瘤；分类；影像学；病理学

View this article at: http://dx.doi.org/10.3978/j.issn.2072-1439.2014.09.12

1　前言

肺癌是全世界癌症死亡的最常见病因[1]，在美国女性中，肺癌占肿瘤死亡患者的26%，在男性中这个比例为28%[2]。肺癌的组织学类型中，腺癌最常见[3]。由于肿瘤学、影像学、分析生物学的最新进展，显著提高了人们对肺腺癌及其亚型的认识，并进一步促进了临床诊疗模式的改进。首先，最新的研究进展强调区分腺癌和鳞癌(SQCC)的重要性，因为一些治疗药物目前只适用于腺癌尤其是特定突变的腺癌[4,5]，如：培美曲塞(对鳞癌无效)；贝伐单抗(在鳞癌中可引起致命性大出血)；克唑替尼(靶向作用于间变性淋巴瘤激酶ALK重排的腺癌)；以及表皮生长因子受体(EGFR)酪氨酸激酶抑制剂(TKIs，EGFR突变进展期腺癌的一线治疗)。此外，近来关于肺腺癌的CT影像学和病理组织学相关性方面的研究也取得了诸多进展，这就有助于术前有效评估肿瘤的病理亚型以及患者预后，并制定多学科诊疗计划。由于大多数肺癌患者发现时已处于不能切除的晚期，所以治疗方案的制定常常取决于影像学和病理的相关性，以及需要根据活检小标本或细胞学的有限资料进行综合判定。由于临床需要明确肺腺癌更特异的组织学和分子特征，这就需要对有限的组织标本进行更多的使用，因此如何平衡大量检测和组织资源有限这两者的矛盾增加了对肺癌标本进行描述和处理的复杂性。

然而，世界卫生组织(WHO)2004年发布的肺癌分类并没有包括这些最新进展，而且关于基因和临床标准方面的资料也非常有限。为纳入这些最新进展，国际肺癌研究协会/美国胸科学会/欧洲呼吸学会(IASLC/ATS/ERS)搜集了最新数据，制定了专门针对肺腺癌的分类系统，该分类系统主要包括：(1)重新定义并扩展了某些组织学类型[尤其“混合型”亚型和“支气管肺泡癌”(BAC)，表1]；(2)由原来仅仅是手术切除大标本的病理学分类，拓展出了专门针对小活检/细胞学标本的新的病理学分类；(3)强调了免疫组织化学/分子生物学、放射学和手术方面一些关于新分类的考虑。新的病理分类系统的标准和术语可以更好地常规指导患者管理，并能提高临床研究数据收集的准确性[6]。

2　手术切除标本

新的IASLC/ATS/ERS病理分类系统，将肺的腺癌区分为不典型腺瘤样增生(AAH)，原位腺癌(AIS)，微浸润腺癌(MIA)，浸润型腺癌以及浸润型腺癌的变异型[7](表1)。曾经在2004年WHO病理分类中被定义为原位鳞屑样生长的细支气管肺泡癌(BAC)，在本次新分类系统中不再使用，因为这一概念曾经被广泛应用于一系列含有BAC成分的肿瘤，造成了临床和研究领域的混乱。IASLC/ATS/ERS新分类将原来被称为BAC的手术标本，重新分类为数个新的病理学类别/术语，从浸润前病变到浸润型病变(表1)，相应的预后亦各不相同。为了更清晰，新分类还取消了“混合型腺癌”亚型，而以手术标本的主要组织亚型成分进行描述。

在2004年WHO病理分类中，浸润前病变仅包括AAH；目前浸润前病变扩展为不典型腺瘤样增生(AAH)和原位腺癌(AIS，一个新的类别)这两种被认为连续渐进的形态改变，AIS实际就是原来的BAC。AAH是一类小的(常≤0.5 cm)增

表1　IASLC/ATS/ERS肺腺癌手术标本分类

浸润前病变
不典型腺瘤样增生
原位腺癌*：非黏液性，黏液性，黏液性/非黏液性混合型
微浸润腺癌*
非黏液性，黏液性，黏液性/非黏液性混合型
浸润型腺癌#
贴壁样生长为主
腺泡样为主
乳头状为主
微乳头状为主
实体性为主伴黏蛋白分泌
浸润型腺癌的变异型&
浸润黏液性腺癌*
胶质样腺癌(也包括以前的黏液性囊腺癌，需添加备注形似原来的黏液囊腺癌)
胎儿型腺癌(低和高分化)
肠型腺癌+

*，既往BAC分类的一部分；#，废除“混合型”，新的IASLC/ATS/ERS采用半定量组织学特征描述主要亚型；&，废除印戒细胞癌和透明细胞癌，其组织学亚型无特异性；+，新的罕见类型，与结直肠腺癌有共同的特征(必须首先排除肺部转移)；IASLC，国际肺癌研究协会；ATS，美国胸科学会；ERS，欧洲呼吸学会。

殖性病灶，由Ⅱ型肺泡上皮细胞和/或Clara细胞轻到中度不典型增生引起。而另外一种浸润前病变AIS，被定义为一种小的仅沿肺泡壁生长的肿瘤，即沿原有的肺泡结构生长，尽管常伴有肺泡间隔硬化，但无间质、血管、胸膜浸润。完全切除后，AIS的疾病特异性生存率可达100%[8-10]。

另一种原来被称为BAC的新的分类是微浸润腺癌(MIA)，定义为≤3 cm的腺癌，主要以伏壁样方式生长，并且只有微小浸润，病灶内浸润病变的最大直径≤5 mm。在新的分类系统里，浸润成分定义如下：细胞学或组织学成分除贴壁样生长以外的生长方式，或肿瘤细胞浸润肌纤维母细胞基质。如果病灶包含坏死或浸润淋巴管、血管或胸膜，则不能诊断为MIA，如果有以上情况，病理诊断则升级为浸润型腺癌。如果可以达到完全切除，MIA的疾病特异生存率接近100%[8-10]。

新的病理分类强调，诊断AIS或MIA均需要完整的肿瘤组织学标本，小活检/细胞学标本不能作为诊断依据。大部分AIS和MIA为非黏液性的，但有时也适用于黏液性，因为初步的研究提示微浸润黏液性病变的生存率也很高。

对于直径>3 cm的单发腺癌切除标本，如果病理诊断符合MIA/AIS标准，没有超出微浸润的表现，目前还没有足够的证据明确其生存率。对这类病变，建议试用术语“伏壁样为主腺癌，疑似AIS或MIA”，还需注明“如果标本未能完全取样，不能排除存在浸润成分”。

超过70%~90%的手术切除腺癌为浸润型腺癌。大部分浸润型腺癌组织学异质性复杂，因可重复性差，病理学家以前并没有进行定量分析，而是笼统分至“混合型”亚型。这导致了“混合型”亚型在临床和预后方面应用的困难，并导致该亚型分类成为“垃圾分类”，使得对该组织学亚型预后的研究难以开展。新的分类系统推荐以5%增量的半定量方式描述所有出现的组织学亚型，并选择所占比例最大的作为主要亚型。这就从根本上提供了一种肺腺癌分类的工具，并减少了观察者之间的差异性，同时也要求有良好培训过的病理科医生进行组织学评估[11-15]。除了评估预后，组织学亚型判断还可以用来比较多发肿瘤的一致性和差异性，并进而明确病变是转移的，还是同时多原发或异时多原发的。这在不能获得既往肿瘤切片而又要评估新出现的肿瘤时尤为重要。

浸润型肺腺癌最主要的生长方式有伏壁型、腺泡型、乳头型、微乳头型、实体型。伏壁样为主型腺癌(LPA)是指非黏液性的，也曾经被称为BAC。LPA以贴壁样生长为主要生长方式，另外要求：(1)至少有一个浸润病灶的直径>0.5 cm；(2)肿瘤浸润淋巴管、血管或胸膜；(3)肿瘤坏死。贴壁样生长为主的浸润性腺癌预后较好。在新的病理分类中，微乳头型是一种新的组织学亚型，与实体为主型肺腺癌类似，微乳头型肺腺癌预后差。

实体为主型浸润性腺癌必须与肺的鳞癌(SQCC)和大细胞肺癌鉴别。免疫组织化学(IHC)可以对手术标本进行鉴别。实际上，用免疫组化常常很难区分大细胞肺癌，腺癌或SQCC。大细胞肺癌的诊断可能会随着时间的推移逐渐减少，如果不消失，就需要发现更敏感和更特异的细胞学标志物[18,19]。

浸润性肺腺癌变异型主要包括4种见(表1)。之前归类为黏液性BAC的肿瘤，实际上常表现有浸润性成分，目前命名为“浸润型黏液性腺癌”。非黏液性腺癌与浸润型黏液性腺癌在细胞学，免疫组化类型(表2)以及影像学表现方面均有较大差异(详见表2)。浸润型黏液性腺癌与KRAS突变关系密切，但几乎不存在EGFR突变，而非黏液性AIS/MIA/LPA腺癌则相反，EGFR突变阳性率为45%，但KRAS突变只有13%(表2)。浸润型黏液腺癌与非黏液腺类似，有着相同的异质性亚型混合，包括伏壁样、腺泡样、乳头状、微乳头状及实体型；然而，对浸润型黏液性腺癌的组织学亚型半定量报告的临床意义尚不确定，故没有包括在新的分类系统。浸润型黏液性腺癌有着显著的多病灶、多肺叶以及双侧肺浸润的趋势，这提示黏液性腺癌可能易沿气道播散，而黏液性和非黏液性

表2 非黏液性和浸润黏液性腺癌的区别

	非黏液性AIS/MIA/LPA	浸润型黏液性腺癌
细胞类型		
充满黏蛋白	√	
柱状	√	
杯状	√	
II型肺泡上皮细胞		√
Clara细胞		√
免疫组织化学(IHC)		
CK7	+++	+++
CK20	+	++
TTF-1	++	+
基因型		
KARS突变	+	+++
EGFR突变	++	+

AIS，原位腺癌；MIA，微浸润腺癌，LPA，贴壁样生长为主腺癌；EGFR，表皮生长因子受体。

的混合型肿瘤极少发生气道播散。

胶样腺癌目前是浸润性腺癌变异型的一种，也包括以前的黏液性囊腺癌。后者非常罕见，可能代表了一系列的胶样囊腺癌的特征。诊断时需添加备注，注明肿瘤形似原来的黏液囊腺癌。

为引起重视，罕见的肠型腺癌被纳入新的分类中。肠型腺癌可能与结直肠腺癌在形态学及免疫组织化学特征有某些共同点[20]。临床评估需排除胃肠道原发肿瘤。

透明细胞癌和印戒细胞癌可发生于多种组织，尚无证据表明该亚型不同于实体亚型与临床的相关性[21]。新分类指出，如果肿瘤存在透明细胞癌和印戒细胞癌的特征，则需记录，但并不成为独立的亚型。

3 小活检/细胞学标本诊断

与手术标本相比，肺腺癌的组织学异质性限制了小活检/细胞学标本诊断的准确性。不能通过小活检/细胞学标本对诸如原位肺腺癌和/或大细胞癌进行诊断。但大部分肺癌并非手术标本，因此对小活检/细胞学标本诊断的非小细胞肺癌(NSCLC)，也需充分治疗。IASLC/ATS/ERS分类系统首次提出了小活检

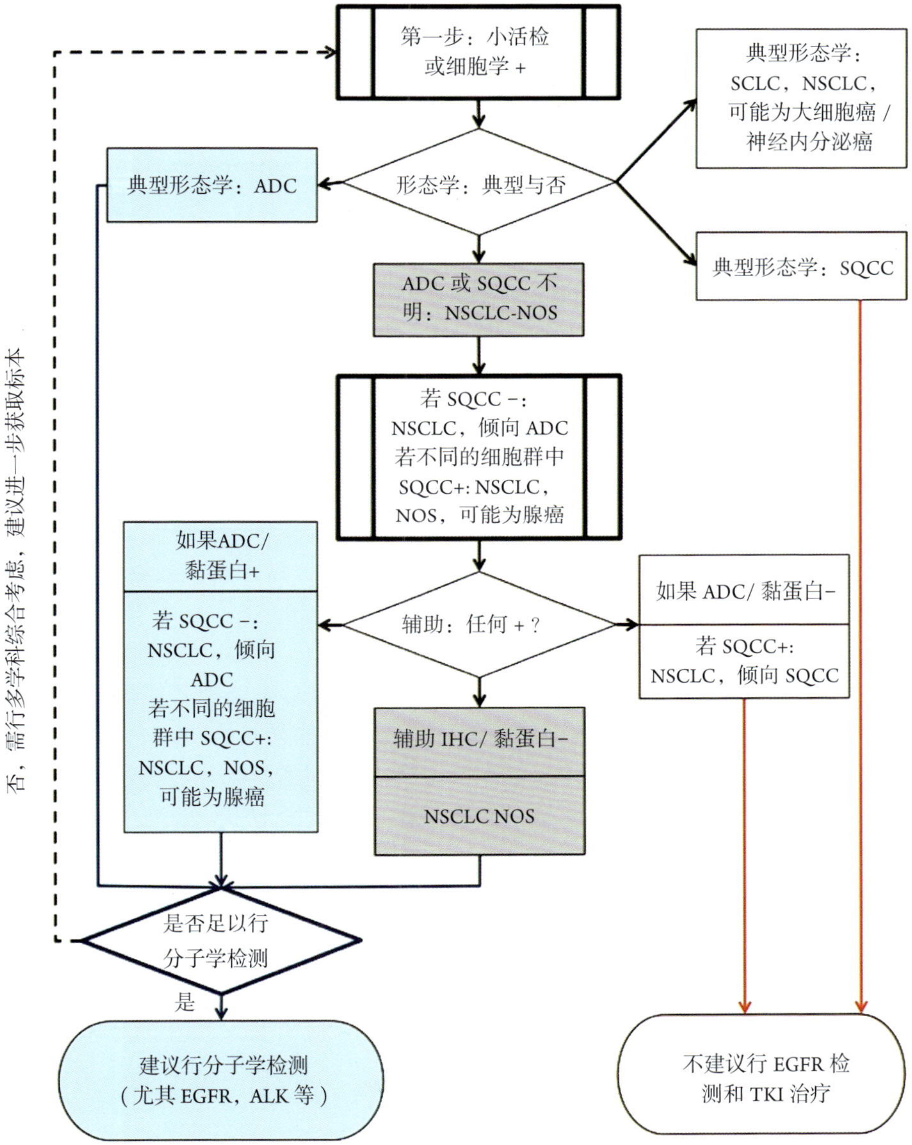

图1 小活检(纤维支气管镜、经支气管的、细针或手术标本)或细胞学(积液、针吸、灌洗、刷检)肺腺癌诊断流程图

当小活检/细胞学标本(第一步)不能提供常见肺癌组织学类型的典型的形态学诊断时，辅助手段(第二步)可进一步进行腺癌和鳞癌的鉴别。通常只用一种鳞癌指标和一种腺癌指标(或黏蛋白)便足以鉴别(参考相关文献)。进一步，分子学特征可能对腺癌或NSCLC NOS有用，如果标本足以进行分子检测，明确能否行TKI治疗。如果腺癌或NSCLC标本不足以行分子检测或诊断困难，需多学科综合评估是否需要进一步取材。+，阳性；–，阴性；ADC，腺癌；SQCC，鳞癌；NSCLC，非小细胞肺癌；NOS，非特指；IHC，免疫组织化学；EGFR，表皮生长因子受体；ALK,间变性淋巴瘤激酶；TKI，酪氨酸激酶抑制剂。

/细胞学标本诊断的标准术语(见图1)。

很多时候，可以仅根据典型的形态学标准来鉴别腺癌和鳞癌：腺泡样结构诊断腺癌，角化珠和细胞间桥诊断SQCC。如果看到腺癌结构，需记录在报告中。在减少诊断困境方面，细胞学对小活检标本和免疫组化检测仍具有重要辅助意义，有时甚至可以提供非常重要的信息。

当遇到NSCLC标本难以凭形态学鉴别腺癌还是鳞癌时，需进行组织学/免疫组化染色以进一步完善诊断，是“倾向腺癌”，还是“倾向SQCC”，并备注是经哪种方式诊断的(光镜和/或特殊染色等)。最少的染色措施有助于保留组织标本，以利于其他有用的分子学研究或进一步染色[23-29]。染色方案可以少到仅用一种腺癌[如甲状腺转录因子-1(TTF-1)黏蛋白，细胞角蛋白-7]及一种鳞癌(如，尤其是P63，细胞角蛋白5/6)标志物，这可以区分绝大多数原发肺肿瘤。其他指标仅在极少数患者中有需要。TTF-1可能是最佳的腺癌标志物(除了细胞角蛋白-7可能对浸润型黏液性腺癌更有用)，在可能是转移来源(如结肠、乳腺)的病例中，还可作为肺泡上皮细胞标志物，用来明确是否为原发肺来源。当考虑的诊断包括转移或非上皮组织来源的原发肿瘤时，临床–病理相关性也有助于诊断。

一般来讲，腺癌和鳞癌的标志物是互相排斥的。“非小细胞肺癌–组织学类型不明确(NSCLC-NOS)”可用来描述同时存在腺癌和鳞癌特征的病例。同时需备注相关的形态学和/或免疫组织化学特征。如果腺癌(如TTF-1阳性)和鳞癌(如P63阳性)的免疫组化指标在同一标本的不同细胞群分别表达，则提示腺鳞癌可能。不过，腺鳞癌可靠的诊断取决于手术标本中，两种成分至少各占10%。

NSCLC-NOS还可用于缺乏任何明确的腺癌和鳞癌形态学/免疫组织化学(IHC)特征的肺癌，包括仅有弱/不确定的鳞状细胞的IHC染色的病例。这些病例缺乏任何可以鉴别诊断的特征，多学科的综合策略可能是诊治的最好方式。包括对将来治疗可能获益的诊断及其他影响治疗的特征(如影像特征，临床分类，分子学数据，以及进一步获取标本)。

既往归类为NSCLC-NOS的NSCLC，其比例为20%~40%，应用IHC后，有望将该比例降到5%甚至更少。临床很重要的一点是对于有些病例，形态学和IHC确实难以明确，为让患者能更有利地进一步选择相关治疗，则强烈建议诊断为NSCLC-NOS，而不是NSCLC-倾向于鳞癌。目前，诊断为鳞癌或NSCLC-倾向于鳞癌，基本排除了行进一步组织学驱动基因检测(如EGFR突变，ALK重排)和相关治疗(如TKIs)的可能。而如果患者诊断为腺癌或NSCLC-倾向于腺癌，或NSCLC-NOS时，则可行上述选择。一般来讲，如果NSCLC-NOS肿瘤存在EGFR突变，则更可能是腺癌而非鳞癌。

既往的临床研究只用HE染色做组织学分类，所以需要将来的临床研究评估IHC在分类中的作用[6]。小活检/细胞学标本的局限性在于难以诊断诸如大细胞癌、腺鳞癌以及多形性癌。

4　分子学特征/个体化医疗

肺腺癌的组织学-分子生物学的相关性研究进展很快。组织学亚型和分子生物学特征具有高度相关性的唯一实例是浸润型腺癌，通常KRAS突变阳性且缺失EGFR突变，因其来源于细支气管黏液杯状细胞，TTF-1表达常阴性，MUC-2-56表达可阳性。有些治疗措施仅适用于治疗特定分子特征的肺癌[5]。目前最重要的观点是：(1)TKIs如厄洛替尼和吉非替尼用于EGFR突变阳性的进展期肺腺癌的一线治疗，同时可延缓肿瘤进展；(2)伴ALK重排的腺癌对克唑替尼反应良好；(3)培美曲塞不能用于SQCC治疗，缺乏有效性；(4)贝伐单抗治疗SQCC时，可出现致命的出血。

对于晚期腺癌，目前常规检测EGFR突变和ALK重排。腺癌(如Ros1突变)甚至鳞癌(FGFR1扩增，DDR2突变)的新的分子靶点也即将进入临床。即便不考虑作为靶点检测，对于小活检标本也可以用分子学检测来鉴别转移还是原发病变，虽然这一点还需进一步验证。分子学检测还可以进一步评估治疗后获得性耐药的情况。例如，TKIs治疗的EGFR突变肺腺癌，经EGFRT790突变、cMET扩增的获得性耐药，需与上皮细胞间充质细胞转化或小细胞肺癌转化相鉴别。初始靶向治疗有反应而后进展的患者，有指征再一次活检以评估肿瘤的分子学演变。

实体或微乳头样生长的肿瘤中常出现KRAS突变。EGFR突变最常见于伏壁样、乳头样、以及微乳头样生长的非黏液性腺癌[30-33]。EGFR突变的肿瘤，病理学类型预示对EGFR-TKI治疗的反应[34]。与ALK重排相关的是腺泡样生长、筛状成分、印戒细胞特征、同时表达TTF-1和P63[35,36]等。这些组织学-分子生物学相关性提示，临床中需要明确组织学分类，并期待进一步临床研究，尽管其相关性并不完美，肿瘤内部基因型和表型的一致性，也需要进一步研究。

可以预计在不久的将来，也会推荐分子学检测用于SQCCs，目前正在研究的分子学靶点包括FGFR1扩增和DDR2突变。

所有机构均需有获取、处理小活检/细胞学标本的多学科策略[37,38]。必须获取足够的肿瘤组织以便诊断和分子学检测。大部分重要的分子学研究可以使用甲醛浸泡和石蜡包埋的组织。从包括胸腔积液的细胞标本中获得的细胞团，可以做IHC和分子学研究。基于多学科建立的明确的活检/细胞学策略，可以为肺癌个体化治疗提供最佳方案。

5 结构分级对预后的影响

还没有明确的对手术切除肺腺癌标本的分级系统，下文介绍的TNM分期将可能更得力于这些新分类的类型(如AIS，MIA，LPA)，这些类型与肺癌其他组织学表型相比具有独特性，且能更好反映预后。尽管已有一些结构分级[39-41]、核分级[42-45]或二者联合[46]的相关研究，肺腺癌预后最好的预测指标还是浸润成分的大小，而不是包含浸润和贴壁样生长成分的整体肿瘤大小[39,47]。所以，T分期最主要的决定因子可能是浸润成分的大小，这在新的分类系统中有提到，例如，AIS可能归为Tis，而MIA可能分到Tmi。

另外，组织学亚型可能有助于患者分类；在早期肺腺癌中，伏壁样型预后良好，乳头型及腺泡型预后中等，而微乳头型、黏液/胶质型、实体型则预后差[40,48-56]。其他类型(筛状，腺体融合型)的预后作用也在观察中[13,57,58]。组织学亚型最终可以有助于明确哪些早期患者需接受辅助治疗，哪些早期患者最好需接受局部切除或肺叶切除[59]。尽管不伴纵隔内淋巴结转移的多发结节切除的标准流程还没有确立，组织学亚型在鉴别肺内转移还是同时/异时多原发中的地位也有助于TNM分期。在晚期肺腺癌中，组织学亚型在预后中的地位尚不明确[60-63]，需进一步研究。

6 放射学相关性

CT扫描有助于制定治疗方案，尤其是在考虑亚肺叶切除时，因为CT可以显示肿瘤的特征，如部位，形态，大小。当小活检标本病理单独不能评估肿瘤大小及浸润程度时，CT尤其有助于诊断。CT检查最好应采用薄层CT扫描(≤3 mm)，薄层CT扫描有助于进一步描述亚实性/半实性病变(包含磨玻璃样和/或部分实性成分)。与病理学鉴别MIA和AIS的界点类似，CT判定结节以3 cm为界，放射学>3 cm的病变称为肿块。对各类腺癌，从浸润前的AAH到浸润性腺癌，CT表现的磨玻璃影(GGO)代表贴壁样生长(图2)，同时实性部分代表浸润成分[64](图3)，这种相关性之间可能会有一些重叠[65-68]。

影像学上<5 mm的纯GGO可能代表AAH，直径≤3 cm常为AIS(图2)。MIA变异较大，影像学难以充分描述，但一般会包含小的实性成分，如果非黏液性为主，一般以GGO为主，如果是黏液性则实性成分较多。

对于浸润型腺癌，预后好的影像学特征包括囊状或气泡样透亮影(图4)，肿瘤内气管充气征，广泛的磨玻璃成分和无胸膜凹陷等影像征象常常与预后好、分化高和/或生长缓慢的ⅠA期腺癌密切相关。而粗钝的毛刺征常提示淋巴血管浸润，并与差的术后生存相关。在实体性腺癌中，CT表现有切迹和压迹，提示组织学分化低，治疗结局不良。

浸润型黏液性腺癌，之前称之为黏液性BAC，具有特征性的临床表现，常

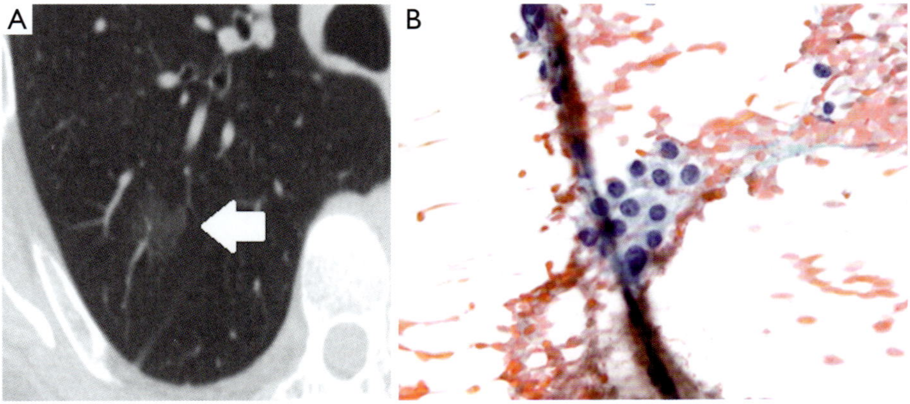

图2　腺癌类型中浸润前病变的放射学-病理相关性

CT(A)，病变由纯磨玻璃样阴影(白色箭头)组成，背景中的血管结构可以分辨。病理学可见不典型细胞(B)。CT上其磨玻璃表现大小在5 mm~3 cm之间，故该病变可能代表原位腺癌，要求该诊断只能在完全切除的手术后标本未发现浸润成分时才能确定(B，放大40×)。CT，电子计算机断层扫描。

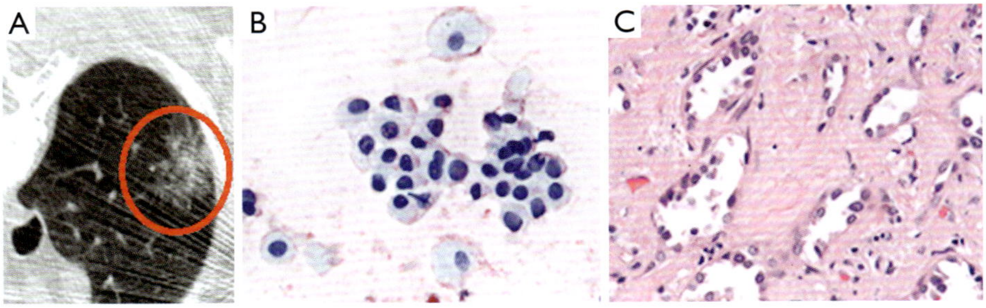

图3　浸润型腺癌的放射学-病理相关性

(A)CT示右肺外亚半实性结节，>5 mm，包含部分实性成分(圈内)。病变的细胞学(B)为不典型细支气管肺泡细胞，手术活检标本(C)显示局灶性基质浸润，确认为浸润性腺癌，T4N0期腺癌(B，放大40×；C，放大20×)。CT，电子计算机断层扫描。

主要表现为或完全为实性，伴支气管充气征，肺叶/多肺叶分布，并且可能表现为多发斑片状阴影(既往的多中心BAC)。

病理学与放射学的这种相关性在评估手术切除标本方面也很有帮助。对贴壁样生长为主的肿瘤、多发肿瘤，或肿瘤切碎取出的标本，大体病理学不能准确的评估肿瘤的大小和数量。CT对病灶的整体评估可能会更准确。可以明确是不是所有病灶均被发现和取材。如果放射学和最初的组织学相矛盾，可能需要进一步获取标本以行准确的组织学评估。

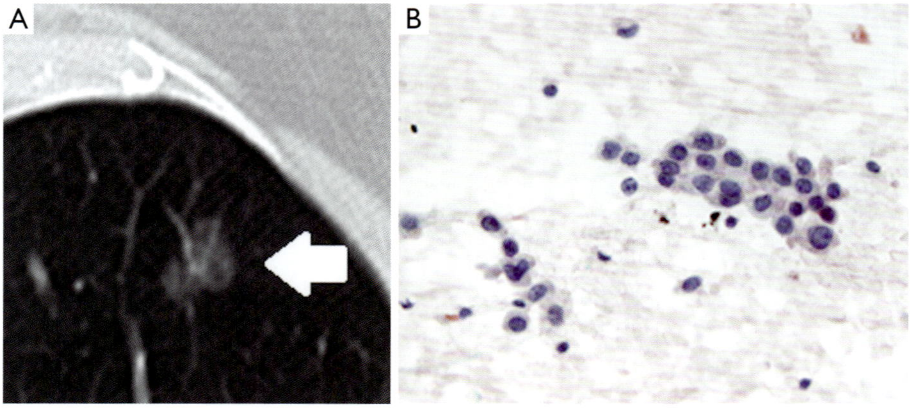

图4 放射学－病理相关性示亚实性结节内含有透亮影

CT(A)，部分磨玻璃，部分实性结节，怀疑浸润型腺癌，后方有一小的假性空洞(箭头)，提示预后良好。病变的细胞学(B)显示不典型细支气管肺泡细胞(B，放大40×)。CT，电子计算机断层扫描。

放射影像学的另一个作用是明确预后。最新的进展表明，放射学研究可能会影响临床决策。例如，CT上一个小的GGO(<500 mm^3)快速进展的机会非常小，可以密切随访，而不需要紧急手术[69]。关于分期，Murakawa等的研究表明，纵隔窗上肿瘤实性成分的最大直径与肺窗上实性和磨玻璃病变总的直径相比，对生存率的预测更佳[70]。这提示在T分期中实性成分的CT评估测量更准确。另外越来越多的研究表明，PET可以预测不同的组织学特征[71-76]。如对Ⅰ期肺腺癌，高SUVmax与组织学级别高和高的复发风险具有相关性[77,78]。

7 结论

肺腺癌的最新进展，强调了组织学亚型、肿瘤浸润、免疫组化、分子标记物在这种最常见的肿瘤类型中的预后和治疗的临床意义。得益于最新的肺腺癌研究进展，新的IASLC/ATS/ERS多学科病理分类系统重点介绍了小活检/细胞学标本的病理问题，并废除了一些既往容易混淆的术语，这就使肺腺癌的诊断、临床和研究更加清晰。新分类系统的应用将会改善组织标本的使用策略，增加在临床研究中诊断的特异性。随着应用的逐渐广泛，该分类系统能对腺癌更精准的TNM分期打下良好的基础，并进一步为肺腺癌的治疗提供最佳方案。

声明

本文作者宣称无任何利益冲突。

参考文献

[1] Jemal A, Bray F, Center MM, et al. Global cancer statistics. CA Cancer J Clin 2011; 61: 69-90.

[2] Castle SM, Salas N, Leveillee RJ. Radio-frequency ablation helps preserve nephrons in salvage of failed microwave ablation for a renal cancer in a solitary kidney. Urol Ann 2013; 5: 42-44.

[3] Nakamura H, Saji H. A worldwide trend of increasing primary adenocarcinoma of the lung. Surg Today 2014; 44: 1004-1012.

[4] Pelosi G, Sonzogni A, Viale G. The classification of lung carcinoma: time to change the morphology-based approach? Int J Surg Pathol 2010; 18: 161-172.

[5] Rossi G, Graziano P, Leone A, et al. The role of molecular analyses in the diagnosis and treatment of non-small-cell lung carcinomas. Semin Diagn Pathol 2013; 30: 298-312.

[6] Travis WD, Brambilla E, Riely GJ. New pathologic classification of lung cancer: relevance for clinical practice and clinical trials. J Clin Oncol 2013; 31: 992-1001.

[7] Travis WD, Brambilla E, Noguchi M, et al. Diagnosis of lung adenocarcinoma in resected specimens: implications of the 2011 International Association for the Study of Lung Cancer/American Thoracic Society/European Respiratory Society classification. Arch Pathol Lab Med 2013; 137: 685-705.

[8] Kadota K, Villena-Vargas J, Yoshizawa A, et al. Prognostic significance of adenocarcinoma in situ, minimally invasive adenocarcinoma, and nonmucinous lepidic predominant invasive adenocarcinoma of the lung in patients with stage I disease. Am J Surg Pathol 2014; 38: 448-460.

[9] Yanagawa N, Shiono S, Abiko M, et al. New IASLC/ATS/ERS classification and invasive tumor size are predictive of disease recurrence in stage I lung adenocarcinoma. J Thorac Oncol 2013; 8: 612-618.

[10] Yoshizawa A, Sumiyoshi S, Sonobe M, et al. Validation of the IASLC/ATS/ERS lung adenocarcinoma classification for prognosis and association with EGFR and KRAS gene mutations: analysis of 440 Japanese patients. J Thorac Oncol 2013; 8: 52-61.

[11] Warth A, Stenzinger A, von Brünneck AC, et al. Interobserver variability in the application of the novel IASLC/ATS/ERS classification for pulmonary adenocarcinomas. Eur Respir J 2012; 40: 1221-1227.

[12] Warth A, Cortis J, Fink L, et al. Training increases concordance in classifying pulmonary adenocarcinomas according to the novel IASLC/ATS/ERS classification. Virchows Arch 2012; 461: 185-193.

[13] Wang C, Durra HY, Huang Y, et al. Interobserver reproducibility study of the histological patterns of primary lung adenocarcinoma with emphasis on a more complex glandular pattern distinct from the typical acinar pattern. Int J Surg Pathol 2014; 22: 149-155.

[14] Murugan P, Stevenson ME, Hassell LA. Performance validation in anatomic pathology: successful integration of a new classification system into the practice setting using the updated lung non-small cell carcinoma recommendations. Arch Pathol Lab Med 2014; 138: 105-109.

[15] Thunnissen E, Beasley MB, Borczuk AC, et al. Reproducibility of histopathological subtypes and invasion in pulmonary adenocarcinoma. An international interobserver study. Mod Pathol

2012; 25: 1574-1583.

[16] Nitadori J, Bograd AJ, Kadota K, et al. Impact of micropapillary histologic subtype in selecting limited resection vs lobectomy for lung adenocarcinoma of 2cm or smaller. J Natl Cancer Inst 2013; 105: 1212-1220.

[17] Sumiyoshi S, Yoshizawa A, Sonobe M, et al. Pulmonary adenocarcinomas with micropapillary component significantly correlate with recurrence, but can be well controlled with EGFR tyrosine kinase inhibitors in the early stages. Lung Cancer 2013; 81: 53-59.

[18] Rekhtman N, Tafe LJ, Chaft JE, et al. Distinct profile of driver mutations and clinical features in immunomarker-defined subsets of pulmonary large-cell carcinoma. Mod Pathol 2013; 26: 511-522.

[19] Rossi G, Mengoli MC, Cavazza A, et al. Large cell carcinoma of the lung: clinically oriented classification integrating immunohistochemistry and molecular biology. Virchows Arch 2014; 464: 61-68.

[20] Inamura K, Satoh Y, Okumura S, et al. Pulmonary adenocarcinomas with enteric differentiation: histologic and immunohistochemical characteristics compared with metastatic colorectal cancers and usual pulmonary adenocarcinomas. Am J Surg Pathol 2005; 29: 660-665.

[21] Yousem SA. Immunohistochemical and molecular characterization of clear cell carcinoma of the lung. Hum Pathol 2013; 44: 2467-2474.

[22] Travis WD, Brambilla E, Noguchi M, et al. Diagnosis of lung cancer in small biopsies and cytology: implications of the 2011 International Association for the Study of Lung Cancer/American Thoracic Society/European Respiratory Society classification. Arch Pathol Lab Med 2013; 137: 668-684.

[23] Brunnström H, Johansson L, Jirström K, et al. Immunohistochemistry in the differential diagnostics of primary lung cancer: an investigation within the Southern Swedish Lung Cancer Study. Am J Clin Pathol 2013; 140: 37-46.

[24] Montezuma D, Azevedo R, Lopes P, et al. A panel of four immunohistochemical markers (CK7, CK20, TTF-1, and p63) allows accurate diagnosis of primary and metastatic lung carcinoma on biopsy specimens. Virchows Arch 2013; 463: 749-754.

[25] Noh S, Shim H. Optimal combination of immunohistochemical markers for subclassification of non-small cell lung carcinomas: A tissue microarray study of poorly differentiated areas. Lung Cancer 2012; 76: 51-55.

[26] Rekhtman N, Ang DC, Sima CS, et al. Immunohistochemical algorithm for differentiation of lung adenocarcinoma and squamous cell carcinoma based on large series of whole-tissue sections with validation in small specimens. Mod Pathol 2011; 24: 1348-1359.

[27] Warth A, Muley T, Herpel E, et al. Large-scale comparative analyses of immunomarkers for diagnostic subtyping of non-small-cell lung cancer biopsies. Histopathology 2012; 61: 1017-1025.

[28] Kimbrell HZ, Gustafson KS, Huang M, et al. Subclassification of non-small cell lung cancer by cytologic sampling: a logical approach with selective use of immunocytochemistry. Acta Cytol 2012; 56: 419-424.

[29] Sterlacci W, Savic S, Schmid T, et al. Tissue-sparing application of the newly proposed

IASLC/ATS/ERS classification of adenocarcinoma of the lung shows practical diagnostic and prognostic impact. Am J Clin Pathol 2012; 137: 946-956.

[30] Song Z, Zhu H, Guo Z, et al. Correlation of EGFR mutation and predominant histologic subtype according to the new lung adenocarcinoma classification in Chinese patients. Med Oncol 2013; 30: 645.

[31] Jie-Liu , Li XY, Zhao YQ, et al. Genotype-phenotype correlation in Chinese patients with pulmonary mixed type adenocarcinoma: Relationship between histologic subtypes, TITF-1/SP-A expressions and EGFR mutations. Pathol Res Pract 2014; 210: 176-181.

[32] Lee HJ, Kim YT, Kang CH, et al. Epidermal growth factor receptor mutation in lung adenocarcinomas: relationship with CT characteristics and histologic subtypes. Radiology 2013; 268: 254-264.

[33] Shim HS. Histopathologic characteristics of lung adenocarcinomas with epidermal growth factor receptor mutations in the International Association for the Study of Lung Cancer/American Thoracic Society/European Respiratory Society lung adenocarcinoma classification. Arch Pathol Lab Med 2011; 135: 1329-1334.

[34] Yoshida T, Ishii G, Goto K, et al. Solid predominant histology predicts EGFR tyrosine kinase inhibitor response in patients with EGFR mutation-positive lung adenocarcinoma. J Cancer Res Clin Oncol 2013; 139: 1691-1700.

[35] Kim H, Jang SJ, Chung DH, et al. A comprehensive comparative analysis of the histomorphological features of ALK-rearranged lung adenocarcinoma based on driver oncogene mutations: frequent expression of epithelial-mesenchymal transition markers than other genotype. PLoS One 2013; 8: e76999.

[36] Rodig SJ, Mino-Kenudson M, Dacic S, et al. Unique clinicopathologic features characterize ALK-rearranged lung adenocarcinoma in the western population. Clin Cancer Res 2009; 15: 5216-5223.

[37] Travis WD, Rekhtman N. Pathological diagnosis and classification of lung cancer in small biopsies and cytology: strategic management of tissue for molecular testing. Semin Respir Crit Care Med 2011; 32: 22-31.

[38] Thunnissen E, Kerr KM, Herth FJ, et al. The challenge of NSCLC diagnosis and predictive analysis on small samples. Practical approach of a working group. Lung Cancer 2012; 76: 1-18.

[39] Yoshizawa A, Motoi N, Riely GJ, et al. Impact of proposed IASLC/ATS/ERS classification of lung adenocarcinoma: prognostic subgroups and implications for further revision of staging based on analysis of 514 stage I cases. Mod Pathol 2011; 24: 653-664.

[40] Sica G, Yoshizawa A, Sima CS, et al. A grading system of lung adenocarcinomas based on histologic pattern is predictive of disease recurrence in stage I tumors. Am J Surg Pathol 2010; 34: 1155-1162.

[41] Xu L, Tavora F, Burke A. Histologic features associated with metastatic potential in invasive adenocarcinomas of the lung. Am J Surg Pathol 2013; 37: 1100-1108.

[42] Barletta JA, Yeap BY, Chirieac LR. Prognostic significance of grading in lung adenocarcinoma. Cancer 2010; 116: 659-669.

[43] Nakazato Y, Minami Y, Kobayashi H, et al. Nuclear grading of primary pulmonary adenocarcinomas: correlation between nuclear size and prognosis. Cancer 2010; 116:

2011-2019.

[44] Nakazato Y, Maeshima AM, Ishikawa Y, et al. Interobserver agreement in the nuclear grading of primary pulmonary adenocarcinoma. J Thorac Oncol 2013; 8: 736-743.

[45] Petersen I, Kotb WF, Friedrich KH, et al. Core classification of lung cancer: correlating nuclear size and mitoses with ploidy and clinicopathological parameters. Lung Cancer 2009; 65: 312-318.

[46] Kadota K, Suzuki K, Kachala SS, et al. A grading system combining architectural features and mitotic count predicts recurrence in stage I lung adenocarcinoma. Mod Pathol 2012; 25: 1117-1127.

[47] Sawabata N, Kanzaki R, Sakamoto T, et al. Clinical predictor of pre- or minimally invasive pulmonary adenocarcinoma: possibility of sub-classification of clinical T1a. Eur J Cardiothorac Surg 2014; 45: 256-261.

[48] Song Z, Zhu H, Guo Z, et al. Prognostic value of the IASLC/ATS/ERS classification in stage I lung adenocarcinoma patients--based on a hospital study in China. Eur J Surg Oncol 2013; 39: 1262-1268.

[49] Warth A, Muley T, Meister M, et al. The novel histologic International Association for the Study of Lung Cancer/American Thoracic Society/European Respiratory Society classification system of lung adenocarcinoma is a stage-independent predictor of survival. J Clin Oncol 2012; 30: 1438-1446.

[50] Gu J, Lu C, Guo J, et al. Prognostic significance of the IASLC/ATS/ERS classification in Chinese patients-A single institution retrospective study of 292 lung adenocarcinoma. J Surg Oncol 2013; 107: 474-480.

[51] Hu HD, Wan MY, Xu CH, et al. Histological subtypes of solitary pulmonary nodules of adenocarcinoma and their clinical relevance. J Thorac Dis 2013; 5: 841-846.

[52] Hung JJ, Jeng WJ, Chou TY, et al. Prognostic value of the new International Association for the Study of Lung Cancer/American Thoracic Society/European Respiratory Society lung adenocarcinoma classification on death and recurrence in completely resected stage I lung adenocarcinoma. Ann Surg 2013; 258: 1079-1086.

[53] Sakurai H, Asamura H, Miyaoka E, et al. Differences in the prognosis of resected lung adenocarcinoma according to the histological subtype: a retrospective analysis of Japanese lung cancer registry data. Eur J Cardiothorac Surg 2014; 45: 100-107.

[54] Tsuta K, Kawago M, Inoue E, et al. The utility of the proposed IASLC/ATS/ERS lung adenocarcinoma subtypes for disease prognosis and correlation of driver gene alterations. Lung Cancer 2013; 81: 371-376.

[55] Woo T, Okudela K, Mitsui H, et al. Prognostic value of the IASLC/ATS/ERS classification of lung adenocarcinoma in stage I disease of Japanese cases. Pathol Int 2012; 62: 785-791.

[56] Xu L, Tavora F, Battafarano R, et al. Adenocarcinomas with prominent lepidic spread: retrospective review applying new classification of the American Thoracic Society. Am J Surg Pathol 2012; 36: 273-282.

[57] Moreira AL, Joubert P, Downey RJ, et al. Cribriform and fused glands are patterns of high-grade pulmonary adenocarcinoma. Hum Pathol 2014; 45: 213-220.

[58] Kadota K, Yeh YC, Sima CS, et al. The cribriform pattern identifies a subset of acinar

predominant tumors with poor prognosis in patients with stage I lung adenocarcinoma: a conceptual proposal to classify cribriform predominant tumors as a distinct histologic subtype. Mod Pathol 2014; 27: 690-700.
[59] Van Schil PE, Asamura H, Rusch VW, et al. Surgical implications of the new IASLC/ATS/ERS adenocarcinoma classification. Eur Respir J 2012; 39: 478-486.
[60] Campos-Parra AD, Avilés A, Contreras-Reyes S, et al. Relevance of the novel IASLC/ATS/ERS classification of lung adenocarcinoma in advanced disease. Eur Respir J 2014; 43: 1439-1447.
[61] Russell PA, Wainer Z, Wright GM, et al. Does lung adenocarcinoma subtype predict patient survival?: A clinicopathologic study based on the new International Association for the Study of Lung Cancer/American Thoracic Society/European Respiratory Society international multidisciplinary lung adenocarcinoma classification. J Thorac Oncol 2011; 6: 1496-1504.
[62] Russell PA, Barnett SA, Walkiewicz M, et al. Correlation of mutation status and survival with predominant histologic subtype according to the new IASLC/ATS/ERS lung adenocarcinoma classification in stage III (N2) patients. J Thorac Oncol 2013; 8: 461-468.
[63] Westaway DD, Toon CW, Farzin M, et al. The International Association for the Study of Lung Cancer/American Thoracic Society/European Respiratory Society grading system has limited prognostic significance in advanced resected pulmonary adenocarcinoma. Pathology 2013; 45: 553-558.
[64] Ambrosini-Spaltro A, Ruiu A, Seebacher C, et al. Impact of the IASLC/ATS/ERS classification in pN0 pulmonary adenocarcinomas: a study with radiological-pathological comparisons and survival analyses. Pathol Res Pract 2014; 210: 40-46.
[65] Honda T, Kondo T, Murakami S, et al. Radiographic and pathological analysis of small lung adenocarcinoma using the new IASLC classification. Clin Radiol 2013; 68: e21-e26.
[66] Lederlin M, Puderbach M, Muley T, et al. Correlation of radio- and histomorphological pattern of pulmonary adenocarcinoma. Eur Respir J 2013; 41: 943-951.
[67] Raad RA, Suh J, Harari S, et al. Nodule characterization: subsolid nodules. Radiol Clin North Am 2014; 52: 47-67.
[68] Takahashi M, Shigematsu Y, Ohta M, et al. Tumor invasiveness as defined by the newly proposed IASLC/ATS/ERS classification has prognostic significance for pathologic stage IA lung adenocarcinoma and can be predicted by radiologic parameters. J Thorac Cardiovasc Surg 2014; 147: 54-59.
[69] van Klaveren RJ, Oudkerk M, Prokop M, et al. Management of lung nodules detected by volume CT scanning. N Engl J Med 2009; 361: 2221-2229.
[70] Murakawa T, Konoeda C, Ito T, et al. The ground glass opacity component can be eliminated from the T-factor assessment of lung adenocarcinoma. Eur J Cardiothorac Surg 2013; 43: 925-932.
[71] Takahashi Y, Takashima S, Watanabe S, et al. F18-FDG PET-CT analyses of small peripheral adenocarcinoma of the lung. Acta Radiol 2013; 54: 164-168.
[72] Tanaka R, Nakazato Y, Horikoshi H, et al. Diffusion-weighted imaging and positron emission tomography in various cytological subtypes of primary lung adenocarcinoma. Clin Imaging 2013; 37: 876-883.

[73] Chiu CH, Yeh YC, Lin KH, et al. Histological subtypes of lung adenocarcinoma have differential 18F-fluorodeoxyglucose uptakes on the positron emission tomography/computed tomography scan. J Thorac Oncol 2011; 6: 1697-1703.

[74] Domen H, Hida Y, Okamoto S, et al. Histopathologic characterization of lung adenocarcinoma in relation to fluorine-18-fluorodeoxyglucose uptake on positron emission tomography. Jpn J Clin Oncol 2013; 43: 874-882.

[75] Hattori A, Suzuki K, Matsunaga T, et al. Tumour standardized uptake value on positron emission tomography is a novel predictor of adenocarcinoma in situ for c-Stage IA lung cancer patients with a part-solid nodule on thin-section computed tomography scan. Interact Cardiovasc Thorac Surg 2014; 18: 329-334.

[76] Lee HY, Jeong JY, Lee KS, et al. Histopathology of lung adenocarcinoma based on new IASLC/ATS/ERS classification: prognostic stratification with functional and metabolic imaging biomarkers. J Magn Reson Imaging 2013; 38: 905-913.

[77] Tsutani Y, Miyata Y, Nakayama H, et al. Solid tumor size on high-resolution computed tomography and maximum standardized uptake on positron emission tomography for new clinical T descriptors with T1 lung adenocarcinoma. Ann Oncol 2013; 24: 2376-2381.

[78] Kadota K, Colovos C, Suzuki K, et al. FDG-PET SUVmax combined with IASLC/ATS/ERS histologic classification improves the prognostic stratification of patients with stage I lung adenocarcinoma. Ann Surg Oncol 2012; 19: 3598-3605.

(译者：李云雷，乐清市人民医院呼吸内科)

Cite this article as: Tang ER, Schreiner AM, Pua BB. Advances in lung adenocarcinoma classification: a summary of the new international multidisciplinary classification system (IASLC/ATS/ERS). J Thorac Dis 2014;6(S5):S489-S501. doi: 10.3978/j.issn.2072-1439.2014.09.12

第七章　肺腺癌新分类：肺癌个体化治疗的里程碑

Yong Tang*, Zhe He*, Qihang Zhu, Guibin Qiao

Department of Thoracic Surgery, General Hospital of Guangzhou Military Command of PLA, Guangzhou 510010, China

*These authors contributed equally to this work.

Correspondence to: Guibin Qiao. Department of thoracic surgery, General Hospital of Guangzhou Military Command of P.L.A, Liuhua Road 111, Guangzhou 510010, China. Email: guibinqiao@126.com.

摘要：2011年，三大国际学术组织：国际肺癌研究协会/美国胸科学会/欧洲呼吸学会(IASLC/ATS/ERS)联合发布了肺腺癌组织学分类的修正方案。新分类主要的变动包括取消使用“细支气管肺泡癌(BAC)”，确立切除的或小的活检标本以及细胞学样本的新分类系统，强调分子检测和肿瘤样本的全面的组织学评价等等。这次新的肺腺癌分类显示了个体化医疗来到了肺癌领域的真实世界。本文，我们将介绍肺腺癌分类为什么需要修正的背景，以及根据新的分类我们在临床实践中需要考虑什么。

关键词：腺癌；肺部肿瘤；分类

View this article at: http://dx.doi.org/10.3978/j.issn.2072-1439.2014.09.15

在过去的数十年间，全球的肺腺癌发病率快速增长。腺癌成为了肺癌最常见的病理类型，大约有一半的肺癌患者诊断是腺癌[1]。同时，肿瘤学、外科、放射学和分子生物学的快速进展也使得对肺腺癌的认识得到了明显的提高[2-9]。因此，2004年世界卫生组织(WHO)制定的肺腺癌分类已经不能很好的指导现在的临床实践了。

2011年，在传奇专家Travis医生的带领下，IASLC/ATS/ERS的专家们在肺腺癌新分类上达成了一致[10]。此次新分类源于多学科合作，整合了临床、放射学、分子学和影像特征，它可以进一步改善我们对肺腺癌的诊断、预后和预测能力。在这篇综述中，我们将介绍新分类的背景和主要改变，以及我们在临床实践中需要考虑的最新概念。

1 我们需要肺腺癌新分类的原因

近10年来，我们对肺腺癌的认识取得了长足的进展，尤其在肿瘤内科学、分子生物学和放射学领域[2-9]，对新分类的需要变得更加迫切。新分类的改进在于它不再局限于病理学，而是基于一个多学科的平台。新分类不仅能提供病理学信息，还可对个体化治疗进行预测和预后指导。最近出现的三种抗肺癌的药物，包括表皮生长因子受体抑制剂(EGFR-TKI)、培美曲塞和贝伐珠单抗，在腺癌和鳞状细胞癌中的疗效显著不同，且这些药物都只适用于腺癌以及特定的腺癌突变。

另外一个对组织学分类进行修改的重要原因在于“BAC”这一术语，它已经用了半个多世纪，但在临床实践中仍存在困惑[11-16]。早在1876年，Louis Malassez教授就发现并报道了一种有别于其他肺部恶性肿瘤的病理类型，它除了保持完整的肺泡结构外，还具有肿瘤细胞分化良好、贴壁样生长、基底膜仅有轻度反应等特点。随着临床资料的积累和实验研究的深入，1960年，Liebow教授正式提出了BAC的命名[17]，随后该定义被广泛接受，并在1967年WHO的首次肺癌组织学分类中，被列为肺腺癌的两个亚型之一。1999年，BAC的定义被进一步细化，要求所有的肿瘤细胞都呈鳞屑样生长，肺泡结构保持完整，肿瘤细胞没有侵犯基底膜、血管和胸膜。2004年肺癌病理学分类再次强调了BAC的精准定义，该专业术语只能用于没有侵袭成分的肿瘤[18]。但是，在临床实践和学术交流中，这一概念并未被广泛接受。在2011新分类发布前，BAC这一术语仍被混乱地应用在具有BAC特征的各种肿瘤，包括：(1)小的孤立性非侵袭性外周性肺肿瘤(纯BAC)；(2)微浸润性腺癌(腺癌，BAC为主型)；(3)腺癌伴BAC成分(腺癌)，侵袭性腺癌为主型；(4)黏液性BAC；(5)广泛进展的疾病伴有镜下表现出BAC表型[10]。上述BAC术语在临床和研究领域应用的混乱现象是肺癌领域的主要问题。因此，肺腺癌新的病理分类推荐取消继续使用“BAC”。

重新分类肺腺癌的原因还包括小的活检标本和细胞学标本的评价以及生物标记物的评估需要等等。

2　从新的肺腺癌分类中我们应该学到什么

2011肺腺癌分类是通过多学科联合的方法制定的，整合了临床、放射学、分子学和影像特征。这是一个全新的体系，提供了诊断标准，小的活检标本和细胞学的专业术语，而这些在以前的WHO分类中是没有提到。另外，新的组织学分类还推荐在晚期肺腺癌中应检测EGFR突变、棘皮动物微管相关蛋白样4(EML4)和渐变性淋巴瘤激酶(ALK)融合基因(EML4-ALK)。因此，要有策略地处理小的活检和细胞学标本，不仅是为了诊断，还需保存组织用作分子学测试。除了标准的HE染色，该分类也强调了免疫组化在肺腺癌和其他组织学亚型鉴别诊断中的作用，尤其是在小的活检和细胞学标本中。首次提出了全面的组织学亚组以及根据主要亚型来评估的方法；它能提示预后，并能预测部分早期患者可能从辅助治疗中获益。在浸润性腺癌中，主要的改进在于取消了令人困惑的混合亚型腺癌的定义，取而代之的是一种新的分类方法，根据主要的生长方式和变异体，采用5%增量的半定量分析来反映这些肿瘤中不同的组织亚型分布情况以及分子学特征的差异。该方法可提高腺癌诊断的可重复性，并能使数据共享和分析。该腺癌分类根据主要的组织学亚型，有预后的、分子学的和预测的作用；还可帮助区分多原发肺癌与肺转移癌；根据原位腺癌(adenocarcinoma in situ，AIS)成分的比例，该分类方法与放射影像或TNM分期存在很强的相关性，甚至可建立基于生长模式来分期的方法。

取消使用BAC术语后，新分类介绍了“AIS”和微浸润腺癌(minimally invasive adenocarcinoma，MIA)的概念，这两个亚组的患者能获得100%的无疾病生存。AIS和MIA患者的生存率可达到100%，而广泛转移的高分化腺癌则预后不佳[19-23]。由于相同的诊断出现了不同的预后，BAC的应用受到了质疑。因此，新分类建议取消BAC的使用，而用其他术语代替；结果肺腺癌被分为：AIS；MIA；贴壁样生长为主腺癌(非黏液性)；腺癌，侵袭为主伴有一些非黏液性贴壁样成分；浸润性黏液腺癌。一个对腺癌特别的细分方法是将病灶分为浸润前生长和浸润性生长；前者包括不典型腺瘤样增生(atypical adenomatous hyperplasia，AAH)和取代了历史悠久的常被误用的BAC这一术语的AIS；后者则由浸润性肿瘤组成，这些肿瘤是根据主要的生长模式和经全面组织学评估的变异型来分类的。AAH和非黏液性AIS之间连续的形态学改变的部分，细胞学上由克拉拉细胞和/或Ⅱ型肺泡壁细胞组成的高分化结节，这些细胞顺着原有的肺泡/细支气管结构生长(贴壁样生长)，但缺乏胸膜的、基质的或血管的浸润，以上这些组成了浸润前瘤结节的概念，而它们又有可能进展为浸润性肿瘤。假设AIS是由一些温和细胞组成的结节，没有任何浸润性，但是有分子学改变的潜能并最终进展为浸润性腺癌，这就能够帮助我们将这些事件与贴壁样生长的浸润性肿瘤和转移性腺癌区分开来，后两者往往分化更差。2012年NCCN指南接受了这一建议。AIS和MIA用来定义肺腺癌的阴影，包括纯磨玻璃结节(ground glass nodule，GGN)和部分实性伴磨玻璃样成分的结节，术后5年生存率接近或达到100%[24]。

最后，这次2011分类法对浸润性腺癌进行了分层改进，加入了分子学和放射学的评价，如果通过浸润性成分的大小比总直径能更好的预测肿瘤的大小，则其最终有可能影响TNM分期。最大径<3 cm的AIS应该考虑完整的组织学取样，而更大的肿瘤则不能与之混淆，因为尚没有充分的证据证明他们有100%的无疾病生存。下一次的TNM修订时，AIS应划分为“pTis”，从而能满足TNM系统的一般规则。而MIA则应被分为“pTmi”。

2011肺腺癌新分类对病理学、临床、分子学研究和外科观点给予了很多建议。主要的推荐如下[10]。

2.1 病理学推荐

(1)新分类推荐不再使用“BAC”这一术语。(推荐等级：强，证据级别：低)。

(2)对于单纯贴壁样生长的单发小(≤3 cm)腺癌，我们推荐使用术语“原位腺癌”，这类病变如果接受完全切除，则可获得100%疾病相关存活率(强推荐等级：强，证据级别：中)。注意：绝大多数AIS为非黏液性，极少数为黏液性。

(3)对于以贴壁样生长为主，及浸润成分≤0.5 cm的单发小(≤3 cm)腺癌，我们推荐新的概念“微浸润腺癌”以描述若病灶接受完全切除，则患者疾病相关存活率接近100%的这类腺癌。(推荐等级：强，证据级别：低)。注意：绝大多数MIA为非黏液性，极少数为黏液性。

(4)对于浸润性腺癌，我们推荐全面的组织学分类(CHS)，以5%的增量半定量法评估组织学类型，并选择一种作为主要类型。根据主要类型对不同肿瘤进行分类并报道各亚型所占的百分比(推荐等级：弱，证据级别：低)。

(5)在多发肺腺癌的患者中，我们认为全面的组织分类有利于比较复杂的、异质性混合的腺癌组织，以确定多发肿瘤是肺内转移还是同时或异时的多中心起源(推荐等级：弱，证据级别：低)。

(6)对于原来分类为混合性，其主要亚型由非黏液性BAC组成的非黏液性腺癌，我们推荐使用术语LPA，不再继续使用“混合性”这一术语(推荐等级：强，证据级别：低)。

(7)在早期腺癌患者中，我们推荐添加“微小乳头状为主型腺癌”作为一种主要的组织学亚型，这种亚型和不良预后相关(推荐等级：强，证据级别：低)。

(8)对于原来归为黏液性BAC的腺癌，我们推荐把它们从非黏液性BAC腺癌中独立出来，按照贴壁样生长与浸润性生长范围的比例不同，分为黏液性AIS、黏液性MIA或对于明显浸润型肿瘤使用“浸润型黏液性腺癌”(推荐等级：弱，证据级别：低)。

(9)对于小活检及细胞学检查，我们推荐尽可能将NSCLC分为更具体的组织学类型，如腺癌或鳞状细胞癌(推荐等级：强，证据级别：中)。

(10)应尽可能减少使用NSCLC-NOS，并建议该术语仅用于通过形态学和/或特殊染色无法作出更明确的诊断时(推荐等级：强，证据级别：中)。

2.2　临床推荐

对于晚期肺腺癌患者，我们推荐检测EGFR突变(推荐等级：强，证据级别：中)。

提示：强烈推荐本项检测是由于接受该检测的潜在获益明显优于其风险。基于EGFR-TKI治疗的Ⅲ期临床试验和多个试验的亚组分析结果，准确地区分EGFR突变状态与患者临床获益显著相关，可预测治疗后的有效率和PFS，但对于预测患者生存期无意义。

2.3　分子学研究推荐

(1)需进行更多关于基因拷贝数差异、基因组学和蛋白组学标志物与临床和病理学差异的相关性研究。

(2)需进一步深入研究EML4-ALK融合基因，特别是在EGFR/KRAS突变阴性的患者中。

(3)我们推荐以后的分子标志物研究应基于完善的临床和病理数据库，并参照本文的分类进行腺癌的诊断。

(4)目前关于Micro RNAs与腺癌亚组分类相关性的资料较少，需进一步评估MicroRNAs的作用，以确定它们是否有助于肺腺癌风险分层和疗效预测。

(5)需进行联合基因组学和蛋白组学的研究以判定它们是否可为NSCLC和腺癌提供更准确的亚组分类，为不同腺癌亚型的危险因素分层，预后预测和治疗选择提供更精确的信息。

2.4　影像学推荐

(1)当肺腺癌中的阴影为纯GGN或部分实体性结节伴磨玻璃样成分为主时，我们建议不再使用BAC作为专业术语。这类肿瘤应使用新的术语进行分类，如：AIS、MIA及LPA(推荐等级：强，证据级别：低)。

(2)对于典型的浸润型腺癌，之前被归为黏液性BAC，我们建议将其从非黏液性腺癌中单列出来，并归为浸润型黏液腺癌(推荐等级：强，证据级别：中)。

注意：此类占位的CT显影通常表现为实体性或绝大部分为实体性，常可见支气管充气征，呈单叶或多叶分布，通常由多发结节或实变样阴影构成(之前称为多中心BAC)。

2.5 外科研究推荐

(1)由于缺乏随机前瞻性临床试验的结论，局限性切除术的最佳适应证仍未确定。

(2)淋巴结清扫术的范围仍存争议。

(3)冰冻切片评估浸润型腺癌的准确性及在亚肺叶切除术中评估切缘的准确性需进一步提高，应制定冰冻切片分析的具体指南以指导术中决策。

(4)多发病灶的治疗仍无标准。

3 在新分类的指导下我们该怎么做?

2011版IASLC/ATS/ERS肺腺癌分类是肺癌领域近年来革命性发展的一个成果。通过密切整合改进形态学、临床和影像资料、免疫组化和分子学检验等方面的知识，从而制定了这个分类。因此，病理学家们在肺癌的诊断和治疗上扮演了很重要的角色。另外，新分类标志着肺癌治疗的个体化时代真正的来到了真实世界。与肺癌治疗相关的医生们需要了解多个现代医学的概念，包括个体化医疗、整合医学和医疗资源保护等概念，从而为腺癌患者提供最好的医学治疗。

3.1 医疗资源保护概念

由于大部分肺癌患者在发现时都已经是晚期或转移的病例，要达到个体化治疗的目的，小的活检和细胞学标本往往会比较吃紧。例如肺肿瘤的小活检标本或细胞学标本，最好能区分是腺癌还是鳞状细胞癌，从而能使用特定的治疗方案。而且，晚期肺腺癌的患者，推荐检测EGFR和ALK，所以，这些小的标本就要有计划的使用，不仅为了诊断，还得提供组织进行分子学检测。腺癌的患者适用培美曲塞或以贝伐珠单抗为基础的化疗方案。腺癌患者还应行EGFR突变检测，因为EGFR突变阳性的患者适合一线使用TKI治疗。

在标本显示为NSCLC，但缺乏明确的鳞癌或腺癌形态学表现的病例中，免疫组化可完善诊断。在小活检中，为保存尽可能多的组织标本以便用于分子学检测，染色检查应尽量减少。我们意识到可能会发展出新的标志物，故建议最初的评估仅用一种腺癌及一种鳞癌标志物。目前，甲状腺转录因子1(TTF-1)似乎是腺癌的最佳独立标志物[25]。TTF-1作为肺泡上皮细胞标志物提供了重要的价值，有助于在75%~85%的肺腺癌中证实肺部原发灶的来源。这对鉴别其他部位，如结肠或乳腺来源的转移性腺癌问题十分有效。淀粉酶-过碘酸雪夫氏染色亦相当有价值。p63一直被认为是鳞状细胞样组织学可靠的标志物，CK5/6也有一定作用。细胞角蛋白7在腺癌中比在鳞状细胞癌中更易染色[26]。可以利用细胞核和细胞质混合型抗体(TTF-1/CK5/6或p63/napsin-A)通过少量的免疫组化试验进行复合多抗研究。腺癌标志物(如TTF-1)和/或黏蛋白阳性且鳞状细胞样标志物(如p63)阴性的病例应被归为“NSCLC，倾向为腺癌”。那些至少中度弥漫性染色显示鳞状细胞样标志物阳性，且腺癌标志物和/或黏蛋白染色阴性的病例则被归为“NSCLC，倾向为鳞状细胞癌”，并注释此分化通过光学显微镜和/或特殊染色发现的。这两种染色组合通常相互排斥。如果腺癌标志物如TTF-1为阳性，则不管是否表达鳞状细胞标志物，肿瘤仍应归为NSCLC，倾向为腺癌。如果在肿瘤不同细胞群中腺癌和鳞癌标志物分别表达阳性，则此肿瘤为腺鳞癌。若肿瘤组织不足以进行分子学检测，则需要对患者进行重新活检并检测以指导治疗。细胞学检查在诊断肺癌中是一种十分有价值的手段，尤其在鉴别腺癌与鳞状细胞癌时。只要有可能，细胞学就应联合组织学一起用于小活检标本的诊断。针吸或体腔积液来源的标本可比同时活检的小标本获得更多的肿瘤细胞，因此任何细胞学检查阳性的标本都应被保存成细胞块，以完成免疫组化及分子学研究。因此，在做诊断时应审慎地使用这些材料，从而为可能的分子学研究提供尽可能多的标本[10]。

3.2 整合医学概念

由于近些年对肺腺癌认识的进展，通过密切整合病理学、放射学、分子生物学和临床研究这样一个多学科综合的方法制定了2011新分类。在临床实践中，医生们要有这方面的意识，那就是整合的知识和技能将给晚期肺腺癌患者带来最好的治疗。放射病理学在CT影像和组织学分析方面的新进展，使得能够在术前就预测病灶的组织学亚型，提供预后并可指导患者多学科综合治疗的计划。大部分的肺癌患者是晚期和不可切除的阶段，癌症治疗方案的制定往往仅依赖于放射病理学和有限的小活检和细胞学标本的特征。为了在有限的标本中检测更多的组织学/分子学特征，描述和处理肺癌标本的复杂度增加了。有部分肺癌的病例，多学科联合能够帮助病理科医生更好地分析小活检和/或细胞学样本。例如，一个活检标本显示为NSCLC-NOS，而这个患者是亚裔、女性、不吸烟，CT扫描表现为GGN，病理学家就应该知道，这个肿瘤很可能是腺癌并伴有EGFR突变。

3.3 个体化医疗概念

2011肺腺癌分类来源于临床、放射性、分子生物学和病理学资料的多学科整合。该分类在肺癌领域被称作是革命性事件，而它在肺癌治疗领域则是个体化医疗的一个里程碑。10年前，肺癌的治疗策略只需要区分NSCLC和SCLC。但到了现在，治疗的策略已经不再局限于组织学亚型，还包括了放射学表现、肿瘤标记状态和临床特征。

晚期肺腺癌的患者，最佳的抗肿瘤药物是培美曲塞。TKI靶向治疗的出现，针对特定的细胞型和肺癌亚型，要求对细胞型诊断更加精准。肺腺癌对贝伐珠单抗敏感，但若鳞癌的患者接受了贝伐珠单抗治疗，则可能出现严重的甚至是威胁生命的出血事件。虽然后者可能与体积大的中央型鳞状细胞癌有关，但这一现象在患者治疗的过程要引起重视[27]。新分类还首次提出了针对手术切除标本和小活检/细胞学样本的两个不同诊断体系，以满足个体化治疗的需要。甚至对小活检和细胞学标本，也强烈推荐检测EGFR和ALK状态，使接受一线分子靶向治疗成为可能。

在早期肺癌中，传统标准的肺叶切除联合系统性淋巴结清扫术受到了广泛的质疑。新分类中的AIS和MIA引出了问题，CT发现一个小的孤立结节，表现为GGN，是否就可提前诊断为AIS或MIA？局部切除的治疗方式是否合适？针对2 cm或更小的CT上伴有实性成分肿瘤，肺叶切除仍然是标准的外科治疗方案，因为这些肿瘤往往是浸润性肿瘤。CT表现为GGN的标准治疗方式是否会发生改变，我们可以期待三项随机试验的结果(北美的CALGB140503和日本的JCOG0804、JCOG0802研究)，它们将患者随机分为肺叶切除或亚肺叶切除。最近，有很多回顾性研究显示，早期肺癌进行亚叶(局部)切除可能是合适的外科治疗[9]，但是这些都不是随机研究。大部分的报告认为肺叶切除和亚叶切除治疗≤2 cm的肿瘤在生存率和局部复发率上没有差异。CT表现为GGN选择亚叶切除，5年无疾病生存率可达到100%。

Ⅰ期肺癌的患者，NCCN以及其他权威的指南均不推荐术后辅助化疗。但是，这些患者仅70%的5年生存率使得我们不得不考虑什么样的Ⅰ期患者在完整切除后能够通过化疗获益。有很多研究在探索这些能从辅助化疗获益的患者的肿瘤标志物，但初步的结果不尽如人意。此次肺腺癌新分类首次介绍了早期肺癌的一个新亚型——微小乳头状为主型腺癌。在2004年WHO分类的讨论部分有提到微小乳头样肺腺癌，但几乎没有以此为标题的文献把它列为一种正式的组织学亚型[28]。尽管绝大多数研究使用非常低的阈值将腺癌归为微小乳头状，包括低至1%~5%，但最近证实，微小乳头状腺癌为主的肿瘤与实体性为主型腺癌预后都比较差[29]。所有关于早期微小乳头状肺腺癌的文献数据均提示这是一种预后不良的亚型。支持这种组织学类型具有侵袭性表现的额外证据为：在原发肿瘤中，微小乳头状腺癌有时仅占肿瘤的一小部分，而在转移灶中这部分亚型的比例显著增加[30]。因此，临床医生需考虑给予Ⅰ期的微小乳头状为主型腺癌患者行辅助化疗。

临床实践中肺多发结节变得常见，但却很棘手[31]。在多发肺腺癌的患者中，我们认为全面的组织分类有利于比较复杂的、异质性混合的腺癌组织，以确定多发肿瘤是肺内转移还是同时或异时的多中心起源[32]。如果没有纵隔淋巴结侵犯，多灶性肺腺癌的多发结节不是外科治疗的禁忌证。由于需考虑多种因素：不同结节的数目及大小、同期对比异时病灶、单侧对比双侧、原发对比转移病灶及特殊类型(AAH、AIS及MIA)，目前尚未制定多发病灶的标准治疗流程[33]。

总而言之，2011版IASLC/ATS/ERS肺腺癌分类是肺癌领域革命性的里程碑。为了给肺癌患者提供最佳的治疗，医生们需认识到新分类的合理性。

致谢

该项目得到了国家自然科学基金[81071840]、广东省科技计划项目(2010B050700010)、广州市科技项目(2009J-C491)的支持。

声明

本文作者宣称无任何利益冲突。

参考文献

[1] Houston KA, Henley SJ, Li J, et al. Patterns in lung cancer incidence rates and trends by histologic type in the United States, 2004-2009. Lung Cancer 2014; 86: 22-28.

[2] Mok TS, Wu YL, Thongprasert S, et al. Gefitinib or carboplatin-paclitaxel in pulmonary adenocarcinoma. N Engl J Med 2009; 361: 947-957.

[3] Scagliotti GV, Park K, Patil S, et al. Survival without toxicity for cisplatin plus pemetrexed versus cisplatin plus gemcitabine in chemonaïve patients with advanced non-small cell lung cancer: a risk-benefit analysis of a large phase III study. Eur J Cancer 2009; 45: 2298-2303.

[4] Scagliotti G, Hanna N, Fossella F, et al. The differential efficacy of pemetrexed according to NSCLC histology: a review of two Phase III studies. Oncologist 2009; 14: 253-263.

[5] Cohen MH, Gootenberg J, Keegan P, et al. FDA drug approval summary: bevacizumab (Avastin) plus Carboplatin and Paclitaxel as first-line treatment of advanced/metastatic recurrent nonsquamous non-small cell lung cancer. Oncologist 2007; 12: 713-718.

[6] Kodama K, Higashiyama M, Yokouchi H, et al. Prognostic value of ground-glass opacity found in small lung adenocarcinoma on high-resolution CT scanning. Lung Cancer 2001; 33: 17-25.

[7] Suzuki K, Asamura H, Kusumoto M, et al. "Early" peripheral lung cancer: prognostic significance of ground glass opacity on thin-section computed tomographic scan. Ann Thorac

Surg 2002; 74: 1635-1639.

[8] Aoki T, Tomoda Y, Watanabe H, et al. Peripheral lung adenocarcinoma: correlation of thin-section CT findings with histologic prognostic factors and survival. Radiology 2001; 220: 803-809.

[9] El-Sherif A, Gooding WE, Santos R, et al. Outcomes of sublobar resection versus lobectomy for stage I non-small cell lung cancer: a 13-year analysis. Ann Thorac Surg 2006; 82: 408-415; discussion 415-416.

[10] Travis WD, Brambilla E, Noguchi M, et al. International association for the study of lung cancer/american thoracic society/european respiratory society international multidisciplinary classification of lung adenocarcinoma. J Thorac Oncol 2011; 6: 244-285.

[11] Kerr KM. Pulmonary adenocarcinomas: classification and reporting. Histopathology 2009; 54: 12-27.

[12] Jackman DM, Chirieac LR, Jänne PA. Bronchioloalveolar carcinoma: a review of the epidemiology, pathology, and treatment. Semin Respir Crit Care Med 2005; 26: 342-352.

[13] Christiani DC, Pao W, DeMartini JC, et al. BAC consensus conference, November 4-6, 2004: epidemiology, pathogenesis, and preclinical models. J Thorac Oncol 2006; 1: S2-S7.

[14] Travis WD, Garg K, Franklin WA, et al. Bronchioloalveolar carcinoma and lung adenocarcinoma: the clinical importance and research relevance of the 2004 World Health Organization pathologic criteria. J Thorac Oncol 2006; 1: S13-S19.

[15] Yousem SA, Beasley MB. Bronchioloalveolar carcinoma: a review of current concepts and evolving issues. Arch Pathol Lab Med 2007; 131: 1027-1032.

[16] Garfield DH, Cadranel J, West HL. Bronchioloalveolar carcinoma: the case for two diseases. Clin Lung Cancer 2008; 9: 24-29.

[17] Liebow AA. Bronchiolo-alveolar carcinoma. Adv Intern Med 1960; 10: 329-358.

[18] Travis WD, Brambilla E, Müller-Hermelink HK, et al. eds. Pathology and Genetics of Tumours of the Lung, Pleura, Thymus, and Heart. 3rd ed. Lyon: IARC Press; 2004. World Health Organization Classification of Tumours; vol 10.

[19] Noguchi M, Morikawa A, Kawasaki M, et al. Small adenocarcinoma of the lung. Histologic characteristics and prognosis. Cancer 1995; 75: 2844-2852.

[20] Borczuk AC, Qian F, Kazeros A, et al. Invasive size is an independent predictor of survival in pulmonary adenocarcinoma. Am J Surg Pathol 2009; 33: 462-469.

[21] Yim J, Zhu LC, Chiriboga L, et al. Histologic features are important prognostic indicators in early stages lung adenocarcinomas. Mod Pathol 2007; 20: 233-241.

[22] Watanabe S, Watanabe T, Arai K, et al. Results of wedge resection for focal bronchioloalveolar carcinoma showing pure ground-glass attenuation on computed tomography. Ann Thorac Surg 2002; 73: 1071-1075.

[23] Sakurai H, Dobashi Y, Mizutani E, et al. Bronchioloalveolar carcinoma of the lung 3 centimeters or less in diameter: a prognostic assessment. Ann Thorac Surg 2004; 78: 1728-1733.

[24] Koike T, Togashi K, Shirato T, et al. Limited resection for noninvasive bronchioloalveolar carcinoma diagnosed by intraoperative pathologic examination. Ann Thorac Surg 2009; 88: 1106-1111.

[25] Tanaka H, Yanagisawa K, Shinjo K, et al. Lineage-specific dependency of lung adenocarcinomas on the lung development regulator TTF-1. Cancer Res 2007; 67: 6007-6011.

[26] Wang BY, Gil J, Kaufman D, et al. P63 in pulmonary epithelium, pulmonary squamous neoplasms, and other pulmonary tumors. Hum Pathol 2002; 33: 921-926.

[27] Sandler A, Gray R, Perry MC, et al. Paclitaxel-carboplatin alone or with bevacizumab for non-small-cell lung cancer. N Engl J Med 2006; 355: 2542-2550.

[28] Motoi N, Szoke J, Riely GJ, et al. Lung adenocarcinoma: modification of the 2004 WHO mixed subtype to include the major histologic subtype suggests correlations between papillary and micropapillary adenocarcinoma subtypes, EGFR mutations and gene expression analysis. Am J Surg Pathol 2008; 32: 810-827.

[29] De Oliveira Duarte Achcar R, Nikiforova MN, Yousem SA. Micropapillary lung adenocarcinoma: EGFR, K-ras, and BRAF mutational profile. Am J Clin Pathol 2009; 131: 694-700.

[30] Kamiya K, Hayashi Y, Douguchi J, et al. Histopathological features and prognostic significance of the micropapillary pattern in lung adenocarcinoma. Mod Pathol 2008; 21: 992-1001.

[31] Vazquez M, Carter D, Brambilla E, et al. Solitary and multiple resected adenocarcinomas after CT screening for lung cancer: histopathologic features and their prognostic implications. Lung Cancer 2009; 64: 148-154.

[32] Girard N, Deshpande C, Lau C, et al. Comprehensive histologic assessment helps to differentiate multiple lung primary nonsmall cell carcinomas from metastases. Am J Surg Pathol 2009; 33: 1752-1764.

[33] Finley DJ, Yoshizawa A, Travis W, et al. Predictors of outcomes after surgical treatment of synchronous primary lung cancers. J Thorac Oncol 2010; 5: 197-205.

(译者：申鹏，南方医科大学南方医院)

Cite this article as: Tang Y, He Z, Zhu Q, Qiao G. The 2011 IASLC/ATS/ERS pulmonary adenocarcinoma classification: a landmark in personalized medicine for lung cancer management. J Thorac Dis 2014;6(S5):S589-S596. doi: 10.3978/j.issn.2072-1439.2014.09.15

第八章：国际肺腺癌新分类和个体化肺癌外科思考

钟文昭，杨学宁，吴一龙

广东省人民医院，广东省肺癌研究所

1 引言

2011年伊始，国际肺癌领域的一个大动作，是国际肺癌研究协会/美国胸科学会/欧洲呼吸学会(IASLC/ATS/ERS)联手在《Journal of Thoracic Oncology》上公布了关于肺腺癌的国际多学科分类新标准。

由于肺癌的异质性，同一治疗手段对肺癌的治疗效果往往南辕北辙，由此，肺癌领域的临床研究和临床处理，重要的一环是对肺癌进行分类和分期以尽量减少其异质性，从而达到治疗的归一。从肺癌的分类历史看，分类逐渐从粗放型向精致型演进。先是上个世纪小细胞肺癌和非小细胞肺癌的简单分类，而后是早期、局部晚期和晚期的分类，接着是病理学家对各种亚型的进一步形态学分类。总体而言，这些分类基本是单学科的自娱自乐，并没有多学科的融汇和贯通，特别是非小细胞肺癌的病理学分类几乎对治疗和预后没有重大的指导作用，以至于在相当长的一段时间内，临床医生只要依据非小细胞肺癌这一粗放的分类就可以进行无差别的治疗了，这也是半个世纪来肺癌治疗裹足不前的重要原因之一。进入了21世纪，新的诊断技术新的治疗药物特别是对肺腺癌分子生物学的深入了解，诞生了新的治疗模式，对肺癌的分类需求就显得特别迫切了。于是就有了这一国际著名学会联手精心而作的肺腺癌新分类[1]。

回顾肺腺癌新分类的发展历史，1967年人们把肺腺癌分为支气管源性和肺泡源性；1981年提出了腺泡状腺癌、乳头状腺癌，细支气管肺泡癌，实性腺癌四种基本分类；1995年Noguchi发现肺腺癌六种预后不同的分类后，近十年来，细支气管肺泡癌(BAC)成为了肺癌研究领域的主角之一，2004年肺腺癌EGFR活化突变的发现，更使高突变率的BAC腺癌混合亚型成为热词。按照2011版的新分类标准，引入了原位腺癌(AIS)的新概念取代原来的单纯型BAC；以鳞屑状生长为主、浸润成分<5 mm的微侵袭腺癌(MIA)取代原来BAC伴局灶浸润。这两类患者淋巴结转移发生率极低，如接受手术切除，可获得接近100%的疾病特异性存活(disease-specific survival)，其中BAC-AIS被摘掉了恶性肿瘤的这顶帽子，和非典型腺瘤样增生(AAH)同被列入癌前病变[2]。

肺腺癌新分类让肿瘤胸外科医生有似曾相识感，AIS和MIA的概念移植于乳腺癌病理分类。同样，回顾乳腺癌手术和肺癌外科发展史，也发现两者有不少的相似之处：乳腺癌的外科手术治疗历史悠久，至今已有2000多年，经历了局部切除、乳腺癌根治术、扩大根治术、改良根治术和保乳手术“由小到大，再由大变小”的5个阶段。肺癌外科步乳腺外科后尘，在诞生的短短120年间，已经经历了肺门结构整块结扎的全肺切除、徘徊于亚肺叶切除和肺叶切除、到如今的标准解剖性肺叶切除加系统性胸内淋巴结清扫，再到将来的选择性亚肺叶切除和淋巴结切除的倾向“由大变小，由小变大，再由大变小”4个阶段[3]。

现今肺癌标准术式的确立是基于临床分期Ⅰ~ⅢA期患者中，肺叶切除和楔形或肺段切除对比，可减少局部复发率；系统性淋巴结清扫和采样术对比，可提高术后病理分期的准确性、延长生存两大循证医学证据。虽然“BAC”这一词汇将逐步淡出我们的视野，但不管是BAC还是AIS，这类病变生长缓慢、分化良好但善变的特性不会因而改变。而近期肺癌淋巴结选择性切除的个体化外科治疗策略，却是伴随影像学技术的进步，对诊断磨玻璃样改变(GGO)的敏锐度增高，使周围型直径<2 cm的小肺癌接受微创手术日益增多；建立在对AAH-AIS-MIA-LPA等一系列生长缓慢特殊类型肺癌分子生物学特性深刻认识的基础上。

2 国际肺腺癌新分类

2.1 新分类核心：惰性、多样性和演变性

新版肺腺癌分类虽然摒弃了细支气管肺泡癌的称谓，但其核心仍然根源于原“细支气管肺泡癌”的三性：惰性、多样性和演变性。BAC打破了肺部肿瘤的众多所谓的定律，同时又建立了很多新的规则和名词，有著名学者称之为“肺癌研究领域的果蝇”。

肺泡位于呼吸道的最终末一级，肺泡细胞癌顾名思义是沿氧气和二氧化碳交换的肺泡膜生长，这一现象在150年前已经被louis教授发现，肿瘤细胞分化良好是BAC的第一个重要特性。1876年，Louis Malassez教授首次报道了BAC在显微镜下的惰性特征，保持完整的肺泡结构，肿瘤细胞分化良好，沿肺泡壁生

长，基底膜仅有轻度反应。它打破了恶性肺部肿瘤生长的“两年定律”，不遵守PET检查SUV值增高的规律，由此挑战肺癌的标准术式，肺叶切除加系统性肺门纵隔淋巴结清扫，<2 cm的纯BAC五年肿瘤特异性生存率接近100%。另一方面，肺泡细胞癌和羊肺腺瘤病在形态上极为相似，羊肺腺瘤病称为Jaagsiekte病，病羊往往容易在羊群中离群，奔跑后气喘，并吐白色泡沫，第一只克隆羊多莉2003年6岁时死于Jaagsiekte病，由此BAC不完全是一只羊，而是一只披着羊皮的狼。在惰性的基础上存在演变性和多样性，在肺腺癌的发生发展过程中，伴随一系列分子事件和相应的影像病理学改变，实性成分增加，特定条件下演变成侵袭性的腺癌(图1)。

2.2 和个体化外科相关的术语和定义更改

MSKCC的William D. Travis教授经多方意见征集，联合来自肿瘤学、肺病学、分子生物学、病理学、放射学和外科等不同学科的40多名肺部肿瘤专家，以IASLC/ATS/ERS的名义发布了新的肺腺癌分类标准。该分类标准涉及手术切除、小活检和细胞学标本，将为肺腺癌提供统一的术语和诊断标准[4,5]。

按照这一标准，过去10年中，肺癌领域上升最快的一些热词，如BAC和腺癌混合亚型将会逐步淡出我们的视野。对于手术切除标本，引入了完全沿肺泡间隔贴壁样生长的原位腺癌(AIS，取代原来的纯BAC)和以贴壁样生长为主、浸润成分<5 mm的微浸润腺癌(MIA)的新概念，这两类患者如接受手术切除，可获得接近100%的疾病特异性存活(disease-specific survival)，其中AIS和非典型腺瘤样增生(AAH)同被列入侵袭前病变，AIS和MIA大多为非黏液腺癌。侵袭性

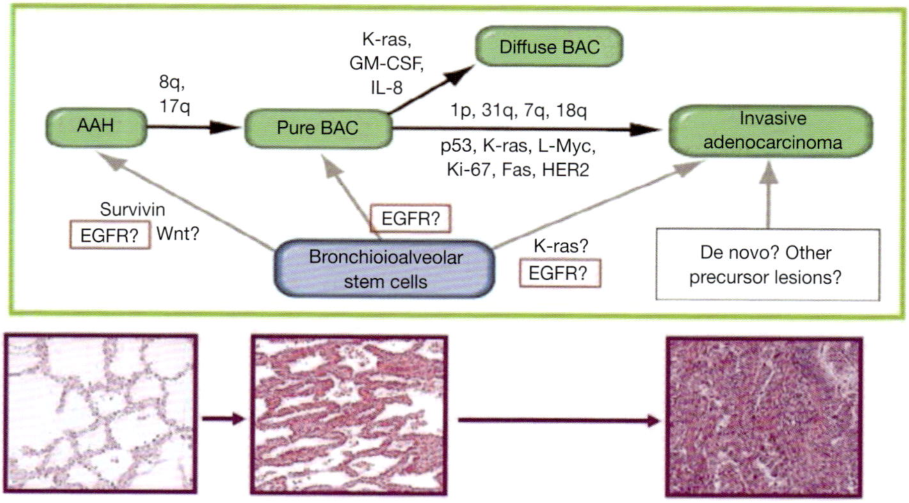

图1　分子事件和腺癌病理学演进

腺癌的分类依据经标本全面病理评估后确定的占主要成分的亚型，包括贴壁样(代表以往大多数非黏液混合亚型BAC)、腺泡样、乳头样和实性类型，新增微乳头状腺癌作为一种新的病理亚型，变异亚型包括侵袭性的黏液腺癌(原黏液型BAC)，胶体样、胎样和肠型腺癌。此外，分类标准对T分期的测量作了重新调整，对于影像学所发现的部分实性和病理学诊断的混合亚型病灶，仅测量实性部分和侵袭性部分作为肿瘤的大小。制定上述分类原则的目的是使病理学更好地服务于临床实践、基础研究和临床试验[6]。

2.2.1　不再使用“细支气管肺泡癌”(“Bronchioloalveolar carcinoma”，”BAC”)这一诊断术语

2004年WHO分类对BAC的诊断作了严格规定，只有肿瘤细胞沿着肺泡贴壁生长(lepidic growth)并且无间质、血管或胸膜浸润证据才能诊断为BAC。但由于上述提及的BAC多样性，许多病理医生还是将一系列沿肺泡壁生长形式的肺腺癌如微浸润性腺癌、以沿肺泡壁生长为主的浸润性腺癌、混合型浸润性腺癌和广泛播散性黏液腺癌等这些从低度到高度恶性的肿瘤都归为“BAC”，给临床诊治和研究造成很大混乱，而且给癌症登记流行病学研究带来困难。因此，新分类废除了“BAC”这一诊断术语，代之以独立的概念。

2.2.2　提出原位腺癌这一概念，并归入浸润前病变

新分类将非典型腺瘤样增生和原位腺癌均归入肺腺癌的浸润前病变。

(1)非典型腺瘤样增生(Atypical adenomatous hyperplasia，AAH)诊断标准同2004年WHO分类。AAH病变局限(≤0.5 cm)，增生的细胞为肺泡Ⅱ型细胞和/或Clara细胞，轻至中等异型，衬覆肺泡壁，有时衬覆呼吸性细支气管管壁。增生的细胞为圆形、立方形或低柱状，核圆形或卵圆形，细胞之间常有空隙，不互相延续。影像学上，AAH通常为≤0.5 cm的磨玻璃样结节(GGN)。病变可为单个或多个，密度很低，表现为纯GGN，病变内任何正常结构如血管都能清楚显现。AAH可长期稳定不变，临床上不需要处理，通常每年CT随访一次。

(2)原位腺癌(Adenocarcinoma in situ，AIS)相当于原来≤3 cm的BAC，癌细胞完全沿着以前存在的肺泡壁生长，无间质、血管或胸膜浸润。肺泡间隔可增宽伴硬化，但无瘤细胞间质浸润。此外，肺泡腔内无瘤细胞聚集，也无瘤细胞形成乳头或微乳头生长方式。几乎所有AIS为非黏液性，由肺泡Ⅱ型上皮和/或Clara细胞组成。黏液性AIS极少见，癌细胞高柱状，细胞核位于基部，胞浆富含黏液，有时可类似杯状细胞。AIS切除后预后极好，5年无瘤生存率达100%。组织学上，AIS无真正浸润的证据，故新分类将AIS归入浸润前病变。由此也成为肺实质切除范围可以缩小到理论依据。影像学上，AIS的典型表现为

纯GGN，在HRCT上比AAH的密度稍高，有时病变为部分实性结节，偶为实性结节。黏液性AIS常表现为实性结节或实变。AIS的大小不一，生长缓慢，淋巴结转移罕见，临床上不需要立即干预。对于≤1 cm的AIS通常至少每年CT随访一次，当病变增大或密度增高，提示可能进展为浸润性癌。如最初病变较小，随访中病变增大至>1 cm时，需密切随访，每6个月~1年做一次CT检查。

2.2.3 肺腺癌中区分出微浸润性腺癌

微浸润性腺癌(Minimally invasive adenocarcinoma，MIA)定义为肿瘤细胞明显沿肺泡壁生长的孤立性，≤3 cm的小腺癌，伴有病变内1个或多个≤0.5 cm浸润灶。多个浸润性以最大直径浸润灶为准，而不是将多个大小不等浸润灶的直径相加。大多数MIA也为非黏液性。浸润成分判断标准是：(1)肿瘤细胞除沿着肺泡壁生长外，还有腺癌的其他组织学亚型(即腺泡、乳头、微乳头和/或实性)成分；(2)肿瘤细胞浸润到肌纤维母细胞性间质中。当肿瘤内存在淋巴管、血管或胸膜侵犯以及出现肿瘤性坏死时，不能诊断为MIA，应直接诊断为浸润性腺癌。

影像学上，MIA表现不一，非黏液性MIA通常表现为以磨玻璃样成分为主的部分实性结节，实性成分位于病变中央，≤0.5 cm。黏液性MIA很少见，表现为实性或部分实性结节。影像学定义CT上的结节其最大直径≤3 cm，如病变>3 cm则称为肿块。影像学上结节≤3 cm的阈值与病理诊断AIS或MIA最大直径一致。

对于≤2 cm、CT表现为实性结节，标准外科治疗仍考虑为肺叶切除术，5年无瘤生存率接近100%。最近，多项研究显示肿瘤≤2 cm的早期肺癌行亚肺叶切除，其局部复发率和生存率与肺叶切除没有区别。关于手术治疗的方法尚需更多的临床试验予以证实。新分类中确定AIS和MIA的大小为≤3 cm，但实际上>2 cm的AIS非常少见，对于>2 cm的早期腺癌是否行肺段切除，目前尚无循证医学资料。

2.2.4 浸润性腺癌分类的变化

(1)新分类不再推荐使用混合性亚型浸润性腺癌。由于70%~90%手术切除的肺腺癌为浸润性腺癌，其中约80%由多种组织学亚型混合组成，新分类最重要的变化之一是提出按腺癌中最主要的组织学亚型分类，而不再使用混合性亚型。原来的非黏液性BAC主要以沿肺泡壁生长方式，如肿瘤浸润灶最大直径>0.5 cm，则诊断为贴壁为主的(lepidic predominant)浸润性腺癌，其他亚型分别为腺泡状为主、乳头状为主、微乳头为主和实性为主伴有黏液产物的浸润性腺癌。浸润性腺癌按主要的组织学亚型命名，如肿瘤内其他亚型成分>5%，而不是以前大多数研究所采用的>10%，也应在病理报告中注明，并报告各亚型所占百分比。

(2)贴壁为主的腺癌(lepidic predominant adenocarcinoma，LPA)由肺泡Ⅱ型细胞和/或Clara细胞组成，肿瘤细胞沿肺泡壁表面生长，形态学相似于上述的AIS和MIA，但浸润灶至少一个最大直径>0.5 cm时诊断为LPA。浸润的定义同MIA，即除了贴壁状生长方式外，还有腺泡状、乳头状、微乳头状和/或实性生长方式以及肿瘤细胞浸润肌纤维母细胞间质。如有淋巴管、血管和胸膜侵犯以及肿瘤性坏死，也应诊断为LPA，而不是MIA。

有一点需注意的是，贴壁状生长方式可见于转移性癌和浸润性黏液腺癌中，但LPA只能用于以贴壁状生长为主的非黏液性腺癌，而不是以贴壁状生长为主的浸润性黏液腺癌，这也不同于MIA，后者偶尔可以为黏液性MIA。LPA区分出来作为浸润性腺癌一个亚型，还由于与其他组织学亚型为主浸润性腺癌相比，其预后较好。Ⅰ期LPA的5年无复发生存率达90%。

2.3　贯穿新分类的特点

见图2。

2.3.1　多学科交融

新分类由国际上三个学会中知名的病理医生、放射诊断医生、肿瘤内科医

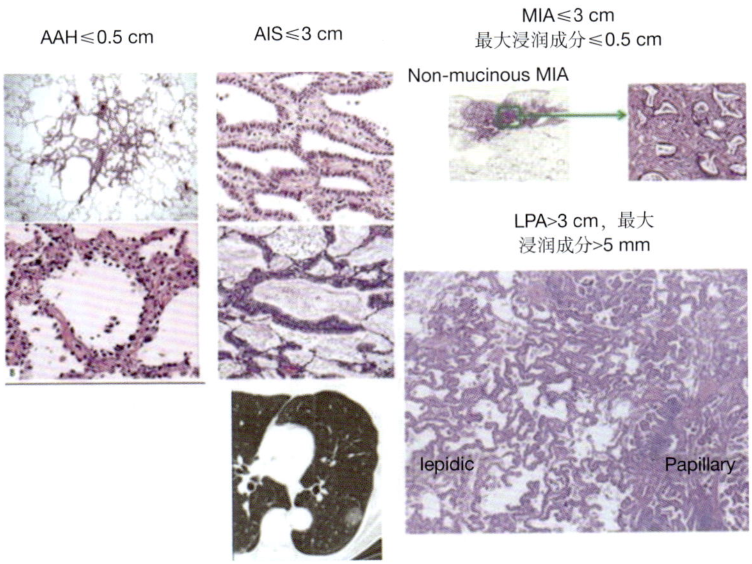

图2　肺腺癌新分类AAH-AIS-MIA-LPA的界限

生、胸外科医生和分子生物学家等多学科专家，在充分复习文献和举办多次会议反复论证的基础上形成。这一新分类不是病理医生为病理医生制订的分类，而是结合形态学、免疫组织化学和分子生物学，并融入临床和影像学资料制订的，能更好地为临床诊断和治疗决策服务的分类。

2.3.2 独立于TNM分期的预后指标

众所周知，TNM分期是目前肺癌最重要的预后指标，传统的病理分类对治疗和预后并没有指导作用，而新分类系统可以明确的分割预后，同时也有人认为新分类系统可以作用同一疾病的不同发展阶段。这种预后和肺癌的影像学、病理形态甚至分子标记物都有强相关性，实性浸润性成分越多，预后越差，同时也决定着治疗的选择，成为肺癌个体化外科的基础[7]。

3 临床和实践启示

3.1 肺实质切除范围个体化

自1960年代开始，无论肿瘤大小，解剖性肺叶切除术成为可切除非小细胞肺癌手术治疗的标准。但肺癌多发的中老年人肺功能往往受限，如何减少创伤，缩小切除范围，保留更多的肺功能一直是胸外科的主旋律。胸外科学者在早期的肺癌外科治疗探索后逐渐考虑缩小手术范围，以图实现肿瘤切除和保留肺功能两者最大化[8]。

http://www.lwwoncology.com/Textbook/Content.aspx?aid=6663664

20世纪70年代~80年代，随着影像技术的发展，有多位作者报告较更局限的肺切除术在早期非小细胞肺癌(T1N0)可达到与肺叶切除术相似的疗效。这类术式我们称为局限性切除术(limited resection)，局限性切除定义是少于一个肺叶的切除术，如周围型肺癌的楔形切除术(wedge resection)或解剖性的肺段切除术(segment resection)。局限性切除术在理论上可更多地保留肺功能，减少围术期死亡率和并发症发生率等优点，而缺点是可能因切除范围的不足和不能完全清扫N1淋巴结而增加复发率。局限性切除术理论上的优点和缺点都非常明显。显然，要解答这一重要的问题需要一项随机对照临床试验。由此，肺外科界影响深远的一项多中心前瞻性随机对照临床试验拉开帷幕！

北美肺癌研究组(Lung Cancer Study Group，LCSG)LCSG821研究有43个中心参与进行了一项外科前瞻性随机对照临床试验以明确局限性切除术治疗早期NSCLC(周围型、T1N0)能否取代肺叶切除术。试验自1982年起耗时6年入组，研究十余年最终于1995年发表初步的结果[9]。

我们复习一下研究的入组和操作标准：入组患者是术前临床分期为T1N0

的周围型肺癌(在后前位胸片上，肿瘤的最长径≤3 cm)，经纤维支气管镜检查未能见到肿瘤。肺段切除术要求切除两个以上相邻的肺段。肺楔形切除术要求切除距肿瘤至少2 cm的正常肺组织。术者在开胸后确定肿瘤大小。术中冰冻切片检查包括肺段、肺叶、肺门和纵隔淋巴结以明确是否为N0(如术前未获得病理诊断者，需术中冰冻切片确诊)。淋巴结活检每组至少取一个淋巴结送冰冻切片。术者同时在术中评估是否能行局限性切除。完成切除肺叶或肺段并对所有淋巴结组进行采样后，术者应通过冰冻切片明确肿瘤已达到完全切除。如果发现分期超过T1或N0，则应马上进行肺叶切除术并判断为不适合入组。只有经以上步骤确定符合入组要求后，患者才进入随机分组。随机分组在术中由研究中心通过电话确认。我们可以发现，LCSG821研究的设计即使放在今天也是非常严格的，所以该研究的设计方法为随后的相关外科随机对照临床试验设计所效仿。

研究的结果令人失望：与肺叶切除术相比，接受局限性切除术的患者局部复发率增加了3倍(楔形切除术增加3倍，肺段切除术增加2.4倍)，与肿瘤相关的死亡率增加了50%！在LCSG821中，有25%(122/427)的临床Ⅰ期(T1N0)患者在术中行淋巴结活检时发现更高的N分期，诊断肿瘤时的体积不同的三组局部复发率和肿瘤相关死亡率相似。而且，出乎意料，局限性切除术没有减少围术期死亡率，除FEV1外，长期肺功能也没有优势！LCSG821研究的结果有力地支持肺叶切除术仍为早期可切除NSCLC的金标准。局限性切除术局部复发率更高提示原因可能是因为该术式无法完全切除的肺叶残留微转移灶或肺内存在N1淋巴结微转移。另外，胸片可能也不足以发现CT上常发现的多发小结节。然而，LCSG因为得不到NCI资助而于1989年解散，所以LCSG821研究没有能够发表最终的详细结果，这可以说是该研究留下的一个遗憾。

在研究结果发表后的20年间，LCSG821研究的结论未受到有力的挑战。但也就在这过去的20年里，肺癌的影像诊断技术和病理组织学分类研究快速发展。结合小样本回顾性的病例系列报告，提示某些特殊类型的小肺癌仅行局限性肺切除术已然足够。例如，研究显示，肿瘤大小为3～10 mm者淋巴结转移几率几乎为0，而>2 cm的实性肺结节N1淋巴结转移可达12%。于是，在21世纪第一个10年快要结束之际，分别来自北美和亚洲比较局限性肺切除术和肺叶切除术的多中心Ⅲ期前瞻性随机对照研究启动了。这一次，他们将在更高的起点上挑战LCSG821研究的结论。

2007年，北美的多中心Ⅲ期前瞻性随机对照临床试验CALGB 140503研究启动，研究将肿瘤长径≤2 cm的周围型非小细胞肺癌ⅠA期患者随机分为肺叶切除术组和肺段或楔形切除术组。计划入组1 258例患者。主要观察指标为无瘤生存期，次要指标为总体生存期、局部和全身复发率、肺功能以及围手术期并发症等。

2009年，日本的多中心Ⅲ期前瞻性随机对照临床试验JCOG0802研究启动，入组标准为肿瘤长径≤2 cm周围型ⅠA期非小细胞肺癌，患者随机分为肺叶切除组和肺段切除组，计划入组1 100例患者。主要终点是总生存，次要研究终点为无进展生存、复发情况、术后肺功能等指标。

这两个新研究基本上遵循了LCSG821研究的设计，入组标准和手术程序均相似。但这两个新研究并非简单地重复LCSG821研究，针对LCSG821的缺点有了新的设计和更高的标准。首先，为达到足够的统计学效能，入组规模很大，都达到1 000例以上，这是多中心外科临床试验才能达到的样本量。其次，两个新研究均要求高分辨率增强CT，与LCSG821的胸片相比，能够发现更小的多发结节。此外，两个新研究都只纳入≤2 cm的周围型肺部肿瘤，排除了纯磨玻璃样阴影(ground-glass opacity，GGO)。最终，入组的患者按肺癌2009分期均属于T1a，肺肿瘤生物学上的一致性很高。两个研究都计划到2012年结束入组，所有患者随访5年。参照LCSG821研究，从临床试验入组结束到获得初步的结果，我们可能还要再等下一个5年，甚至是10年。

限于落后的影像学技术和对早期肺癌生物学特性认识的不足，LCSG821研究最终得出了局限性肺切除术劣于肺叶切除术的结论。肺叶切除术仍然是早期非小细胞肺癌治愈性手术的标准术式。局限性肺切除术仅限于妥协性的手术，应用于肺功能不足、高龄患者。两个新研究给了我们新的期待，早期乳腺癌缩小手术范围的例子让我们也憧憬着早期肺癌不远的将来手术术式的转变。

为了使局限性切除术成为充分的肿瘤治疗，明确的术前及术中诊断是关键。术中决定小肺癌是否存在浸润成分的冰冻切片分析的准确性需进一步完善。冰冻切片预测值的范围为93%~100%，但不是所有文章都明确报道冰冻切片分析的准确性。

由冰冻切片评估肿瘤边缘可能存在问题，尤其是当两侧都使用过自动吻合钉时。应尝试刮擦或冲洗装订线，并随后行细胞学分析。当行亚肺叶切除术时，对于叶间、肺门或其他可疑淋巴结进行冰冻切片分析有助于评估分期，当发现阳性淋巴结，只要患者无心肺功能的限制，建议行肺叶切除术。

临床研究对照的设计往往针对正反观点碰撞最激烈的地方，我们从上述几项临床试验的设计可以看出亚肺叶切除的主要争议焦点和临界点。

JCOG 0804入组直径<2 cm的腺癌，GGO成分为主，实性成分<25%，相当于最大浸润成分<0.5 cm的MIA；JCOG 0802入组直径<2 cm的腺癌，GGO成分占少数，实性成分占25%~100%，相当于浸润成分>0.5 cm浸润性腺癌中的LPA；CALGB 140503 没有规定实性和GGO的比例，入组人群主要是浸润性腺癌。由此对于JCOG 0804入组人群生物学行为更好的AAH和AIS肺癌，目前主流观点可以接受观察或亚肺叶切除，而对于<2 cm的MIA-LPA-ID手术方式的选择，在没有新的证据时，不应急于在临床上扩大局限性切除的适应证，但可以在高龄、

肺功能不良的患者进行妥协性手术。目前国内王俊等也在高龄肺癌人群中开展亚肺叶切除对比肺叶切除的临床研究(图3)。

3.2　淋巴结切除范围个体化

美国肿瘤外科学院历时10年关于淋巴结清扫范围的多中心随机对照研究ACOSOG-Z0030公布结果，由于该研究设计的特殊性，和我们预期中的一样，这是一项阴性结果的研究：系统性采样组和系统性清扫组的总体生存没有差异，4%的患者纵隔淋巴结分期在术中采样为N0，而清扫后为N2(意味著4%接受淋巴结采样的患者为不完全切除，这部分患者可能失去后续辅助化疗所带来的获益)[10]。在把这一研究的结论应用于临床实践前，需关注该研究设计中对“早期病例的高度选择性”和“传统淋巴结切除范围概念的变更”这两方面的因素：(1)入组病例：病理N0和非肺门N1，T1或T2的非小细胞肺癌；(2)精确病理分期手段：通过纵隔镜、胸腔镜或开胸活检胸内淋巴结；(3)采样和清扫的概念：术中冰冻活检病理分期后随机分组。右侧肺癌采样2R、4R、7R和10R组淋巴结，左侧采样5L、6L、7L、10L组淋巴结，并摘除任何肉眼可疑的淋巴结；分配至采样组的患者不接受进一步的淋巴结切除，随机至清扫组的患者进

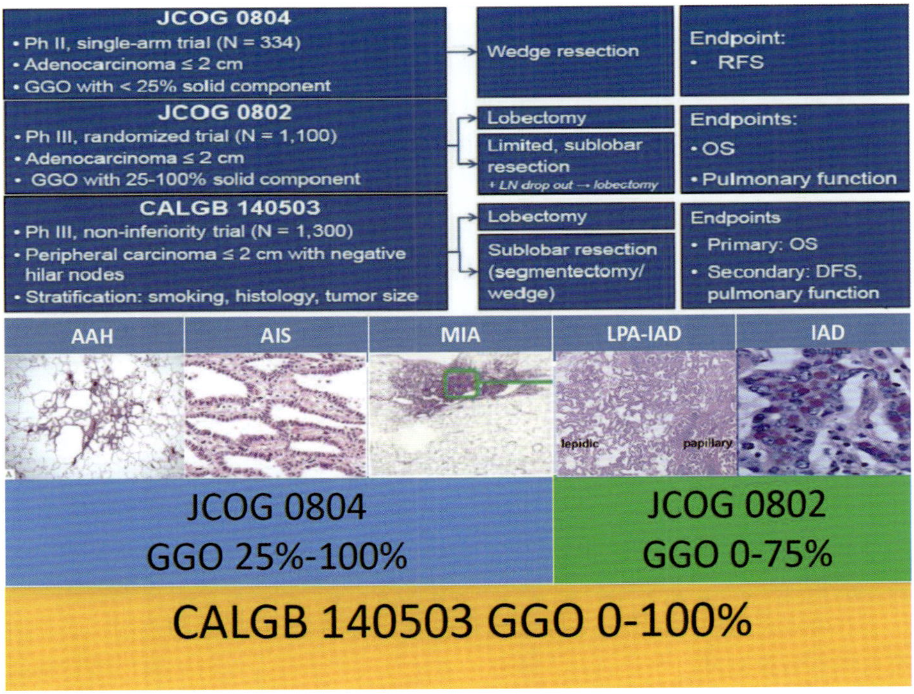

图3　亚肺叶切除临床研究入组人群和肺腺癌新分类

一步系统性摘除解剖标志范围内的淋巴结及周围脂肪组织，右侧：右上叶支气管、无名动脉、奇静脉、上腔静脉和气管间(2R、4R)，临近上腔的血管前(3A)和气管后(3P)淋巴结；左侧：膈神经和迷走神经之间延伸至左主支气管的所有淋巴结组织(5L、6L)，要求主肺动脉窗之间完全没有淋巴结组织并且保护好喉返神经。不管是左侧还是右侧，都应该清扫左右主支气管间的所有隆突下(7L)淋巴结组织，清扫下肺韧带上和食管旁的所有淋巴结组织(8L、9L)，清扫完成后，主支气管、心包后和食管表面应该完全没有淋巴结组织，所有肺叶和叶间淋巴结(11L和12L)应该在肺切除过程中清扫。

将该结论应用于临床实践前，须关注研究设计中“早期患者的选择”和“LN切除范围概念的变更”这两方面：(1)入组患者是病理分期为N0和非肺门的N1，T1或T2期的非小细胞肺癌(NSCLC)；(2)通过纵隔镜、胸腔镜或开胸活检胸内LN手段进行精确的病理分期；(3)术中患者冰冻活检病理分期后随机分为采样组和系统性清扫组。

在与2002年Wu等的单中心随机对照研究进行对比后，最终获得的结论非常谨慎：若术中系统性肺门、纵隔LN采样的冰冻结果为阴性，进一步的系统性LN清扫不能给患者带来生存获益。该结论并不适用于仅通过影像学诊断为早期肺癌及精确病理分期为N2的患者，基于正电子发射体层摄影(PET)-CT的临床分期不等同于外科手术分期，若术中没采用该研究中的外科分期，则须按照Wu等的建议，采用系统性LN清扫以提高分期准确性、改善生存。

该研究结论建立在欧美国家术前精确分期手段普及的基础上，体现了美国重视术前、术中N分期的观念。鉴于目前我国术前精确分期手段仍不足，以及与传统采样术和该研究中系统性LN切除观念的差异，该结论目前并不适合在国内现阶段推广。

而选择性淋巴结清扫(selective nodal dissection)是指根据早期肺癌的肿瘤部位、影像学/病理表现和术中冰冻送检情况行个体化淋巴结清扫。

随着近年来影像诊断技术的进步，发现了越来越多的影像学表现为磨玻璃样变(ground-glass opacity，GGO)成分为主，病理形态学以贴壁样生长为主的腺癌。那么对于这些特定类型能否仅行选择性的淋巴结切除而不影响生存和局部复发呢？来自日本的研究显示，筛查发现的早期肺癌患者10年生存率超过85%。肿瘤往往较小，不少患者肿瘤直径1~2 cm，甚至是磨砂玻璃样变，由上文可知，这类影像学GGO肺癌和病理学AAH-AIS-MIA-LPA大部分重叠涵盖，淋巴结和肺外转移率低，癌细胞也处于相对稳定的状态。而且老年患者为多，身体一般情况较差，伴随慢性疾病多，选择性淋巴结清扫可能获益更多[11]。

在特定患者中，要缩小非小细胞肺癌患者胸内淋巴结的清扫范围，必须拥有可以有效预测淋巴结是否存在转移的方法。我们需要总结肺癌淋巴结转移的病理解剖学规律，GGO-腺癌的淋巴结转移几率，同时也要尽量减少在应用选择性淋巴结切除时出现转移淋巴结残留。

单凭肿瘤大小对于判断腺癌是否有转移存在遗漏，系统性淋巴结清扫建立在20%<2 cm和5%<1 cm的肺腺癌存在淋巴结转移的理论基础上。而根据原发肿瘤所在肺叶的淋巴结转移规律行肺叶特异性的淋巴结清扫(Lobe-specific nodal dissection)可缩小手术范围，虽然这一特殊术式仍没有形成共识，但和“一刀切”的完全性淋巴结清扫相比可能具有一定优势。此外，回顾性分析显示，在T1和T2肺癌，腺癌较鳞癌更容易出现纵隔淋巴结转移。对于<2 cm且未累及脏层胸膜的外周型鳞癌，出现淋巴结转移的几率很小。Asamura等研究提示，在肿瘤直径≤2 cm鳞癌患者或术中肺门淋巴结冰冻切片无转移的患者，淋巴结清扫术是可以避免的[12]。

结合分化好的腺癌亚型，如AIS、MIA和LPA，可更好地预测转移规律。Kondo等的研究显示，肿瘤长径≤1 cm周围型腺癌且为Noguchi小肺癌病理分类A/B型(相当于AAH-AIS-MIA-LPA)，其分化较好，预后佳，这类临床分期为Ia期的患者可考虑楔形切除术和肺叶特异性的淋巴结切除，只要手术中冰冻切缘和叶特异性淋巴结阴性，可能避免更大淋巴结清扫范围。Matsuguma等的研究显示，影像学上为GGO>50%和病理贴壁样生长为主的肿瘤，淋巴结转移或淋巴管侵犯可能性极低，研究显示这类患者适合缩小手术范围。

新的淋巴结清扫术已被提议用于早期NSCLC，包括由欧洲胸外科协会(ESTS)提出的特定肺叶的淋巴结清扫术和由ACOSOG提出的淋巴结系统采样。因为肺癌筛查项目的比例不断增加，IASLC/ATS/ERS制订的腺癌分类也带给我们许多新启示，正如Van Schill等报告，亚肺叶切除和淋巴结采样后，AIS和MIA的5年无病生存期可达到100%。因此，如何选择亚肺叶或肺叶切除的患者以及选择性淋巴结采样就变得至关重要。

总体而言，对于缩小肺癌淋巴结清扫术范围的需求不如乳腺癌和恶性黑色素瘤迫切，因为后两者的手术均对功能和生活质量产生直接影响。虽然至今没有证据显示淋巴结广泛清扫增加并发症及对肺癌术后患者生存质量带来明显影响，但这并不意味着在不需要尝试选择性淋巴结清扫。小肺癌的手术范围仍然需要我们进一步探索，在“切除”和“保留”之间找到最佳的平衡点，达到治疗效果和生存质量的优化[13]。

3.3　总结

对于直径<2 cm的肺癌，Kodama等发表的前瞻性个体化肺癌外科分类处理策略值得我们借鉴和思考，该研究纳入HRCT直径<2 cm的肺部SPN，影像学无肺门纵隔淋巴结转移，随着直径的增大和实性成分的增加而逐步增大手术切除范围的策略：

- 对于<1 cm和纯GGO病灶采取观察随访，如果观察过程中出现肿瘤增大

或者密度增高，则行亚肺叶切除或者肺叶切除，如果切缘阳性或者淋巴结冰冻阳性，则改肺叶切除加系统性淋巴结清扫；

- 对于11~15 mm的部分实性GGO，行肺段切除和淋巴结采样，如果切缘阳性或者淋巴结冰冻阳性，则改肺叶切除加系统性淋巴结清扫；
- 对于11~15 mm实性病灶或者16~20 mm部分实性GGO，行肺段切除和淋巴结清扫，如果切缘阳性或者淋巴结冰冻阳性，则改肺叶切除加系统性淋巴结清扫；
- 对于16~20 mm实性病灶，行肺叶切除加系统性淋巴结清扫。该策略中，限制性切除的DFS和OS仍显著优于肺叶切除，提示GGO-肺腺癌最主要的预后因素仍然是肿瘤本身的生物学特性，由此推荐个体化的切除策略(图4)。

3.4 推荐观点

- 影像学10 mm以下接近100%纯GGO病变，考虑为AIS或者MIA者建议CT随访，而不是立即手术摘除。
- 肺叶切除是早期肺癌的标准手术方式，AIS-MIA-LPA可考虑亚肺叶切除，但仍期待前瞻性临床研究所提供的术后复发率。
- 目前准确术中分期至少需进行基于肺叶特异性的淋巴结清扫，对于高比例GGO的特殊亚组[cT1-2N0 或非肺门N1]，系统性淋巴结采样比系统性淋巴结清扫更为合适。
- 对于AIS和MIA，淋巴结采样和清扫可能并不需要，但仍缺乏随机对照研究证实，目前可以针对高龄，肺功能临界值，合并疾病多的患者进行选择性

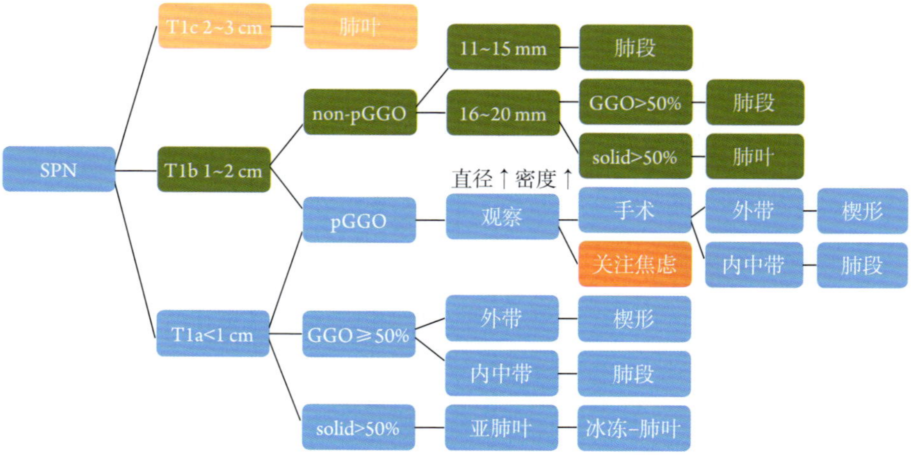

图4 肺癌外科切除范围个体化策略

应用。

- 术中冰冻评估肺部结节浸润成分和亚肺叶切除后切缘情况的准确性需进一步考证，术中冰冻检查的流程需要进一步规范化从而更好地指导术中决策。

目前，新分类的外科推荐中，对于某些肺癌患者，亚肺叶切除和选择性淋巴结切除的地位仍未完全确立，只是让我们看到了一种趋势。任何一种治疗理念的更新都要经历一个相对漫长的过程。这需要PET/纵隔镜/EBUS等术前精确分期手段的普及、术中冰冻评估肺癌原发灶、区域淋巴结和切缘水平的进一步提高，我们也期待更多的前瞻性随机对照研究提供证据，以更好地指导术中个体化决策。肺腺癌新分类见证了肺癌外科切除范围观念从经验到循证再到个体化这一否定之否定的螺旋式上升过程。

声明

本文作者宣称无任何利益冲突。

参考文献

[1] 吴一龙. 心路医路 · 肺部肿瘤循证医学[M]. 北京：中国医药科技出版社，2012.

[2] 朱雄增，张杰. 肺腺癌IASLC/ATS/ERS国际多学科分类解读[J]. 临床与实验病理学杂志，2012，28(3)：241-243.

[3] 杨学宁，林欢，吴一龙. 临床Ⅰ期非小细胞肺癌的选择性淋巴结清扫术[J]. 2010，8(6)：549-553.

[4] Travis WD, Brambilla E, Noguchi M, et al. International association for the study of lung cancer/american thoracic society/european respiratory society international multidisciplinary classification of lung adenocarcinoma. J Thorac Oncol 2011; 6: 244-285.

[5] Darling GE, Allen MS, Decker PA, et al. Randomized trial of mediastinal lymph node sampling versus complete lymphadenectomy during pulmonary resection in the patient with N0 or N1 (less than hilar) non-small cell carcinoma: results of the American College of Surgery Oncology Group Z0030 Trial. J Thorac Cardiovasc Surg 2011; 141: 662-670.

[6] Kodama K, Higashiyama M, Takami K, et al. Treatment strategy for patients with small peripheral lung lesion(s): intermediate-term results of prospective study. Eur J Cardiothorac Surg 2008; 34: 1068-1074.

[7] Yoshizawa A, Motoi N, Riely GJ, et al. Impact of proposed IASLC/ATS/ERS classification of lung adenocarcinoma: prognostic subgroups and implications for further revision of staging based on analysis of 514 stage I cases. Mod Pathol 2011; 24: 653-664.

[8] Van Schil PE, Asamura H, Rusch VW, et al. Surgical implications of the new IASLC/ATS/ERS adenocarcinoma classification. Eur Respir J 2012; 39: 478-486.

[9] Ginsberg RJ, Rubinstein LV. Randomized trial of lobectomy versus limited resection for T1 N0 non-small cell lung cancer. Lung Cancer Study Group. Ann Thorac Surg 1995; 60: 615-

622; discussion 622-623.

[10] Travis WD, Brambilla E, Riely GJ. New pathologic classification of lung cancer: relevance for clinical practice and clinical trials. J Clin Oncol 2013; 31: 992-1001.

[11] Nakao M, Yoshida J, Goto K, et al. Long-term outcomes of 50 cases of limited-resection trial for pulmonary ground-glass opacity nodules. J Thorac Oncol 2012; 7: 1563-1566.

[12] Asamura H, Suzuki K, Watanabe S, et al. A clinicopathological study of resected subcentimeter lung cancers: a favorable prognosis for ground glass opacity lesions. Ann Thorac Surg 2003; 76: 1016-1022.

[13] Schuchert MJ, Pettiford BL, Keeley S, et al. Anatomic segmentectomy in the treatment of stage I non-small cell lung cancer. Ann Thorac Surg 2007; 84: 926-932; discussion 932-933.

第六部分

肺腺癌病理新分类：验证和启示

第九章　验证IASLC/ATS/ERS肺腺癌新分类：外科医生的观点

Raffaele Rocco[1], David R. Jones[2], Alessandro Morabito[3], Renato Franco[3], Elvira La Mantia[3], Gaetano Rocco[3]

[1]Department of Surgery, Campus Biomedico University, Rome, Italy; [2]Division of Thoracic Surgery, Memorial Sloan Kettering Cancer Center, New York, USA; [3]Departments of Thoracic Surgery and Oncology and Pathology, Istituto Nazionale Tumori, IRCCS, Fondazione "G.Pascale", Naples, Italy

Correspondence to: Gaetano Rocco, MD, FRCSEd. Division of Thoracic Surgery, Department of Thoracic Surgery and Oncology, Istituto Nazionale Tumori, Fondazione Pascale, IRCCS - Via Semmola 81, 80131 Naples, Italy. Email:g.rocco@istitutotumori.na.it.

摘要： IASLC/ATS/ERS肺腺癌新分类将引起重要的临床改变。腺癌新分类中关于组织学、分子生物学及影像学之间联系的解释，不仅完全摒弃了细支气管肺泡癌的概念，而且为外科医生进一步理解腺癌亚型及其外科治疗提供了重要资料。确实，这一资料对很多外科医生非常重要，包括参与肺癌CT筛查项目、参与早期或局部晚期肺癌的诊断及治疗过程。此外，一些有趣的观点认为肺癌寡转移的治疗中可加入外科手段。另一方面，肺腺癌新分类也强调多学科团队中的外科医生需要对不断发展的肺癌分子生物学知识有透彻的理解，特别是那些可能有治疗性靶点的驱动基因突变，这样外科医生才符合现代所谓的"肿瘤外科医生"称谓。

关键词： 腺癌；肺癌；胸外科

View this article at: http://dx.doi.org/10.3978/j.issn.2072-1439.2014.06.43

近期发布的肺腺癌新分类，不仅从组织学角度对肺癌组织分类特点进行更新[1]。新分类的出发点是超越细支气管肺泡癌这一概念，因相比其他类型腺癌，其预后相对好[1]。同时，学者对影像学表现为磨玻璃为主的实性病变重新燃起兴趣，并提出如何最佳的处理这些病变[1]。影像学筛查项目有助于早期检测肺癌和识别GGO，否则这部分病变会漏诊或因病变最初表现为炎症而误诊[2]。最后，肿瘤基因组时代带来了所谓的“癌基因成瘾”，例如，学者关注到基因突变是肺癌表型改变的主要驱动基因，在这种情况下，生物标志物与疗效预测的相关性已成为当前腺癌临床研究指导原则。

1 从IASLC / ATS / ERS肺腺癌新分类得出的结论：腺癌组织学分类革命已超越“支气管肺泡癌”的历史概念[1]

(1)新分类革命的第一个重要结果是认识到鳞状上皮不典型增生和原位鳞癌是有对应的组织学特点的。事实上，在切除的肺标本中，不典型腺瘤样增生(atypical adenomatous hyperplasia，AAH)这种癌前病变常常与浸润性腺癌共存，而两者有相同的遗传学及表观遗传学改变。AAH定义为沿细支气管壁和肺泡壁增生的不典型II型肺泡细胞或/和Clara细胞。原位腺癌(adenocarcinoma in situ，AIS)与AAH往往为可观察到的连续发展病变，AIS表现为生长在肺泡内(贴壁样生长)的非黏液肿瘤细胞，且无侵犯周围结构的征象。这类小肿瘤(≤3 cm)的原分类为细支气管肺癌(bronchoalveolar carcinomas，BAC)，手术切除后预后极好(如：100%)。

(2)新分类的另一个显著特点是认识到浸润前腺癌和浸润性腺癌之间存在一种中间亚型。微浸润性腺癌(MIA)表现为贴壁样生长方式为主和非黏液生长的孤立性无坏死小肿瘤(≤3 cm)。一般情况下，MIA切除后，疾病特异性生存率达100%。

(3)认识到>3 cm的非黏液病变，并伴有AIS或MIA特点时，可定义为“贴壁样生长为主型腺癌(LPA)——怀疑为AIS或MIA”。浸润性非黏液腺癌表现为贴壁样生长的异质性亚型和肌纤维母细胞基质中出现肿瘤细胞。此外，如果肿瘤浸润血管或胸膜或部分坏死，也应诊断LPA。这些病灶完整切除后5年生存率为95%。

学者们意识到浸润性黏液腺癌通常是多发、双侧或多肺叶分布，意味着其沿气道播散。浸润性黏液腺癌中同样可以见到非黏液腺癌的成分(贴壁样、腺泡状、乳头状、微乳头状及实性生长方式)[3]。组织学上，浸润性黏液腺癌表现为增生的产黏液杯状或柱状细胞。在这种情况下，其他变异型浸润性腺癌包括胶质样、胎儿型或肠型腺癌。

2 临床病理联系

新的肺腺癌组织病理学亚型具有明显的临床特征，这些特征可能有助于肿瘤的诊断及治疗[1]。例如，出现实性成分意味着其具有浸润性。

单发或多发的AAH。AIS和MIA通常直径<2 cm，AAH则往往是5 mm或更小。AAH和AIS的特征性表现为磨玻璃样改变，虽然AIS中纯GGO结节的衰减程度可能更高，相反的，MIA常表现为磨玻璃改变为主的部分实性结节。在AIS中，结节中出现黏液成分意味着其实性成分更多。

浸润性非黏液腺癌表现为>2 cm的病灶，其大小与转移扩散潜能相关(特别是中枢神经系统转移)。组织学异质性是这类腺癌的典型特征。根据肿瘤的主要生长方式(贴壁样、腺泡状、乳头、微乳头、实性为主)细分成不同亚型。浸润性强弱的判断除了根据其生长方式，还有贴壁样生长和肌纤维母细胞间质中出现浸润性肿瘤细胞。

2.1 组织学与分子生物学联系

上述腺癌在形态上(比如结构上)的分化模式，也就是分化程度，确实与预后相关。例如，实性或微乳头结构提示预后差，而非黏液性贴壁样结构则提示预后好[3]。相反的，乳头状及腺泡状的预后介于上述两者之间。新一代测序方法已经检测出几个有潜在药物指导意义的体细胞突变，且突变之间相互排斥。例如，EGFR突变(如：19和21外显子)最初用来预测酪氨酸激酶抑制剂(TKI，如厄洛替尼和吉非替尼)在不吸烟或极少吸烟的东亚女性患者中的效果[1]。到目前为止，已有八个随机临床研究证明：对比以铂类为基础的化疗，伴有EGFR突变的晚期NSCLC患者一线使用TKI，其有效率、无疾病生存时间、生活质量及耐受性显著提高[4]。几个Ⅲ期临床试验已经证明：(1)对比传统含铂化疗，使用TKI显著提高了EGFR突变患者的无疾病生存时间；(2)无EGFR突变的腺癌患者使用吉非替尼的效果则相反；(3)对比多西他赛，吉非替尼提高了EGFR突变患者的无进展生存时间及有效率；(4)对于晚期腺癌，相比EGFR突变，EGFR拷贝数对预测厄洛替尼(相比吉非替尼)的治疗效果更好[1,5]。这些结果确立了EGFR-TKI作为EGFR突变晚期NSCLC中的一线治疗方案。

2.2 影像学联系[1]

腺癌各组织学亚型对应的影像学表现可分为纯GGN、实性和部分实性结节[1,6]。虽然各亚型之间存在一定程度的差异，但AAH通常表现为单个或多发纯GGN[1]。这些病变通常<5 mm，而非黏液AIS则<2 cm，同样也表现为纯GGN，尽管有时也可表现为实性或部分实性结节[1]。相反，黏液性AIS通常表现为实性结节。大部分MIA<2 cm，其典型特征之一就是影像学表现多样性。

3　验证IASLC/ATS/ERS肺腺癌新分类

自从肺腺癌新分类发布以来，已有一些机构做了回顾性研究试图验证这一新分类。例如：Yanagawa及同事回顾了191例行手术切除的腺癌病例，其中肺叶切除占91%，有趣的是，该研究中，来自日本的患者59%为非吸烟者或女性(58%)，中位年龄为67岁。在这一人群中，作者发现AIS占5.8%，MIA占8.9%。贴壁样、乳头状、腺泡状及实性生长为主型分别见于26.7%、27.2%、20.9%、10.5%的患者[7]。

贴壁样生长最常见于AIS和MIA，而实性生长为主亚型则未见贴壁样生长。AIS和MIA的5年PFS为100%，其他亚型则超过85%(实性生长为主型为54%)[7]。在多因素分析中，浸润成分大小(HR=2.04)、实性生长为主型(HR=4.08)[7]和无进展生存期显著相关[7]。一系列有切除标本的研究[8]确认了贴壁样成分往往与EGFR突变相关，尽管这并不绝对。在这种情况下，有研究报道EGFR、KRAS与预后相关，其中KRAS的预后作用则是在黏液亚型中发现，该研究[9]包含440例日本患者，并使用基因突变指导辅助治疗。微乳头生长为主型的5年生存率(0%)与其他组织亚型具有显著差异，而AIS、MIA和贴壁样生长为主型的生存率最佳[9]。Yoshizawa提出了预后分层这一有趣的概念，将541例行手术切除的Ⅰ期肺腺癌分为3层：低级别组(如：AIS和MIA)，中级别组(如：非黏液贴壁样为主型，乳头状生长为主型和腺泡状生长为主型)，高级别组(如：浸润性黏液亚型，实性生长为主型，胶质样腺癌，微乳头生长为主型)[9]。相反的，近期一项来自墨尔本的研究分析了69例切除术后N2患者的EGFR和KRAS突变频率[10]。前者(EGFR)在腺泡及微乳头生长为主亚型中更常见，而后者(KRAS)多见于实性成分中[10]。在这一研究中，腺泡亚型预后较非腺泡亚型要好(HR=0.45)[10]。

验证IASLC/ATS/ERS肺腺癌新分类有重要的临床意义。例如，学者们已重新思考Ⅰ期肺腺癌中AIS和MIA的最佳手术方式[11]。事实上，由于这类病灶的淋巴结转移低，亚肺叶切除的效果和肺叶切除相同，包括总生存率和无病生存率[11]。的确，当冰冻切片提示为AIS或MIA，行肺段切除术或肺叶切除可能都是有道理的。事实上，所报道的1%的复发率与其他文献结果相似，因此也支持可选择肺段切除术，尽管最后的结论可能来自目前正在招募患者的北美癌症/白血病B组140503研究(Clinical Trials. gov #00499330)和日本的JCOG0802/WJOG4607L研究[11]。学者争论的另一个问题是：AIS、MIA是行楔形切除还是肺段切除？鉴于术前不可能明确地诊断AIS和MIA[1]，因此前瞻性随机研究并不能很好地解决这一难题。如何使用CT结果指导Ⅰ期AIS、MIA的手术方式仍然是临床上的一个重要问题。Brambilla和 Travis着重强调需要测量GGO的实性或浸润部分作为术后复发及生存的主要预测因子，而不是测量整个GGO的大小[12]。Sakurai及其同事报道了日本肺癌登记联合委员会登记的7 921例行手术切除的患者数据，并根据腺癌亚型对生存进行分层[13]。这一大宗病例分析的结果证实了不同亚型之间5年生存率的差异：实性为主型为54%，BAC的为90%，其他类型介于两者之间(腺泡状、乳头状生长为主型和混合亚型分别为：63%、73%、74%)[13]。BAC患者中，Ⅱ~Ⅳ期占8%；因此作者认为，这一数据解释了该研究中为什么有高达9%的BAC在切除后出现复发[13]。有趣的是，实性生长为主型的预测作用似乎不受切除范围大小影响。Tsutani及其同事在一项纳入327例实性生长为主型腺癌的研究中发现，肺段切除及肺叶切除在无复发生存及复发模式方面无明显差异[14]。根据这些资料，临床Ⅰ期的纯GGO或GGO为主结节行楔形切除可能是合适的，而ⅠB期则为肺段切除[15]。另外，基于腺癌中有相当一部分是混合亚型，Sica等提出了使用病灶中两种主要成分的分级系统，而包含有实性生长为主型的为高级别肿瘤[16]。从肺腺癌新分类得出的另一项临床启示十分有趣，其来自于国家癌症筛查试验(NLST)[2]。其发现筛查的检出率为24%(其中96%为假阳性)，筛查可使肺癌死亡率减少20%，每进行320次筛查可减少1例因肺癌造成的死亡，这一结果给美国预防服务计划组织在高危人群中进行肺癌筛查提供了充足的证据[17]。在肺癌筛查的实施过程中，有资质的外科医生尽早地参与可能会提高同时/异时双肺病灶的检出率[18,19]。

4 结论

IASLC/ATS/ERS肺腺癌新分类很理想地将NSCLC诊断及治疗流程中各成分联系到了一起。因为肺腺癌新分类是分子生物医学、病理学、影像学、肿瘤内科学、放射肿瘤学及外科学的前沿概念的交汇点，所以新分类准确地反应出多学科合作在肺癌的处理中起到了至关重要的作用[1,20]。从外科的角度来看，AIS、MIA的治疗从未如此合适地强调微创外科手术，事实上，这类病变的根治手段也只有手术切除[1]。此外，建立对已检测到的病变进行统一有效检查的需求会使得VATS和机器人手术成为现代外科医疗设备的主要成分，因为我们再也无法承受传统开胸手术带来的并发症率、长住院周期、制动及相关费用[21-23]。不像早期肺癌的其他局部治疗方案，微创外科手术可以提供分子生物学检测所需的标本，是通往完全个体化治疗的一个重要步骤[24]。

声明

本文作者宣称无任何利益冲突。

参考文献

[1] Travis WD, Brambilla E, Noguchi M, et al. International association for the study of lung

cancer/american thoracic society/european respiratory society international multidisciplinary classification of lung adenocarcinoma. J Thorac Oncol 2011; 6: 244-285.

[2] National Lung Screening Trial Research Team, Aberle DR, Adams AM, et al. Reduced lung-cancer mortality with low-dose computed tomographic screening. N Engl J Med 2011; 365: 395-409.

[3] Nitadori J, Bograd AJ, Kadota K, et al. Impact of micropapillary histologic subtype in selecting limited resection vs lobectomy for lung adenocarcinoma of 2cm or smaller. J Natl Cancer Inst 2013; 105: 1212-1220.

[4] Costanzo R, Montanino A, Di Maio M, et al. Advanced non-small-cell lung cancer with epidermal growth factor receptor mutations: current evidence and future perspectives. Expert Rev Anticancer Ther 2013; 13: 1207-1218.

[5] Mok TS, Wu YL, Thongprasert S, et al. Gefitinib or carboplatin-paclitaxel in pulmonary adenocarcinoma. N Engl J Med 2009; 361: 947-957.

[6] Lee HJ, Lee CH, Jeong YJ, et al. IASLC/ATS/ERS International Multidisciplinary Classification of Lung Adenocarcinoma: novel concepts and radiologic implications. J Thorac Imaging 2012; 27: 340-353.

[7] Yanagawa N, Shiono S, Abiko M, et al. New IASLC/ATS/ERS classification and invasive tumor size are predictive of disease recurrence in stage I lung adenocarcinoma. J Thorac Oncol 2013; 8: 612-618.

[8] Villa C, Cagle PT, Johnson M, et al. Correlation of EGFR Mutation Status With Predominant Histologic Subtype of Adenocarcinoma According to the New Lung Adenocarcinoma Classification of the International Association for the Study of Lung Cancer/American Thoracic Society/European Respiratory Society. Arch Pathol Lab Med 2014; 138: 1353-1357.

[9] Yoshizawa A, Sumiyoshi S, Sonobe M, et al. Validation of the IASLC/ATS/ERS lung adenocarcinoma classification for prognosis and association with EGFR and KRAS gene mutations: analysis of 440 Japanese patients. J Thorac Oncol 2013; 8: 52-61.

[10] Russell PA, Barnett SA, Walkiewicz M, et al. Correlation of mutation status and survival with predominant histologic subtype according to the new IASLC/ATS/ERS lung adenocarcinoma classification in stage III (N2) patients. J Thorac Oncol 2013; 8: 461-468.

[11] Yamashita S, Tokuishi K, Anami K, et al. Thoracoscopic segmentectomy for T1 classification of non-small cell lung cancer: a single center experience. Eur J Cardiothorac Surg 2012; 42: 83-88.

[12] Brambilla E, Travis WD. Clinical relevance and TNM implications of the new concept of minimally-invasive adenocarcinomas in situ with a lepidic pattern. Eur J Cardiothorac Surg 2013; 43: 932-933.

[13] Sakurai H, Asamura H, Miyaoka E, et al. Differences in the prognosis of resected lung adenocarcinoma according to the histological subtype: a retrospective analysis of Japanese lung cancer registry data. Eur J Cardiothorac Surg 2014; 45: 100-107.

[14] Tsutani Y, Miyata Y, Nakayama H, et al. Segmentectomy for clinical stage IA lung adenocarcinoma showing solid dominance on radiology. Eur J Cardiothorac Surg 2014; 46: 637-642.

[15] Tsutani Y, Miyata Y, Nakayama H, et al. Appropriate sublobar resection choice for

ground glass opacity-dominant clinical stage IA lung adenocarcinoma: wedge resection or segmentectomy. Chest 2014; 145: 66-71.

[16] Sica G, Yoshizawa A, Sima CS, et al. A grading system of lung adenocarcinomas based on histologic pattern is predictive of disease recurrence in stage I tumors. Am J Surg Pathol 2010; 34: 1155-1162.

[17] Humphrey LL, Deffebach M, Pappas M, et al. Screening for lung cancer with low-dose computed tomography: a systematic review to update the US Preventive services task force recommendation. Ann Intern Med 2013; 159: 411-420.

[18] Rocco G, Allen MS, Altorki NK, et al. Clinical statement on the role of the surgeon and surgical issues relating to computed tomography screening programs for lung cancer. Ann Thorac Surg 2013; 96: 357-360.

[19] Jaklitsch MT, Jacobson FL, Austin JH, et al. The American Association for Thoracic Surgery guidelines for lung cancer screening using low-dose computed tomography scans for lung cancer survivors and other high-risk groups. J Thorac Cardiovasc Surg 2012; 144: 33-38.

[20] Kerr KM. Clinical relevance of the new IASLC/ERS/ATS adenocarcinoma classification. J Clin Pathol 2013; 66: 832-838.

[21] D'Amico TA. The best that surgery has to offer. J Thorac Cardiovasc Surg 2013; 145: 699-701.

[22] Rocco G, Martucci N, La Manna C, et al. Ten-year experience on 644 patients undergoing single-port (uniportal) video-assisted thoracoscopic surgery. Ann Thorac Surg 2013; 96: 434-438.

[23] Yan TD, Cao C, D'Amico TA, et al. Video-assisted thoracoscopic surgery lobectomy at 20 years: a consensus statement. Eur J Cardiothorac Surg 2014; 45: 633-639.

[24] Rocco G. The surgeon's role in molecular biology. J Thorac Cardiovasc Surg 2012; 144: S18-S22.

(译者：阿尔泰，广东省医疗行业学会胸外科管理分会常委，
东莞市第三人民医院胸心外科主任医师)

Cite this article as: Rocco R, Jones DR, Morabito A, Franco R, La Mantia E, Rocco G. Validation of the new IASLC/ATS/ERS lung adenocarcinoma classification: a surgeon's perspective. J Thorac Dis 2014;6(S5):S547-S551. doi: 10.3978/j.issn.2072-1439.2014.06.43

第十章　肺腺癌新分类：对中国人群的启示

Ming-Ching Lee[1,2], Kyuichi Kadota[1], Daniel Buitrago[1], David R. Jones[1], Prasad S. Adusumilli[1,3]

[1]Thoracic Service, Department of Surgery, Memorial Sloan Kettering Cancer Center, New York, NY 10065, USA; [2]Institute of Clinical Medicine, National Yang-Ming University, Taipei, Taiwan; [3]Center for Cell Engineering, Sloan Kettering Institute, New York, NY 10065, USA

Correspondence to: Prasad S. Adusumilli, M.D., F.A.C.S., F.C.C.P. Thoracic Service, Department of Surgery, Center for Cell Engineering, Memorial Sloan Kettering Cancer Center, New York, NY 10065, USA. Email: adusumip@mskcc.org.

摘要：2011年国际肺癌研究协会，美国胸科学会和欧洲呼吸学会(IASLC/ATS/ERS)对肺腺癌提出新的组织学分类，目的是为多学科诊疗决策提供统一的术语和诊断标准。这个分类提出了全面组织学亚型评估(鳞屑状、腺泡、乳头状、微乳头状和实体肿瘤)和组织学亚型半定量评估方法(以5%的增量)，从而在浸润性癌中选择一种主要生长亚型。这种分类的预后价值已在不同国家大样本的人群研究中得到验证。无论是患有原位腺癌(AIS)还是患有微浸润腺癌的患者，接受手术治疗后都有近100%的无病生存率，由此被定为低级别的肿瘤。对浸润性癌、腺泡和乳头状亚型通常被定义为中等级别肿瘤，而实体和微乳头亚型被定义为高级别肿瘤；上述分类是基于总生存期的统计差异得出的。该分类系统联合使用预后因子[核等级、筛状生长、高Ki-67标记指数、甲状腺转录因子-1(TTF-1)]的免疫组织化学，免疫标记物，正电子发射计算机断层扫描F−氟的摄取(PET)，将患者进一步分成预后亚组，这有利于患者的个体化治疗。对于中国肿瘤医生，实施该分类需要有苏木精−伊红(HE)染色切片和基础的病理培训，而这些均不需要额外支出。更重要的是，该分类系统会为临床试验及分子生物学研究的选择和分层分析提供更好的数据信息。

关键词：肺；腺癌；组织学分类；预后

View this article at: http://dx.doi.org/10.3978/j.issn.2072-1439.2014.09.13

1 引言

在全球范围内，肺癌是引发癌症死亡的首要原因[1]。在过去的10年里，大多数国家的肺腺癌(肺癌的最常见的亚型)发病率持续增加[2,3]。目前，用于确定肺腺癌患者预后的最重要的预后因子是肿瘤–淋巴结–转移(tumor-nodal-metastasis，TNM)分期[4]。肺腺癌是一种异质性肿瘤，其病理学特征常有变异。WHO分别在1967年，1981年，1999年和2004年发布了肺癌的组织学分类，2004版也加入了相关的临床和遗传信息[5]。尽管如此，2004年的肺腺癌分类在临床应用上仍然有其局限性，因为超过90%的腺癌被统一定义为混合亚型，但实际上这些肿瘤的临床结果却变异较大[6-8]。越来越多的证据表明，组织学生长方式是肺腺癌患者重要的预后因素[8-13]。多项研究显示，患纯鳞屑状(非浸润性)腺癌的患者，100%有5年无病生存期[14-17]。其他研究则显示，患以鳞屑状为主、微浸润(≤5 mm浸润)腺癌的患者，也有近100%的生存率[9,10,18]。手术切除的肺腺癌患者中鳞屑状为主的生长方式也与良好预后密切相关[19-21]。相比之下，微乳头状腺癌被认为是肺腺癌有较差预后的预后因子[22,23]。为了强调过去10年里病理预后研究的最新进展，需要一个新的组织学分类系统为组织亚型提供统一的术语和诊断标准。

除了病理学研究结果可以判断预后，在过去的10年，放射病理学的相关性、分子生物学和胸部肿瘤内科在肺腺癌的研究中也有所进展。肺腺癌的胸部计算机断层扫描(computed tomography，CT)，鳞屑生长和磨玻璃密度影之间的相关性，浸润类型和实体类型之间的相关性，已经用于鉴定和预测组织学亚型及患者的预后。CT也被用于优化外科手术的临床前决策(如：肺叶切除与局部切除)[24-27]。

分子生物学与医学肿瘤学的进展表明，对非小细胞肺癌(non-small cell lung cancer，NSCLC)患者，表皮生长因子受体(epidermal growth factor receptors，EGFR)酪氨酸激酶结构域的激活突变预示患者在接受EGFR酪氨酸激酶抑制剂(tyrosine kinase inhibitors，TKI)治疗后比传统的化学治疗有更好的反应[28-32]。这些突变通常在女性，非吸烟者和亚裔腺癌患者中观察到[28-34]。EGFR突变也与有鳞屑状腺癌有关，原称之为细支气管肺泡癌的生长方式[34-39]。这种相关性让我们提出鳞屑状腺癌可能与EGFR突变有关因而可能可用来预测TKI反应的假说[40-42]。与此相反，Kirsten大鼠肉瘤病毒原癌基因同源基因(KRAS)和v-RAF鼠肉瘤病毒原癌基因同源基因B(BRAF)，EGFR信号通路下游分子，被认为能导致EGFR-TKI治疗耐药并且有较差的预后[34,43-50]。此外，KRAS突变与浸润性黏液腺癌有关，浸润性黏液腺癌之前被称为黏液性细支气管肺泡癌[51-55]。最近发现间变性淋巴瘤激酶(ALK)重排可用来预测对新靶标药物(克唑替尼)的反应[56-58]。ALK重排只发生在肺腺癌中，并且与特定的组织学类型有关，例如印戒细胞特点，外黏蛋白和筛状生长[59-61]。

2　国际肺癌研究协会(IASLC)/美国胸科学会(ATS)/欧洲呼吸学会(ERS)对肺腺癌组织学新分类的修订过程

为了能够建立可判断预后的国际化、多学科参与的新的组织分类系统，IASLC/ATS/ERS挑选了包括肿瘤学，呼吸病学，放射学，分子生物学及胸外科在内的、对肺腺癌研究有特别兴趣和专业知识的专家，成立了专家小组[6]。首先，专家组对肺腺癌的文献进行了系统的回顾，并提出了一系列关键的专业问题。初步检索获得了11 368篇参考文献，其中312篇符合特定入选标准。之后，各专业团队与编写委员会联合拟定了组织学分类建议。2008~2009年间经过多学科讨论，重新修订了该分类系统。为了修正该分类系统，专家组成员启动了独立的研究项目[7,11,62]。在多学科研究方法基础上，专家组对肺腺癌的诊断分类提出10大重要改变，来提高预测临床结果和治疗效果的准确度。这些建议在2011年IASLC，ATS和ERS联合发表的新分类系统的文章中有详细的描述[6]。

3　2011年IASLC/ATS/ERS肺腺癌组织学分类及其优点

2011年，IALC/ATS/ERS肺腺癌组织学分类系统在《胸部肿瘤杂志》上发表[6]。根据这个新的分类系统，直径≤3 cm的纯鳞屑状的，无淋巴管、血管、胸膜浸润或肿瘤坏死的肿瘤定义为原位腺癌(AIS)；直径≤3 cm，以鳞屑状为主的，含≤5 mm间质浸润的肿瘤定义为微浸润腺癌(MIA)；有>5 mm基质浸润的肿瘤定义为浸润性腺癌。对于浸润性腺癌，新分类推荐全面的组织学分类，以5%增量记录各种组织学类型(鳞屑状，腺泡样，乳头状，微乳头或实体样)所占的百分比，而不仅仅列出最主要的类型。浸润性腺癌变异型包括浸润性黏液腺癌(原黏液性细支气管肺泡癌)，胶质样腺癌，肠腺癌和胎儿型腺癌(低，高等级)。

这种新的分类系统不仅为病理学家提供了统一的术语和诊断标准，而且还具有预测性，所提供的预后数据可以帮助肿瘤医生、胸外科医生、放射医生改善患者的病情(表1)。

表1 肺腺癌新分类的优点

临床医生
原位腺癌和微浸润腺癌是指患者接受治疗后有接近百分之百的生存
首次建立了简便的方法对患者肺腺癌进行组织结构分化程度分级，这种分级与患者的预后相关
全面的组织学亚型评价可用于对肺多原发癌与肺癌肺内转移进行鉴别
对早期肺腺癌须对“微乳头腺癌为主亚型”作出诊断，因为这种亚型预后差
影像医生
为影像表现提供了详细的组织学信息(如：磨玻璃结节的不同组织亚型)
外科医生
对手术切除的肺腺癌可较好预测复发的风险
新分类有助于外科医生对早期肺腺癌患者选择优化的手术方式(如：局部切除或者肺叶切除)
病理医生
较好地将从前的细支气管肺泡癌划分为原位腺癌、微浸润腺癌、鳞屑为主型腺癌和浸润腺癌
对1999/2004 WHO分类中的“混合亚型”进行了较好的分类

IASLC：国际肺癌研究协会；ATS：美国胸科协会；ERS：欧洲呼吸学会；AIS：原位腺癌；MIA：微浸润腺癌；WHO：世界卫生组织。

4 2011年IASLC/ATS/ERS肺腺癌组织学分类的验证和实施研究

4.1 目前国际工作者已经验证了IASLC分类系统的预后价值

图1对5项使用大样本人群(研究样本超过300名患者)验证2011年IASLC/ATS/ERS肺腺癌组织学分类的研究进行了回顾[7,63-66]。研究所用的人群样本，英国、德国、韩国各占一个，另外两个来自日本。五项研究均包含经手术治疗的患者。来自美国的研究，使用只含Ⅰ期患者的均质样本对新的病理分类系统进行验证[7]，而来自日本、德国、韩国的研究，则包含了兼有早期和晚期肺腺癌的患者[63-66]。从全球来看，大多数病例(48%~78%)都属于腺泡和乳突状为主的组织学亚型腺癌。基于新的IASLC/ATS/ERS分类系统，这五大人群样本证明，五个主要组织学亚型在临床预后中有显著不同。此外，基于相似的生存率，通过对三个人群样本的研究，提出了肿瘤的低、中、高三个等级分类[7]。低级别的肿瘤包括AIS和MIA，有近100%的5年生存率。中级别肿瘤包含腺泡和乳头状为主的腺癌。高级别的肿瘤包括实体样和微乳头为主的腺癌，并且伴有不良预后。其他的人群样本也验证了三种不同级别肿瘤存在预后差异[67-70]。

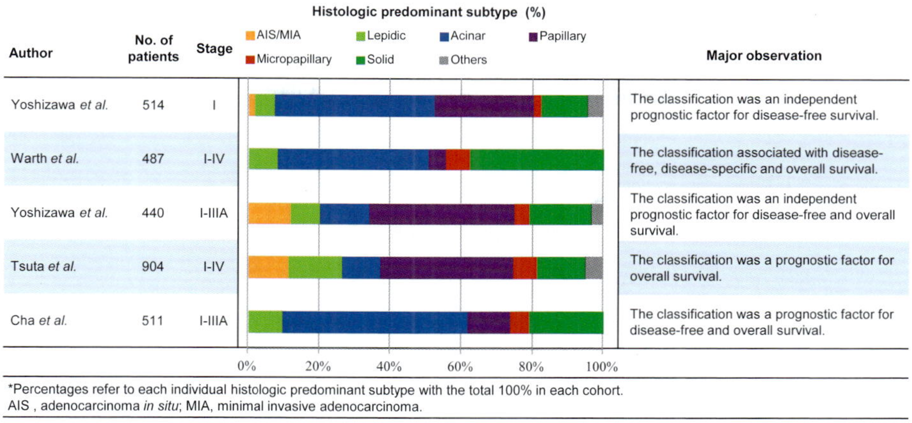

图1 采用大样本(研究病例>300例患者)对肺腺癌新分类进行应用和验证的研究

4.2 CT/正电子发射断层扫描(PET)-CT的放射学特征和IASLC分类之间的相关性

虽然新的分类系统有许多积极的方面，但仍然有其局限性。其中一种局限就是组织亚型主要是通过评估术后切除标本得到的，而不是通过术前小活检或细胞学标本检测[11]。因此，优选联合使用术前生物标记物和成像工具的方法可预测患者的预后。其中一种成像工具是18氟标记的脱氧葡萄糖-PET (FDG-PET)，这是目前临床上使用的一种标准成像方法。FDG-PET测定肿瘤的代谢活性，而FDG-PET的最大标准摄取值(SUVmax)与肺癌患者的预后有关[71-73]。在这种情况下，有学者研究了IASLC/ATS/ERS分类系统主要组织学亚型与PET的SUV_{max}之间的关系。研究表明，在I期肺腺癌中，高SUV_{max}值与高等级别的组织学亚型有相关性。高SUV_{max}值($\geqslant$3.0)与复发的不良预后有关，并能将中等级别的肿瘤(腺泡或乳头状为主的组织学亚型)患者进一步分成两种预后情况[74]。另外两项研究已经证实该结果，并指出高级别肿瘤(如：微乳头和实体样为主的组织学亚型)与高的SUV_{max}值相关[66,75]。这些结果有助于临床医生术前判别有较高复发风险的患者，并帮助他们选择需要进行新辅助治疗或扩大手术范围的患者。

4.3 基因突变分析和IASLC/ATS/ERS分类的相关性

继上所述，基因突变的类型与不同靶向抑制剂的治疗效果有关。在确定哪些患者适合癌症靶向治疗并预测其治疗效果时，组织学和分子异常之间相关性的判定就与临床有很大关系[76]。

目前，EGFR突变在AIS、MIA和鳞屑为主的组织学亚型中的发生率最高，但在实体为主的肺腺癌中却很少出现。相反的，KRAS突变与浸润性黏液腺癌和实体样肺腺癌有关[8,63,64,77-81]。研究发现，亚裔微乳头肺腺癌患者有更高的EGFR突变率[64,82-85]。然而，一些研究并没有显示出这种相关性[77-79,86]。为了研究接受TKI治疗的微乳头样肺腺癌患者的长期获益情况，需要展开更多的临床试验。

4.4 新分类系统在中国人群中的验证

EGFR-TKIs的引入以及随后EGFR激活突变的发现[87,88]，让我们意识到东、西方肺癌患者在流行病学和临床表现上存在种族差异。为了明确新的IASLC组织学亚型分类与中国人群基因突变之间的关系，我们对中国人群进行了三大研究。EGFR突变与鳞屑状，腺泡和微乳头为主的组织学亚型呈正相关，与实体为主的组织学亚型呈负相关[77,84,85]。相反，KRAS突变与浸润性黏液腺癌呈正相关[77,84]。在对中国人群的研究中，有两项研究显示EGFR突变与微乳头组织学亚型呈正相关，除此之外，其他研究结果均与西方人群的研究结果相似[84,85]。接下来将进一步研究确定微乳头组织亚型中EGFR的突变发生率在东西方人群中的差异性。

关于新的IASLC/ATS/ERS分类系统预后价值的验证，五项研究结果证明组

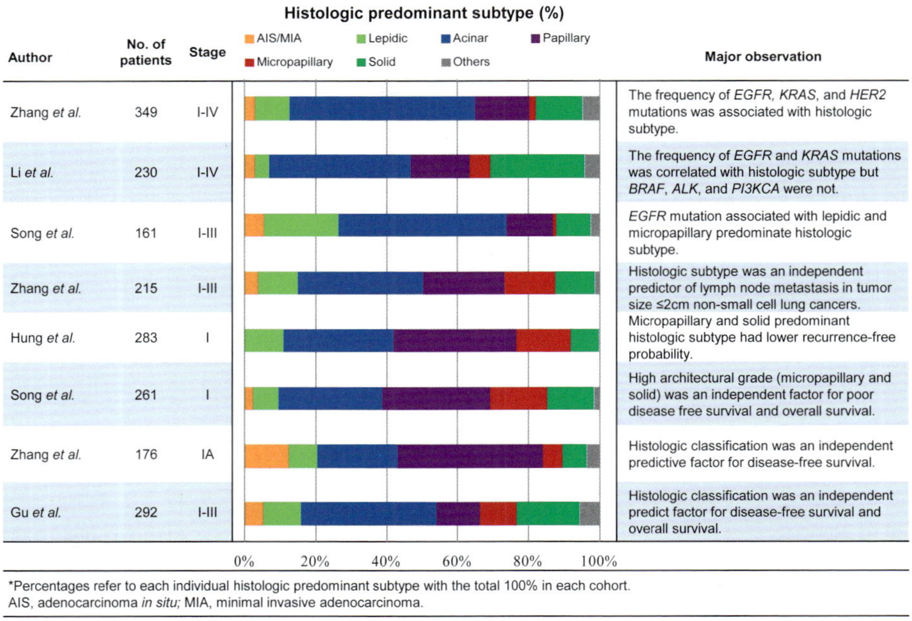

图 2　对中国人群肺腺癌进行肺腺癌新分类应用和验证的研究

织亚型是预测患者临床结果的独立的预后因子[67-70,89]。这些结果(图2)确定了该分类系统适用于中国人群并有助于选择患者的个性化治疗。

4.5　IASLC/ATS/ERS分类和外科手术选择

有人进一步研究了接受不同治疗手术方式(局部切除术与肺叶切除术)治疗的Ⅰ期小肺癌患者(≤2 cm)中组织生长方式的预后意义[90]。研究发现，对于微乳头形态≥5%的肿瘤，采取局部切除术(楔形切除或肺段切除)的患者往往有较高的局部复发率，而采取肺叶切除术的患者有较低的局部复发率。这表明与其他的组织形态相比，该组织学形态有更高的局部复发率。需要注意的是，如果手术切除的切缘≥1 cm，则有减少复发的可能性。研究结果表明，接受局部切除术治疗的患者，以及被诊断患有微乳头形态≥5%的肿瘤(通过固定切片确定)的患者可能需要完整的肺叶切除术或需要进一步的辅助治疗。尽管对早期微乳头(≥5%)肺腺癌进行局部切除术有较高的局部复发率，但对该类患者研究更大范围的手术(例如肺叶切除术)的治疗效果可能有用。然而，用术前影像、小的活检和术中冰冻切片来确定小部分微乳头形态的存在是困难而不可靠的[91,92]，需要进行进一步的研究来处理这种情况。

5　2011年IASLC/ATS/ERS肺腺癌组织学分类标准中未囊括的预后因素

根据前述的大样本验证研究，2011年IASLC/ATS/ERS肺腺癌组织学分类标准具有极大的预后意义[7,63,64]。除此之外，最近开展了一个针对Ⅰ期肺腺癌患者的大样本研究，发表了探讨使用形态学分析(诸如细胞核特性、筛网状亚型、微乳头结构的出现等组织学特性)、免疫组化分析[Ki-67标记指数和甲状腺转录因子(TTF-1)]、免疫标记物(肿瘤浸润的淋巴细胞和细胞因子受体表达)等多种预后因素的研究[90,93-96]。

对Ⅰ期肺腺癌患者的大样本进行研究时，评估了所有的细胞核特性(细胞核直径、异型性、核质比、染色质形态、核仁突起、胞核内含物、有丝分裂计数和非典型性有丝分裂)并将细胞核直径、核异型性、有丝分裂计数和非典型性有丝分裂鉴定为复发风险提高的预测因素[93]。在这些特征中，我们可以发现有丝分裂计数是一个预测肿瘤复发的独立危险因素。根据这个信息，有学者在2011年IASLC/ATS/ERS分类标准的基础上建立了结合有丝分裂计数的分级体系。相比于单独使用2011年IASLC/ATS/ERS分类标准中的分层方法，这个新体系能够更好地根据复发风险对患者进行分层。

筛网状亚型具有重要的预后意义。结合2011年IASLC/ATS/ERS分类标准，有研究建议将筛网状亚型作为明显不良预后的一种组织学亚型[94]。筛网状肿瘤患者复发率大大高于腺泡型和乳突状肿瘤患者，与固体样和微乳头状肿瘤相仿。研究结果证实了筛网状结构是一个独立预后因素的假设。

除了有丝分裂计数，体现肿瘤细胞增殖情况的因素还有Ki-67。在Ⅰ期肺腺癌的组织芯片免疫组化分析结果中，Ki-67的标记指数高，提示这可能是一个复发的预测因素[93]。TTF-1被认为是区分肺腺癌与肺鳞癌的良好标志物，而在Ⅰ期肺腺癌中，TTF-1则是一个复发的独立危险因素[95]。更重要的是，基于复发风险，肿瘤性TTF-1表达水平能进一步对中度恶性肿瘤(腺泡性和乳头状亚型)进行分层。

最近的证据表明，免疫微环境在实体性质肿瘤中具有预后意义[97,98]。在两大相互独立的关于Ⅰ期肺腺癌(每组478例)的研究中，研究者通过组织芯片免疫组化分析，研究了肿瘤中的肿瘤浸润性免疫细胞和肿瘤基质、肿瘤性细胞因子和细胞因子受体表达水平。研究结果表明，肿瘤基质中FoxP3/CD3淋巴细胞浸润比例高、肿瘤性白介素7受体(IL-7R)过度表达、IL-12Rβ2失表达肿瘤是复发的独立不良预后指标[96]。这些免疫标志物可以为2011年IASLC/ATS/ERS分类标准中每种组织学分级的复发风险进一步分层提供依据。

6 IASLC/ATS/ERS分类系统的前景

对局部切除切除和肺叶切除术进行比较的临床也应该根据组织学等级和形态学亚型将患者进行分层分析。这是因为患高等级肿瘤(微乳头和/或实体肿瘤为主要亚型)的患者，可能适合肺叶切除术，而患有低等级肿瘤的患者，更适合局部切除术。近期，评估低剂量CT筛查肺癌的随机试验[99-101]表明，在鳞屑生长的早期阶段越来越多的患者被诊断出腺癌。在将来，这可能最终有助于减少该类疾病患者的死亡率。因此，辨识早期鳞屑状为主的肺腺癌的临床特征非常重要。因为AIS和MIA是可治愈的(完全切除的情况下)，这已经引起那些认为局部切除术比标准肺叶切除术更好的外科医生的极大兴趣。

虽然之前的一些临床试验对Ⅰ期NSCLC患者进行术后辅助化疗，但实际上这种治疗对患者并无临床获益[102,103]。2011年IASLC/ATS/ERS分类定义了复发高风险人群，例如患微乳头和实体为主的肿瘤患者。此外，与单独使用2011年IASLC/ATS/ERS分类系统进行预后相比，最近定义的预后因子(核等级，筛状图案，高Ki-67标记指数，TTF-1阴性，免疫标记，FDG-PET的SUV_{max}值)能提供更好的预后分层[74,90,93-96]。因此，我们新的分类系统(包含先前提及的预后因子)可能有助于判定哪些Ⅰ期肺腺癌患者复发风险高，并可从辅助化疗中获益。这将会提高这些早期肺腺癌患者的总体生存率。

新的IASLC/ATS/ERS腺癌分类可能有助于比较同期多个肺腺癌的组织学特征从而确定它们是肺内转移还是独立的多原发病变。将全面组织学分类及其他组织学特征结合起来显示出与分子分析及临床表现出相关性[104,105]。

新的分类系统在包括细胞学检查在内的小标本中的应用，仍然具有挑战性并需要进一步研究。在这些小标本中，有许多其他的形态学发现如核等级(核异型和直径)，有助于对复发或癌症相关死亡风险的判断，这将有助于对患者进行进一步分类[93,106]。

虽然2011年IASL/CATS/ERS分类的预后价值已经被验证，肺腺癌主要类型确定的可重复性(观察者间的一致性)还没有得到充分的研究。使用新的分类系统时，保证可重复性、提高识别组织生长模式准确度的唯一途径是提出更精确的定义，并对新定义的术语有更好的学习培训。

7　对中国医生的启示

由于中国人群中肺癌确诊病例在不断增加，需要诊疗的肺癌也在不断增长，新的分类系统的制定是及时和急需的。虽然这一新的分类系统要求对肺癌病理学家进行一些训练，但可以很容易地在任何可进行苏木精-伊红(HE)染色切片的医院实施。此外，苏木精-伊红(HE)染色切片可以被其他治疗机构的病理学家检查，从而确诊病例。与需要使用复杂资源和先进设备的分子检测不同，IASLC/ATS/ERS分类系统可以被轻易实施，并具有较低的维护成本。拥有新的分类系统意识，并与能通过HE切片验证主要组织学亚型的大型研究中心进行适当的合作，有助于治疗医生将患者进行不同的预后分层。更重要的是，这种新的分类系统能够鉴别中国患者组织亚型的不同，这为中国患者肺癌诊疗中分类方法的进一步改进提供了基础。

8　总结

来自多个国家的五个大样本(>300名患者)研究表明，2011年IASLC/ATS/ERS分类系统具有强大的预后价值[8,58-60]。患AIS和MIA的肺腺癌患者有100%的DFS而且不会出现肿瘤复发。将患微乳状或实体为主腺癌的患者归为具有复发和癌症相关死亡的高风险组。将患腺泡为主腺癌的患者归类为中等风险组。可以将患乳头状为主腺癌的人归为中等风险组，但仍然需要进行深入的研究。基于已发表的研究，附加预后因子(核等级，筛状生长，高Ki-67标记指数，TTF-1阴性，免疫标记，FDG-PET的SUV_{max}值)联合2011年 IASLC/ATS/ERS分类系统，可根据复发和癌症相关死亡的风险，将患者进一步分成不同的预后亚组。最终，这可能有助于临床诊疗和决策制定，特别是有助于对早期肺腺癌患者决定是否需要选择辅助化疗时。

肺腺癌(肺癌的主要类型)这一新的分类系统，可以轻易的在中国的任何一家具有苏木精-伊红(HE)染色切片的医院实施，分类系统的可重复性及其对肺癌患者预后的重要性需要进一步研究。

致谢

感谢Alex Torres在编辑方面的帮助。

资金来源：资金由William H. Goodwin 和 Alice Goodwin，英联邦基金会癌症研究和实验治疗中心；国家卫生研究院全国癌症研究所(R21CA164568-01A1，R21CA164585-01A1，U54CA137788，R01CA136705-06，P30CA008748和U54CA132378)；美国国防部(LC110202和PR101053)提供。

声明

本文作者宣称无任何利益冲突。

参考文献

[1] Siegel R, Naishadham D, Jemal A. Cancer statistics, 2012. CA Cancer J Clin 2012; 62: 10-29.

[2] Youlden DR, Cramb SM, Baade PD. The International Epidemiology of Lung Cancer: geographical distribution and secular trends. J Thorac Oncol 2008; 3: 819-831.

[3] Devesa SS, Bray F, Vizcaino AP, et al. International lung cancer trends by histologic type: male: female differences diminishing and adenocarcinoma rates rising. Int J Cancer 2005; 117: 294-299.

[4] Edge SB, Byrd DR, Compton CC, et al. eds. American Joint Committee on Cancer Cancer Staging Manual. 7th ed. New York, NY: Springer, 2009: 253-270.

[5] Travis WD, Brambilla E, Müller-Hermelink HK, et al. eds. World Health Organization Classification of Tumours. Pathology and Genetics. Tumours of the Lung, Pleura, Thymus, and Heart. Lyon, France: IARC Press, 2004.

[6] Travis WD, Brambilla E, Noguchi M, et al. International association for the study of lung cancer/american thoracic society/european respiratory society international multidisciplinary classification of lung adenocarcinoma. J Thorac Oncol 2011; 6: 244-285.

[7] Yoshizawa A, Motoi N, Riely GJ, et al. Impact of proposed IASLC/ATS/ERS classification of lung adenocarcinoma: prognostic subgroups and implications for further revision of staging based on analysis of 514 stage I cases. Mod Pathol 2011; 24: 653-664.

[8] Motoi N, Szoke J, Riely GJ, et al. Lung adenocarcinoma: modification of the 2004 WHO mixed subtype to include the major histologic subtype suggests correlations between papillary and micropapillary adenocarcinoma subtypes, EGFR mutations and gene expression analysis. Am J Surg Pathol 2008; 32: 810-827.

[9] Yim J, Zhu LC, Chiriboga L, et al. Histologic features are important prognostic indicators in early stages lung adenocarcinomas. Mod Pathol 2007; 20: 233-241.

[10] Borczuk AC, Qian F, Kazeros A, et al. Invasive size is an independent predictor of survival in pulmonary adenocarcinoma. Am J Surg Pathol 2009; 33: 462-469.

[11] Sica G, Yoshizawa A, Sima CS, et al. A grading system of lung adenocarcinomas based on histologic pattern is predictive of disease recurrence in stage I tumors. Am J Surg Pathol 2010;

34: 1155-1162.
[12] Barletta JA, Yeap BY, Chirieac LR. Prognostic significance of grading in lung adenocarcinoma. Cancer 2010; 116: 659-669.
[13] Nakazato Y, Minami Y, Kobayashi H, et al. Nuclear grading of primary pulmonary adenocarcinomas: correlation between nuclear size and prognosis. Cancer 2010; 116: 2011-2019.
[14] Noguchi M, Morikawa A, Kawasaki M, et al. Small adenocarcinoma of the lung. Histologic characteristics and prognosis. Cancer 1995; 75: 2844-2852.
[15] Sakurai H, Maeshima A, Watanabe S, et al. Grade of stromal invasion in small adenocarcinoma of the lung: histopathological minimal invasion and prognosis. Am J Surg Pathol 2004; 28: 198-206.
[16] Vazquez M, Carter D, Brambilla E, et al. Solitary and multiple resected adenocarcinomas after CT screening for lung cancer: histopathologic features and their prognostic implications. Lung Cancer 2009; 64: 148-154.
[17] Koike T, Togashi K, Shirato T, et al. Limited resection for noninvasive bronchioloalveolar carcinoma diagnosed by intraoperative pathologic examination. Ann Thorac Surg 2009; 88: 1106-1111.
[18] Maeshima AM, Tochigi N, Yoshida A, et al. Histological scoring for small lung adenocarcinomas 2 cm or less in diameter: a reliable prognostic indicator. J Thorac Oncol 2010; 5: 333-339.
[19] Lee HY, Han J, Lee KS, et al. Lung adenocarcinoma as a solitary pulmonary nodule: prognostic determinants of CT, PET, and histopathologic findings. Lung Cancer 2009; 66: 379-385.
[20] Yokose T, Suzuki K, Nagai K, et al. Favorable and unfavorable morphological prognostic factors in peripheral adenocarcinoma of the lung 3 cm or less in diameter. Lung Cancer 2000; 29: 179-188.
[21] Lin DM, Ma Y, Zheng S, et al. Prognostic value of bronchioloalveolar carcinoma component in lung adenocarcinoma. Histol Histopathol 2006; 21: 627-632.
[22] Miyoshi T, Satoh Y, Okumura S, et al. Early-stage lung adenocarcinomas with a micropapillary pattern, a distinct pathologic marker for a significantly poor prognosis. Am J Surg Pathol 2003; 27: 101-109.
[23] Nagano T, Ishii G, Nagai K, et al. Structural and biological properties of a papillary component generating a micropapillary component in lung adenocarcinoma. Lung Cancer 2010; 67: 282-289.
[24] Nakata M, Sawada S, Saeki H, et al. Prospective study of thoracoscopic limited resection for ground-glass opacity selected by computed tomography. Ann Thorac Surg 2003; 75: 1601-1605; discussion 5-6.
[25] Suzuki K, Asamura H, Kusumoto M, et al. "Early" peripheral lung cancer: prognostic significance of ground glass opacity on thin-section computed tomographic scan. Ann Thorac Surg 2002; 74: 1635-1639.
[26] Takashima S, Li F, Maruyama Y, et al. Discrimination of subtypes of small adenocarcinoma in the lung with thin-section CT. Lung Cancer 2002; 36: 175-182.

[27] Okada M, Koike T, Higashiyama M, et al. Radical sublobar resection for small-sized non-small cell lung cancer: a multicenter study. J Thorac Cardiovasc Surg 2006; 132: 769-775.

[28] Lynch TJ, Bell DW, Sordella R, et al. Activating mutations in the epidermal growth factor receptor underlying responsiveness of non-small-cell lung cancer to gefitinib. N Engl J Med 2004; 350: 2129-2139.

[29] Paez JG, Janne PA, Lee JC, et al. EGFR mutations in lung cancer: Correlation with clinical response to gefitinib therapy. Science 2004; 304: 1497-1500.

[30] Pao W, Miller V, Zakowski M, et al. EGF receptor gene mutations are common in lung cancers from "never smokers" and are associated with sensitivity of tumors to gefitinib and erlotinib. Proc Natl Acad Sci U S A 2004; 101: 13306-13311.

[31] Zhou C, Wu YL, Chen G, et al. Erlotinib versus chemotherapy as first-line treatment for patients with advanced EGFR mutation-positive non-small-cell lung cancer (OPTIMAL, CTONG-0802): a multicentre, open-label, randomised, phase 3 study. Lancet Oncol 2011; 12: 735-742.

[32] Mok TS, Wu YL, Thongprasert S, et al. Gefitinib or carboplatin-paclitaxel in pulmonary adenocarcinoma. N Engl J Med 2009; 361: 947-957.

[33] Shigematsu H, Lin L, Takahashi T, et al. Clinical and biological features associated with epidermal growth factor receptor gene mutations in lung cancers. J Natl Cancer Inst 2005; 97: 339-346.

[34] Tam IY, Chung LP, Suen WS, et al. Distinct epidermal growth factor receptor and KRAS mutation patterns in non-small cell lung cancer patients with different tobacco exposure and clinicopathologic features. Clin Cancer Res 2006; 12: 1647-1653.

[35] Miller VA, Hirsch FR, Johnson DH. Systemic therapy of advanced bronchioloalveolar cell carcinoma: challenges and opportunities. J Clin Oncol 2005; 23: 3288-3293.

[36] Schiller JH, Harrington D, Belani CP, et al. Comparison of four chemotherapy regimens for advanced non-small-cell lung cancer. N Engl J Med 2002; 346: 92-98.

[37] Marchetti A, Martella C, Felicioni L, et al. EGFR mutations in non-small-cell lung cancer: analysis of a large series of cases and development of a rapid and sensitive method for diagnostic screening with potential implications on pharmacologic treatment. J Clin Oncol 2005; 23: 857-865.

[38] Hsieh RK, Lim KH, Kuo HT, et al. Female sex and bronchioloalveolar pathologic subtype predict EGFR mutations in non-small cell lung cancer. Chest 2005; 128: 317-321.

[39] Blons H, Cote JF, Le Corre D, et al. Epidermal growth factor receptor mutation in lung cancer are linked to bronchioloalveolar differentiation. Am J Surg Pathol 2006; 30: 1309-1315.

[40] Miller VA, Kris MG, Shah N, et al. Bronchioloalveolar pathologic subtype and smoking history predict sensitivity to gefitinib in advanced non-small-cell lung cancer. J Clin Oncol 2004; 22: 1103-1109.

[41] Kim YH, Ishii G, Goto K, et al. Dominant papillary subtype is a significant predictor of the response to gefitinib in adenocarcinoma of the lung. Clin Cancer Res 2004; 10: 7311-7317.

[42] Zakowski MF, Hussain S, Pao W, et al. Morphologic features of adenocarcinoma of the lung predictive of response to the epidermal growth factor receptor kinase inhibitors erlotinib and gefitinib. Arch Pathol Lab Med 2009; 133: 470-477.

[43] Ahrendt SA, Decker PA, Alawi EA, et al. Cigarette smoking is strongly associated with mutation of the K-ras gene in patients with primary adenocarcinoma of the lung. Cancer 2001; 92: 1525-1530.

[44] Mascaux C, Iannino N, Martin B, et al. The role of RAS oncogene in survival of patients with lung cancer: a systematic review of the literature with meta-analysis. Br J Cancer 2005; 92: 131-139.

[45] Marks JL, Broderick S, Zhou Q, et al. Prognostic and therapeutic implications of EGFR and KRAS mutations in resected lung adenocarcinoma. J Thorac Oncol 2008; 3: 111-116.

[46] De Oliveira Duarte Achcar R, Nikiforova MN, Yousem SA. Micropapillary lung adenocarcinoma: EGFR, K-ras, and BRAF mutational profile. Am J Clin Pathol 2009; 131: 694-700.

[47] Mitsudomi T, Yatabe Y. Mutations of the epidermal growth factor receptor gene and related genes as determinants of epidermal growth factor receptor tyrosine kinase inhibitors sensitivity in lung cancer. Cancer Sci 2007; 98: 1817-1824.

[48] Riely GJ, Marks J, Pao W. KRAS mutations in non-small cell lung cancer. Proc Am Thorac Soc 2009; 6: 201-205.

[49] Pao W, Wang TY, Riely GJ, et al. KRAS mutations and primary resistance of lung adenocarcinomas to gefitinib or erlotinib. PLoS Med 2005; 2: e17.

[50] Eberhard DA, Johnson BE, Amler LC, et al. Mutations in the epidermal growth factor receptor and in KRAS are predictive and prognostic indicators in patients with non-small-cell lung cancer treated with chemotherapy alone and in combination with erlotinib. J Clin Oncol 2005; 23: 5900-5909.

[51] Marchetti A, Buttitta F, Pellegrini S, et al. Bronchioloalveolar lung carcinomas: K-ras mutations are constant events in the mucinous subtype. J Pathol 1996; 179: 254-259.

[52] Finberg KE, Sequist LV, Joshi VA, et al. Mucinous differentiation correlates with absence of EGFR mutation and presence of KRAS mutation in lung adenocarcinomas with bronchioloalveolar features. J Mol Diagn 2007; 9: 320-326.

[53] Casali C, Rossi G, Marchioni A, et al. A single institution-based retrospective study of surgically treated bronchioloalveolar adenocarcinoma of the lung: clinicopathologic analysis, molecular features, and possible pitfalls in routine practice. J Thorac Oncol 2010; 5: 830-836.

[54] Hata A, Katakami N, Fujita S, et al. Frequency of EGFR and KRAS mutations in Japanese patients with lung adenocarcinoma with features of the mucinous subtype of bronchioloalveolar carcinoma. J Thorac Oncol 2010; 5: 1197-1200.

[55] Kakegawa S, Shimizu K, Sugano M, et al. Clinicopathological features of lung adenocarcinoma with KRAS mutations. Cancer 2011; 117: 4257-4266.

[56] Sasaki T, Janne PA. New strategies for treatment of ALK-rearranged non-small cell lung cancers. Clin Cancer Res 2011; 17: 7213-7218.

[57] Shaw AT, Yeap BY, Mino-Kenudson M, et al. Clinical features and outcome of patients with non-small-cell lung cancer who harbor EML4-ALK. J Clin Oncol 2009; 27: 4247-4253.

[58] Kwak EL, Bang YJ, Camidge DR, et al. Anaplastic lymphoma kinase inhibition in non-small-cell lung cancer. N Engl J Med 2010; 363: 1693-1703.

[59] Inamura K, Takeuchi K, Togashi Y, et al. EML4-ALK lung cancers are characterized by rare

other mutations, a TTF-1 cell lineage, an acinar histology, and young onset. Mod Pathol 2009; 22: 508-515.

[60] Rodig SJ, Mino-Kenudson M, Dacic S, et al. Unique clinicopathologic features characterize ALK-rearranged lung adenocarcinoma in the western population. Clin Cancer Res 2009; 15: 5216-5223.

[61] Jokoji R, Yamasaki T, Minami S, et al. Combination of morphological feature analysis and immunohistochemistry is useful for screening of EML4-ALK-positive lung adenocarcinoma. J Clin Pathol 2010; 63: 1066-1070.

[62] Thunnissen E, Beasley MB, Borczuk AC, et al. Reproducibility of histopathological subtypes and invasion in pulmonary adenocarcinoma. An international interobserver study. Mod Pathol 2012; 25: 1574-1583.

[63] Yoshizawa A, Sumiyoshi S, Sonobe M, et al. Validation of the IASLC/ATS/ERS lung adenocarcinoma classification for prognosis and association with EGFR and KRAS gene mutations: analysis of 440 Japanese patients. J Thorac Oncol 2013; 8: 52-61.

[64] Tsuta K, Kawago M, Inoue E, et al. The utility of the proposed IASLC/ATS/ERS lung adenocarcinoma subtypes for disease prognosis and correlation of driver gene alterations. Lung Cancer 2013; 81: 371-376.

[65] Warth A, Muley T, Meister M, et al. The novel histologic International Association for the Study of Lung Cancer/American Thoracic Society/European Respiratory Society classification system of lung adenocarcinoma is a stage-independent predictor of survival. J Clin Oncol 2012; 30: 1438-1446.

[66] Cha MJ, Lee HY, Lee KS, et al. Micropapillary and solid subtypes of invasive lung adenocarcinoma: Clinical predictors of histopathology and outcome. J Thorac Cardiovasc Surg 2014; 147: 921-928.e2.

[67] Hung JJ, Jeng WJ, Chou TY, et al. Prognostic Value of the New International Association for the Study of Lung Cancer/American Thoracic Society/European Respiratory Society Lung Adenocarcinoma Classification on Death and Recurrence in Completely Resected Stage I Lung Adenocarcinoma. Ann Surg 2013; 258: 1079-1086.

[68] Song Z, Zhu H, Guo Z, et al. Prognostic value of the IASLC/ATS/ERS classification in stage I lung adenocarcinoma patients-Based on a hospital study in China. Eur J Surg Oncol 2013; 39: 1262-1268.

[69] Zhang J, Wu J, Tan Q, et al. Why Do Pathological Stage IA Lung Adenocarcinomas Vary from Prognosis?: A Clinicopathologic Study of 176 Patients with Pathological Stage IA Lung Adenocarcinoma Based on the IASLC/ATS/ERS Classification. J Thorac Oncol 2013; 8: 1196-1202.

[70] Gu J, Lu C, Guo J, et al. Prognostic significance of the IASLC/ATS/ERS classification in Chinese patients-A single institution retrospective study of 292 lung adenocarcinoma. J Surg Oncol 2013; 107: 474-480.

[71] Nakayama H, Okumura S, Daisaki H, et al. Value of integrated positron emission tomography revised using a phantom study to evaluate malignancy grade of lung adenocarcinoma: a multicenter study. Cancer 2010; 116: 3170-3177.

[72] Nair VS, Barnett PG, Ananth L, et al. PET scan 18F-fluorodeoxyglucose uptake and

prognosis in patients with resected clinical stage IA non-small cell lung cancer. Chest 2010; 137: 1150-1156.

[73] Shiono S, Abiko M, Sato T. Positron emission tomography/computed tomography and lymphovascular invasion predict recurrence in stage I lung cancers. J Thorac Oncol 2011; 6: 43-47.

[74] Kadota K, Colovos C, Suzuki K, et al. FDG-PET SUVmax combined with IASLC/ATS/ERS histologic classification improves the prognostic stratification of patients with stage I lung adenocarcinoma. Ann Surg Oncol 2012; 19: 3598-3605.

[75] Lee HY, Jeong JY, Lee KS, et al. Solitary pulmonary nodular lung adenocarcinoma: correlation of histopathologic scoring and patient survival with imaging biomarkers. Radiology 2012; 264: 884-893.

[76] Yoshida T, Ishii G, Goto K, et al. Solid predominant histology predicts EGFR tyrosine kinase inhibitor response in patients with EGFR mutation-positive lung adenocarcinoma. J Cancer Res Clin Oncol 2013; 139: 1691-1700.

[77] Zhang Y, Sun Y, Pan Y, et al. Frequency of driver mutations in lung adenocarcinoma from female never-smokers varies with histologic subtypes and age at diagnosis. Clin Cancer Res 2012; 18: 1947-1953.

[78] Sun PL, Seol H, Lee HJ, et al. High incidence of EGFR mutations in Korean men smokers with no intratumoral heterogeneity of lung adenocarcinomas: correlation with histologic subtypes, EGFR/TTF-1 expressions, and clinical features. J Thorac Oncol 2012; 7: 323-330.

[79] Rekhtman N, Ang DC, Riely GJ, et al. KRAS mutations are associated with solid growth pattern and tumor-infiltrating leukocytes in lung adenocarcinoma. Mod Pathol 2013; 26: 1307-1319.

[80] Russell PA, Barnett SA, Walkiewicz M, et al. Correlation of mutation status and survival with predominant histologic subtype according to the new IASLC/ATS/ERS lung adenocarcinoma classification in stage III (N2) patients. J Thorac Oncol 2013; 8: 461-468.

[81] Lee HJ, Kim YT, Kang CH, et al. Epidermal growth factor receptor mutation in lung adenocarcinomas: relationship with CT characteristics and histologic subtypes. Radiology 2013; 268: 254-264.

[82] Shim HS. Histopathologic characteristics of lung adenocarcinomas with epidermal growth factor receptor mutations in the International Association for the Study of Lung Cancer/American Thoracic Society/European Respiratory Society lung adenocarcinoma classification. Arch Pathol Lab Med 2011; 135: 1329-1334.

[83] Ninomiya H, Hiramatsu M, Inamura K, et al. Correlation between morphology and EGFR mutations in lung adenocarcinomas Significance of the micropapillary pattern and the hobnail cell type. Lung Cancer 2009; 63: 235-240.

[84] Li H, Pan Y, Li Y, et al. Frequency of well-identified oncogenic driver mutations in lung adenocarcinoma of smokers varies with histological subtypes and graduated smoking dose. Lung Cancer 2013; 79: 8-13.

[85] Song Z, Zhu H, Guo Z, et al. Correlation of EGFR mutation and predominant histologic subtype according to the new lung adenocarcinoma classification in Chinese patients. Medical oncology 2013; 30: 645.

[86] Sumiyoshi S, Yoshizawa A, Sonobe M, et al. Pulmonary adenocarcinomas with micropapillary component significantly correlate with recurrence, but can be well controlled with EGFR tyrosine kinase inhibitors in the early stages. Lung Cancer 2013; 81: 53-59.

[87] Ahn MJ, Lee J, Park YH, et al. Korean ethnicity as compared with white ethnicity is an independent favorable prognostic factor for overall survival in non-small cell lung cancer before and after the oral epidermal growth factor receptor tyrosine kinase inhibitor era. J Thorac Oncol 2010; 5: 1185-1196.

[88] Kawaguchi T, Matsumura A, Fukai S, et al. Japanese ethnicity compared with Caucasian ethnicity and never-smoking status are independent favorable prognostic factors for overall survival in non-small cell lung cancer: a collaborative epidemiologic study of the National Hospital Organization Study Group for Lung Cancer (NHSGLC) in Japan and a Southern California Regional Cancer Registry databases. J Thorac Oncol 2010; 5: 1001-1010.

[89] Zhang Y, Sun Y, Shen L, et al. Predictive factors of lymph node status in small peripheral non-small cell lung cancers: tumor histology is more reliable. Ann Surg Oncol 2013; 20: 1949-1954.

[90] Nitadori J, Bograd AJ, Kadota K, et al. Impact of micropapillary histologic subtype in selecting limited resection vs. lobectomy for lung adenocarcinoma ≤ 2 cm. J Natl Cancer Inst 2013; 105: 1212-1220.

[91] Rudomina DE, Lin O, Moreira AL. Cytologic diagnosis of pulmonary adenocarcinoma with micropapillary pattern: does it correlate with the histologic findings? Diagn Cytopathol 2009; 37: 333-339.

[92] Rodriguez EF, Monaco SE, Dacic S. Cytologic subtyping of lung adenocarcinoma by using the proposed International Association for the Study of Lung Cancer/American Thoracic Society/European Respiratory Society (IASLC/ATS/ERS) adenocarcinoma classification. Cancer Cytopathol 2013; 121: 629-637.

[93] Kadota K, Suzuki K, Kachala SS, et al. A grading system combining architectural features and mitotic count predicts recurrence in stage I lung adenocarcinoma. Mod Pathol 2012; 25: 1117-1127.

[94] Kadota K, Yeh Y, Sima CS, et al. The cribriform pattern identifies a subset of acinar predominant tumors with poor prognosis in patients with stage I lung adenocarcinoma: a conceptual proposal to classify cribriform predominant tumors as a distinct histologic subtype. Mod Pathol 2014; 27: 690-700.

[95] Kadota K, Nitadori J, Sarkaria IS, et al. Thyroid transcription factor-1 expression is an independent predictor of recurrence and correlates with the IASLC/ATS/ERS histologic classification in patients with stage I lung adenocarcinoma. Cancer 2013; 119: 931-938.

[96] Suzuki K, Kadota K, Sima CS, et al. Clinical Impact of Immune Microenvironment in Stage I Lung Adenocarcinoma: Tumor Interleukin-12 Receptor beta2 (IL-12Rbeta2), IL-7R, and Stromal FoxP3/CD3 Ratio Are Independent Predictors of Recurrence. J Clin Oncol 2013; 31: 490-498.

[97] Galon J, Costes A, Sanchez-Cabo F, et al. Type, density, and location of immune cells within human colorectal tumors predict clinical outcome. Science 2006; 313: 1960-1964.

[98] Mahmoud SM, Paish EC, Powe DG, et al. Tumor-infiltrating CD8+ lymphocytes predict

clinical outcome in breast cancer. J Clin Oncol 2011; 29: 1949-1955.
[99] Aberle DR, Adams AM, Berg CD, et al. Reduced lung-cancer mortality with low-dose computed tomographic screening. N Engl J Med 2011; 365: 395-409.
[100] Aberle DR, Berg CD, Black WC, et al. The National Lung Screening Trial: overview and study design. Radiology 2011; 258: 243-253.
[101] van Iersel CA, de Koning HJ, Draisma G, et al. Risk-based selection from the general population in a screening trial: Selection criteria, recruitment and power for the Dutch-Belgian randomised lung cancer multi-slice CT screening trial (NELSON). Int J Cancer 2007; 120: 868-874.
[102] Felip E, Rosell R, Maestre JA, et al. Preoperative chemotherapy plus surgery versus surgery plus adjuvant chemotherapy versus surgery alone in early-stage non-small-cell lung cancer. J Clin Oncol 2010; 28: 3138-3145.
[103] Strauss GM, Herndon JE 2nd, Maddaus MA, et al. Adjuvant paclitaxel plus carboplatin compared with observation in stage IB non-small-cell lung cancer: CALGB 9633 with the Cancer and Leukemia Group B, Radiation Therapy Oncology Group, and North Central Cancer Treatment Group Study Groups. J Clin Oncol 2008; 26: 5043-5051.
[104] Girard N, Ostrovnaya I, Lau C, et al. Genomic and mutational profiling to assess clonal relationships between multiple non-small cell lung cancers. Clin Cancer Res 2009; 15: 5184-5190.
[105] Finley DJ, Yoshizawa A, Travis W, et al. Predictors of outcomes after surgical treatment of synchronous primary lung cancers. J Thorac Oncol 2010; 5: 197-205.
[106] Sigel CS, Rudomina DE, Sima CS, et al. Predicting pulmonary adenocarcinoma outcome based on a cytology grading system. Cancer Cytopathol 2012; 120: 35-43.

(译者：刘佳，广东省高要市人民医院)

Cite this article as: Lee MC, Kadota K, Buitrago D, Jones DR, Adusumilli PS. Implementing the new IASLC/ATS/ERS classification of lung adenocarcinomas: results from international and Chinese cohorts. J Thorac Dis 2014;6(S5):S568-S580. doi: 10.3978/j.issn.2072-1439.2014.09.13

第七部分

肺腺癌病理新分类：质疑之声

第十一章　肺腺癌新分类中BAC是否应该停止使用：MD安德森癌症中心的观点

Annikka Weissferdt, Cesar A. Moran

Department of Pathology, MD Anderson Cancer Center, Houston, TX, USA
Correspondence to: AnnikkaWeissferdt, MD, FRCPath. Department of Pathology, MD Anderson Cancer Center, Houston, TX, USA. Email: aweissferdt@mdanderson.org.

摘要： 近期，肺腺癌的病理新分类推荐了一些新的变化，其中最重要的是停用术语“细支气管肺泡癌(bronchioloalveolar carcinoma，BAC)”。对于手术切除标本，新分类引用了新的概念定义：原位腺癌(adenocarcinoma in situ，AIS)指孤立小腺癌单纯的贴壁样生长；微浸润浸润腺癌(minimally invasive adenocarcinoma，MIA)主要为贴壁样生长但浸润成分≤5 mm。这些新概念的推荐是基于多学科专家对文献的回顾和讨论。然而，近期一项针对早期肺腺癌的系列病例的研究，对这些新术语的正确性、合理性提出了质疑，并认为应对新分类概念中涉及的实际病例与其治疗结果进行比较，以验证新分类的可靠性。更为重要的是，新分类中提示具有良性行为的新术语会给患者一个错误的安全感，从而造成选择不明智治疗方案的风险。本文主要围绕这些争议进行讨论。

关键词： 肺；腺癌；分类；原位癌(AIS)，微浸润腺癌(MIA)

View this article at: http://dx.doi.org/10.3978/j.issn.2072-1439.2014.07.41

1　前言

与其他恶性肿瘤相比，肺癌一直是美国致死病因的主要疾病。肺癌两个最常见的组织类型鳞癌和腺癌的发生频率近年来也出现了改变，腺癌已成为最常见的肺癌组织类型[1]。肺部肿瘤的预后较差，五年生存率约15.6%，因此早期诊断和新的治疗策略的更新尤为期待[2]。就此而言，不仅要加强对早期肿瘤的认识，而且要尽可能将那些进展缓慢与有浸润性生物学行为的肿瘤区分开来。

术语“细支气管肺泡癌(BAC)”曾被普遍用以描述一种分化良好、预后良好的腺癌。但BAC这个术语存在缺陷，常常引起病理专家之间，以及临床医生之间对肿瘤本质的认识出现混乱和矛盾。为了澄清这些混乱，新的肺腺癌病理分类进行了修订[3]。在这次分类中，主要推荐：停用术语“细支气管肺泡癌”。并引用了新的概念定义：原位腺癌(AIS)指孤立小腺癌单纯的贴壁样生长，治疗后有100%的生存率；微浸润腺癌(MIA)主要为贴壁样生长但浸润成分≤5 mm，生存率小于或接近100%[3]。尽管这些修订的出发点是好的，但本次修订主要通过选取既往有关BAC的文献进行回顾分析而制定完成，因此未能提供证实新名称也适合于目前的病例的分析。此外，这些新的亚型也未与同样分期的非BAC肺腺癌亚型进行临床指标和统计学分析的比较，这些就导致了人们对新分类临床意义的质疑。当肿瘤被称为“原位”或“微浸润”时，可能会造成临床医生和患者错误的安全感，从而影响最佳治疗的选择。另外一个质疑的是，如果无论“原位”还是“微浸润”的早期肺腺癌患者都有比较满意的生存率、这两个亚型之间的的生存率也无明显区别的话，那么再制定这些新的分类还有无必要。同样在治疗方面，对这两类病灶通常需要完全切除和分期，如果这两种组织亚型在接受同样治疗后的预后没有显著差异，这种组织分类就没有临床意义。遗憾的是，在这次推荐的新分类系统中这些问题没有被充分阐述。

2　BAC的历史背景和最新定义

长期以来，BAC这一概念在文献中已被广泛涉及，对这一肿瘤类型的描述，最早可追溯到19世纪末、20世纪初。当时，Malassez[4]和Musser[5]分别提出了BAC是肺肿瘤“上皮癌”和“原发性肺癌”的特征，组织学结构上，这些肿瘤的特征是明显的支气管肺泡生长模式，但不同的是它们向周围组织浸润程度。在这些最初的描述之后，大量的文献也应运而生了类似的特征描述。类似的不同名称，诸如“肺泡细胞癌”“肺腺瘤病”“肺黏液细胞乳头状腺癌”[6-14]。尽管这些肿瘤有不同的名称，有些诊断也难以确定，但它们均表现为孤立的结节、多发的病灶、弥漫性的形式，而且虽然有些病灶被证实为转移性病灶，但并没有显示出对基质成分有持续性的浸润。早期的争论主要集中在细胞的起源，争论肿瘤是起源于肺泡排列的细胞，还是沿气道末梢排列的细胞。1960年Liebow[15]首次用术语BAC定义了分化良好的腺癌，并统一了这种肿瘤不同生长方式的描述：(1)孤立结节型；(2)播散结节型；(3)弥漫型。值得注意的是，按照Liebow的定义，这些肿瘤可能侵犯淋巴结、胸膜、胸腔外器官，而它的生长特征，是长期处于休眠和缓慢增长，特别是那些孤立结节型的BAC。Liebow最初的定义随后又出现了多种不同的解析，但在最新的WHO文件中，BAC被定义为新生细胞沿着正常的肺泡结构生长，且肿瘤没有浸润基质、胸膜和脉管，尽管没有明确规定，实际上暗示了BAC是AIS的一种类型。近年来，肺腺癌的新分类被提出，是为了提供统一的术语和诊断标准[3]。这种新分类的主要目标是终止BAC术语的使用，取而代之的是新术语：术语“AIS”用于描述一个局限性的腺癌(≤3 cm)，其新生细胞限于沿正常的肺泡结构生长，没有浸润基质、胸膜和脉管。术语“MIA”用予描述一个孤立性的腺癌(≤3 cm)，主要为贴壁样生长，最大浸润直径≤5 mm。根据作者提出的，如果完全切除AIS有100%生存率，MIA有接近100%生存率。新概念的推出目的就是想把它们鉴别开。值得注意的是，这个新分类引起了一些质疑。首先，它规定了肿瘤大小标准，MIA规定的是肿瘤必须<3 cm，浸润的范围不可>5 mm才符合新的分类。设置这样一个人为的界限，是为了更好的区分肿瘤从癌前病变到浸润性病变的生长过程，这个标准也提示了肿瘤如果超过3 cm，即使其他条件符合，也不能诊断为AIS，它将归入其他分类。事实上，为了符合新分类，必须将有基质、淋巴和胸膜的侵犯排除和限制之外，同时，也提示了诊断的来源只能用手术切除标本，而不能用术前活检或脱落细胞。临床上有人提出了批评的观点，认为“原位癌”或“微浸润癌”这两个概念有误导之嫌，会被认为这种肿瘤可能比预期的发展更缓慢。

3 病理学特征

BAC在显微镜下常被描述为三种类型：

(1)局限型，这种类型的肿瘤，通常生长于肺的外周，有明显的边界而无包膜，没有坏死和出血的区域。

(2)多结节型，肿瘤像粟粒状侵犯肺实质，每个结节常<1 cm，分布于一个或多个肺叶内。

(3)弥漫型，它表现的是肺炎发展的过程，散在的团块或结节难以鉴别开，初次常不被考虑为肿瘤，这种类型多与BAC的黏液蛋白型相关。

这些肿瘤无论是孤立的、播散的或是弥漫的，它们的形态学特征都很相似。组织学上讲，肿瘤细胞以低立方形或圆柱状上皮细胞部分或全部代替固有的肺泡壁细胞生长(图1A)。细胞学特征为椭圆形、圆形的细胞核中见明显异型的核仁(图1B)。在非黏液型肿瘤中核聚集并非罕见，黏液型常表现为众多含有黏液的柱状细胞以及肺泡腔中充填着细胞外黏液(图1C)。即使有丝分裂活动不活跃，但少有的核分裂象在一些病例里也是可见的。按照定义，不允许见到肿瘤侵犯任何基质、胸膜、淋巴管和淋巴结。

4　讨论

自从早期高分化腺癌第一次被称做BAC以来，文献上对其本质就展开了热烈讨论[6-15,18-24]。争论的焦点在于，无论是病理还是临床实践上，都没有给出这种肿瘤清楚的定义，而是由于定义不清所导致的主观解释。在发病机理、诊断和预后方面，已经有很多不同的争论观点[6-15,18-24]。问题从一开始就围绕着到底这种肿瘤是一种具有独特临床病理特点的肿瘤，还是BAC仅代表了一种特殊的生长方式。举例来说，在Bennett和Sasser对30例患者进行的研究中，研究结论认为BAC在组织学、形态学和临床基础方面与传统概念的肺癌并没有差别。无独有偶，Rosenblatt等[22]提出了他们的观点，认为胸腔外肿瘤在肺内的转移瘤很难与BAC区别，这就支持BAC是一种生长方式，而不是特殊类型肿瘤。然而，Delarue等[24]则坚持BAC是一种特殊类型肿瘤并给出判定标准：(1)其他部位没有发现原发性腺癌；(2)没有支气管起源的原发肿瘤；(3)肿瘤位于外周位置侵犯了肺泡管；(4)未侵犯间质。有趣的是，他们认为BAC患者可能会出现转移性病灶和恶性胸腔积液。

另一些作者还关注了不同病理亚型BAC患者的生存预后。例如，Manning等[25]研究了34例BAC病例，将肿瘤分为黏液腺型(多发)和非黏液腺型(孤立)，对其观察五年，生存率分别为25%和72%。在Clayton[26]一项45例BAC患者的研究中，作者发现非黏液腺型伴充气者五年生存率明显低于无充气者，他们认为，预后不仅与肿瘤的大小有关，而且与肺泡是否充气也有关。

总之，尽管在这个问题上做了大量研究，查阅了大量文献，但相关的数据还是难以解释清楚，其原因主要是不同的作者采用了不同的病理学取材，包括细胞学标本、小的活检组织和手术标本。许多研究并未关注某一特定的病理

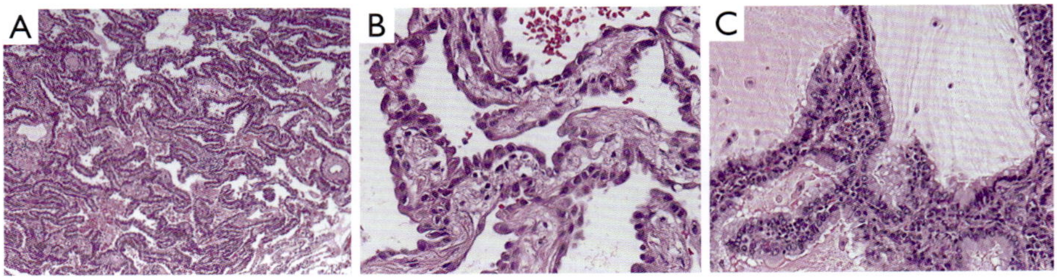

图1　(A)以支气管肺泡为主的生长方式腺癌，可见肿瘤细胞沿肺泡壁生长(HE，×10)；(B)高倍视野支气管肺泡癌生长方式，立方形的上皮细胞呈鞋钉状中度异型贴壁生长(HE，×40)；(C)支气管肺泡黏液腺癌型，细胞呈圆柱状，中等异形性，富含黏蛋白产物(HE，×20)

亚型，许多研究不但包含了孤立结节型，同时还有多发结节型和弥漫型。即使WHO推出BAC最新的定义后，仍然有混淆的研究结果发表。例如，2001年Breathnach等[27]发现，即使同为ⅠA期，传统腺癌的五年生存率是67%，而BAC却是83%。Ebright[28]领导的一项研究发现，评价BAC预后最重要的因素是肿瘤的临床表现和病理分期，而不是对组织学浸润程度的评价。2006年，Travis等[29]发表的一篇综述认为，周围孤立结节型BAC患者的5年生存率为100%。这也支持当时WHO的标准，也为新的肺癌病理分类的推出提供了依据。最支持这种说法的是Noguchi等的研究[30]，他们对236例最大直径达2 cm的小腺癌进行了系列研究，研究中作者将不同类型的腺癌分成了从A~F的不同类别，有28例A和B型代表局限性BAC，但在最后校稿时，作者却发现找到了34例这样的肿瘤，其中有些肿瘤被检出时既有淋巴管受侵又有胸膜受侵，因此这些肿瘤并不符合1999/2004年WHO关于BAC的诊断标准。更为重要的是，作者也承认具有BAC生长方式而≤2 cm的小肿瘤，也可能会存在淋巴管和胸膜浸润。在支持WHO目前标准的研究中，Zell等[3]分析了加利福尼亚肿瘤登记中心关于BAC组织学诊断和分期的1909患者后，发现Ⅰ期BAC 1年生存率为94%，5年生存率为65%。而Ⅱ期BAC的1、5年生存率分别是89%和45%，这显然与Noguchi等预期近100%的生存率相距甚远[30]。

2011年当新腺癌分类推荐AIS和MIA术语被介绍时，这个分类的基础是回顾了11 368篇参考文献，对其中符合特定入选标准的312篇进行引用[3]。除此之外，推荐改换命名的核心文章来源于12部出版物[32-41]。然而，在那些评价性的文献出版物中，细心的读者会发现一些矛盾。首先，大量关于这类肿瘤的文献与目前肿瘤大小判定标准并不一致，例如，一些研究既包含了<0.5 cm代表非典型性腺瘤样增生的病灶，也包含了>3 cm的病灶，这也正是区分AIS和MIA的大小判定标准[32,33,36-38,40]。类似情况还有，在一些研究中，肿瘤被明确证实侵犯了血管、胸膜和淋巴管，因而落选了AIS和MIA的分类标准[34,35]。此外，实际上，不是所有的研究都详述了肿瘤的资料并进行了全面的病理评估，而这正是AIS和MIA鉴别的重要诊断依据[39-41]。有一个研究提出，BAC常常是小肿瘤(<1 cm)，因为肿瘤大小的原因，它们常与较好的预后关联，而这种良好预后并不与组织学相关。

很清楚的是，这次新分类具有重要意义的确定性结论并非来源于所参考的文献，而对BAC的重新分类仅依靠文献回顾，而不是来源于严格比较所有腺癌的生存率，这不仅会误导而且很危险。此外，目前外科临床推荐手术切除所有早期的腺癌，而并不考虑组织学分化程度，因而在诊断时主要强调肿瘤的分期。而分期又是在进行辅助治疗决策时的唯一主要决定因素，而腺癌的组织学亚型一般对术后辅助治疗决策的制定并不重要。

为了进一步验证新分类的有效性，最近一项来自单中心早期肺腺癌104例的研究，尝试去明确在纯BAC生长方式与传统腺癌之间是否存在显著的统计学差异[42]。研究得到了一些重要的观察结果：(1)合并其他肿瘤会降低患者的生存率；(2)没有合并其他肿瘤的患者，高、中、低分化肿瘤之间没有发现生存存在统计学差异；(3)把肿瘤分为BAC成分占整个肿瘤比例<25%、25%~50%、>50%三组进行分析(图2A)，它们之间生存率比较没有发现统计学差异，将它们再与传统腺癌比较，同样没有显著性统计学差异；(4)把肿瘤分成纯的BAC与其他类型进行比较，结果没有发现任何统计学显著性生存率差异(图2B)。结果仅显示含有BAC成分的早期肺癌有较好生存预后的趋势(图2C)。

这个研究结果向腺癌新分类提出了挑战和质疑。如果现有的证据表明病理分期而非组织学依然是最重要的预后因素，大家就会问，基于组织学基础的新分类目的何在？另一个事实是，在这个研究中，没有一个病例符合新推荐的MIA病理类型，MIA这样的新类型是否有意义也引起了质疑。此外，研究结果也提示，目前被称为“不典型腺瘤样增生”是指<0.5 cm最大直径而呈贴壁样生

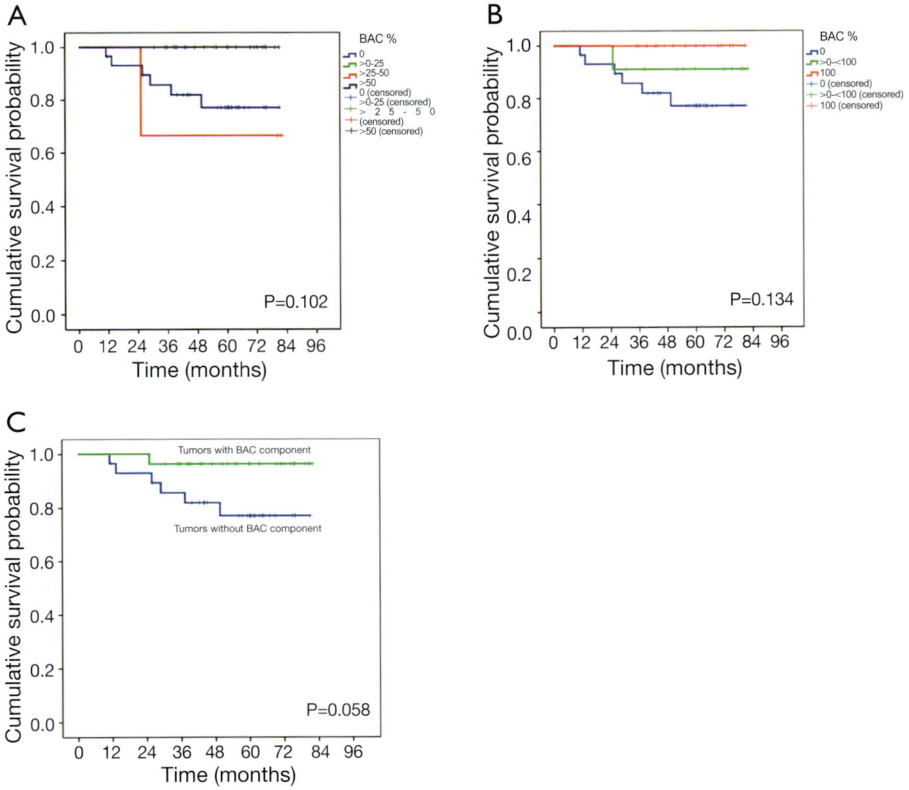

图 2　(A) 具有支气管肺泡 (BAC) 生长方式的肿瘤按 BAC 所占比例 (<25%、25%~50%、>50%) 区分 Kaplan-Meier 生存曲线比较；(B) 纯 BAC 型肿瘤 (推荐 “原位癌”)Kaplan-Meier 生存曲线；(C) 含任何比例的 BAC 肿瘤与不含 BAC 肿瘤生存率比较

长的病灶，其实可能是真正的AIS。

总而言之，目前的文献对腺癌新分类中BAC概念的重新修改提出了挑战和质疑，新分类中修改的名词术语含有肿瘤浸润前的暗示，这就可能会误导临床并有碍对患者的充分分期。多个研究已经表明，有多达22%的小腺癌患者会出现淋巴结的转移[43,44]，因此严格仔细的分期显得更为重要。因此对小腺癌的治疗不应考虑肿瘤组织学特征，更需要考虑的是诊断时准确的分期。然而，对腺癌的诊断不但要包括分化程度和生长模式，还应包括是否有播散转移。基于以上这些理由，建议腺癌的新术语修订应该如下(也可见表1)：

活检组织标本：

➢ 伴有BAC生长方式的腺癌(肿瘤≥0.5 cm)

手术切除标本：

表1　目前肺腺癌分类比较表

WTO2004[17]	IASLC/ATS/ERS肺腺癌的分类(2011)	推荐
癌前病变	浸润前病变	浸润前病变
➢ 不典型性腺瘤样增生(≤0.5 cm)	➢ 不典型性腺瘤样增生(AAH)(≤0.5 cm)	➢ 原位腺癌(≤0.5 cm，从前的AAH)
	➢ 原位腺癌(AIS)(≤3 cm，从前的BAC)	
腺癌	浸润性腺癌	浸润性腺癌
➢ 混合型	➢ 微浸润性腺癌(MIA≤3 cm，以贴壁样生长为主且浸润成分≤5 mm)	生长方式所占比例
➢ 腺泡样腺癌	➢ 贴壁样生长为主(从前的BAC，浸润成分>5 mm)	
➢ 乳头状腺癌	➢ 腺泡样	
➢ 细支气管肺泡癌	➢ 乳头状	
▪ 非黏液性	➢ 微乳头状	
▪ 黏液性	➢ 实体型为主伴黏蛋白分泌	
▪ 混合非黏液性和黏液性、不确定性		
➢ 实性腺癌带有黏蛋白产物		
变异型腺癌	浸润型腺癌的变异型	
➢ 胎儿型腺癌	➢ 浸润型黏液腺癌(从前的黏液性BAC)	
➢ 黏液性，胶质样腺癌	➢ 胶质样腺癌	
➢ 黏液性囊腺癌	➢ 胎儿型腺癌(低和高分化)	
➢ 印戒腺癌	➢ 肠腺癌	
➢ 透明细胞腺癌		

- AIS(≤0.5 cm，从前的AAH)
- 腺癌(需注明各种生长方式所占比例)
- 肿瘤的大小
- 胸膜的完整性
- 淋巴结的情况

声明

本文作者宣称无任何利益冲突。

参考文献

[1] Wahbah M, Boroumand N, Castro C, et al. Changing trends in the distribution of the histologic types of lung cancer: a review of 4,439 cases. Ann Diagn Pathol 2007; 11: 89-96.

[2] Surveillance, epidemiology and end results program (SEER): (Available online: http://www.cdc.gov/cancer/lung/statistics/index.html and http://www.seer.cancer.gov/csr/1975_2008)

[3] Travis WD, Brambilla E, Noguchi M, et al. International association for the study of lung cancer/american thoracic society/european respiratory society international multidisciplinary classification of lung adenocarcinoma. J Thorac Oncol 2011; 6: 244-285.

[4] Malassez L. Examen histologique d' un cas de cancer encephaloide du poumon (epithelioma). Arch Physiol Norm Pathol 1876; 3: 353-372.

[5] Musser JH. Primary cancer of the lung. U Penn Med Bull 1903; 16: 289-296.

[6] Sweany HC. A so-called alveolar cell cancer of the lung. Arch Pathol 1935; 19: 203-207.

[7] Casilli AR, White HJ. Rare forms of primary malignant lung tumors. Am J Clin Pathol 1940; 10: 623-641.

[8] Geever KT. Alveolar cell tumor of the human lung. Arch Pathol 1942; 33: 551-569.

[9] Herbut PA. Alveolar cell tumor of the lung; further evidence of its bronchiolar origin. Arch Pathol (Chic) 1946; 41: 175-184.

[10] Wood DA, Pierson PH. Pulmonary alveolar adenomatosis in man. Is this the same disease as jaagsiekte in sheep? Am Rev Tuberc 1945; 51: 205-224.

[11] Ikeda K. Alveolar cell carcinoma of the lung. Am J Clin Pathol 1945; 15: 50-63.

[12] Osserman KE, Neuhof H. Mucocellular papillary adenocarcinoma of the lung, lobectomy, five-year follow-up. J Thorac Surg 1950; 19: 875-876.

[13] Drymalski GW, Thompson JR, Sweany HC. Pulmonary adenomatosis; a report of three cases. Am J Pathol 1948; 24: 1083-1093.

[14] Delarue NC, Graham EA. Alveolar cell carcinoma of the lung (pulmonary adenomatosis, Jagziekte?) a multicentric tumor of epithelial origin. J Thorac Surg 1949; 18: 237-251.

[15] Liebow AA. Bronchiolo-alveolar carcinoma. Adv Intern Med 1960; 10: 329-358.

[16] Travis WD, Colby TV, Corrin B, et al. eds. WHO Histological Classification of Tumours: Histological typing of lung and pleural tumours. 3rd edition. Berlin: Springer Verlag, 1999.

[17] Travis WD, Brambilla E, Müller-Hermelink HK, et al. eds. Pathology and Genetics of Tumours of the Lung, Pleura, Thymus and Heart. Lyon: IARC, 2004.

[18] Overholt RH, Meissner WA, Delmonico JE Jr. Favorable bronchiolar carcinoma. Dis Chest 1955; 27: 403-413.

[19] Watson WL, Farpour A. Terminal bronchiolar of "alveolar cell" cancer of the lung. Two hundred sixty-five cases. Cancer 1966; 19: 776-780.

[20] Belgrad R, Good CA, Woolner LB. Alveolar-cell carcinoma (terminal bronchiolar carcinoma). A study of surgically excised tumors with special emphasis on localized lesions. Radiology 1962; 79: 789-798.

[21] Munnell ER, Lawson RC, Keller DF. Solitary bronchiolar (alveolar cell) carcinoma of the lung. J Thorac Cardiovasc Surg 1966; 52: 261-270.

[22] Rosenblatt MB, Lisa JR, Collier F. Primary and metastatic bronciolo-alveolar carcinoma. Dis Chest 1967; 52: 147-152.

[23] Bennett DE, Sasser WF. Bronchiolar carcinoma: a valid clinicopathologic entity? A study of 30 cases. Cancer 1969; 24: 876-887.

[24] Delarue NC, Anderson W, Sanders D, et al. Bronchioloalveolar carcinoma: a reappraisal after 24 years. Cancer 1972; 29: 90-97.

[25] Manning JT, Spjut HJ, Tsechen JA. Bronchioloalveolar carcinoma: the significance of two histopathologic types. Cancer 1984; 54: 525-534.

[26] Clayton F. Bronchioloalveolar carcinomas. Cell types, patterns of growth, and prognostic correlates. Cancer 1986; 57: 1555-1564.

[27] Breathnach OS, Kwiatkowski DJ, Finkelstein DM, et al. Bronchioloalveolar carcinoma of the lung: recurrences and survival in patients with stage I disease. J Thorac Cardiovasc Surg 2001; 121: 42-47.

[28] Ebright MI, Zakoski MF, Martin J, et al. Clinical pattern and pathologic stage but not histologic features predict outcome for bronchioloalveolar carcinoma. Ann Thorac Surg 2002; 74: 1640-1646.

[29] Travis WD, Garg K, Franklin WA, et al. Bronchioloalveolar carcinoma and lung adenocarcinoma: the clinical importance and research relevance of the 2004 World Health Organization pathologic criteria. J Thorac Oncol 2006; 1: S13-S19.

[30] Noguchi M, Morikawa A, Kawasaki M, et al. Small adenocarcinoma of the lung: histologic characteristics and prognosis. Cancer 1995; 75: 2844-2852.

[31] Zell JA, Ignatius Ou SH, Ziogas A, et al. Validation of the proposed International Association for the Study of Lung Cancer non-small cell lung cancer staging system revisions for advanced bronchioloalveolar carcinoma using data from the California Cancer Registry. J Thorac Oncol 2007; 2: 1078-1085.

[32] Yamato Y, Tsuchida M, Watanabe T, et al. Early resection of a prospective study of limited resection for bronchioloalveolar adenocarcinoma of the lung. Ann Thorac Surg 2001; 71: 971-974.

[33] Watanabe S, Watanabe T, Arai K, et al. Results of wedge resection for focal bronchioloalveolar carcinoma showing pure ground-glass attenuation on computed tomography. Ann Thorac Surg 2002; 73: 1071-1075.

[34] Suzuki K, Asamura H, Kusumoto M, et al. "Early" peripheral lung cancer: prognostic significance of ground glass opacity on thin-section computed tomography scan. Ann Thorac Surg 2002; 74: 1635-1639.
[35] Sakurai H, Dobashi Y, Mizutani E, et al. Bronchioloalveolar carcinoma of the lung 3 centimeters or less in diameter: a retrospective assessment. Ann Thorac Surg 2004; 78: 1728-1733.
[36] Yamada S, Kohno T. Video-assisted thoracic surgery for pure ground-glass opacities 2 cm or less in diameter. Ann Thorac Surg 2004; 77: 1911-1915.
[37] Yoshida J, Nagai K, Yokose T, et al. Limited resection trial for pulmonary ground-glass opacity nodules: fifty-case experience. J Thorac Cardiovasc Surg 2005; 129: 991-996.
[38] Koike T, Togashi K, Shirato T, et al. Limited resection for non-invasive bronchioloalveolar carcinoma diagnosed by intraoperative pathologic examination. Ann Thorac Surg 2009; 88: 1106-1111.
[39] Vazquez M, Carter D, Brambilla E, et al. Solitary and multiple resected adenocarcinomas after CT screening for lung cancer: Histopathologic features and their prognostic implications. Lung Cancer 2009; 64: 148-154.
[40] Yim J, Zhu LC, Chiriboga L, et al. Histological features are important prognostic indicators in early stages lung adenocarcinoma. Mod Pathol 2007; 20: 233-241.
[41] Borczuk AC, Qian F, Kazeros A, et al. Invasive size is an independent predictor of survival in pulmonary adenocarcinoma. Am J Surg Pathol 2009; 33: 462-469.
[42] Weissferdt A, Kalhor N, Marom E, et al. Early pulmonary adenocarcinoma (T1N0M0): a clinical, radiological, surgical, and pathological correlation of 104 cases. The MD Anderson Cancer Center Experience. Mod Pathol 2013; 26: 1065-1075.
[43] Takizawa T, Terashima M, Koike T, et al. Lymph node metastasis in small peripheral adenocarcinoma of the lung. J Thorac Cardiovasc Surg 1998; 116: 276-280.
[44] Konaka C, Ikeda N, Hiyoshi T, et al. Peripheral non-small lung cancers 2.0 cm or less in diameter: Proposed criteria for limited pulmonary resection based upon clinicopathological presentation. Lung Cancer 1998; 21: 185-191.

(译者：彭俊，副教授、副主任医师、硕士研究生导师，
云南省胸部肿瘤微创委员会副主任委员，AME学术沙龙委员，
云南省第一人民医院胸外科，昆明理工大学附属医院)

Cite this article as: Weissferdt A, Moran CA. Reclassification of early stage pulmonary adenocarcinoma and its consequences. J Thorac Dis 2014;6(S5):S581-S588. doi: 10.3978/j.issn.2072-1439.2014.07.41

第十二章 从肺癌外科治疗的个体化谈“细支气管肺泡癌”是否应该被取消

朱启航，何哲，肖海平，廖明，唐勇，彭秀凡，徐恩五，乔贵宾

广东省人民医院，广东省肺癌研究所

摘要：在过去的50年里，细支气管肺泡癌(Bronchoalveolar Carcinoma，BAC)一直是肺腺癌经典的组织亚型之一。然而，由于长期以来BAC术语的不规范使用，2011年国际肺癌研究协会、美国胸外科协会和欧洲呼吸协会(IASLC/ATS/ERS)共同推荐使用新的数个术语来替代BAC这一传统概念，新的术语包括原位腺癌(AIS)，微浸润腺癌(MIA)和鳞屑生长为主型腺癌(LPA)。这一提议随后被2015年WHO发布的最新肺腺癌病理分类采用。但是，笔者认为从BAC独特的生物学特性和外科个体化处理方面看，为取代BAC而提出的新的概念并不能完全满足临床需要，BAC的概念需要继续保留使用。本文将首先回顾BAC的历史由来，总结其独特的生物学特点。然后通过介绍肺癌的外科个体化诊疗中BAC概念的重要性阐述保留BAC概念的必要性。

关键词：肺腺癌；细支气管肺泡癌；外科；个体化

1 BAC概念溯源

BAC作为肺腺癌的一个亚型，最早在1960年由Libebow[1]明确提出。但是，早在Libebow之前，Malassez[2]和Ewing[3]分别在1876年和1919年就已描述了从现在看来与BAC极其类似的肺癌病理类型。在1967年第一版WHO肺肿瘤病理分

类中，BAC就是肺腺癌两种亚型之一，包括了黏液性和非黏液性BAC[4]。经过1999年[5]和2004年[6]的修订，纯的BAC被严格的定义为贴壁样生长、无明确基质、血管或胸膜侵犯的病灶。如果腺癌伴有BAC的成分则划分为混合型腺癌。

毋庸置疑，BAC在肺癌分类中的地位曾是非常重要的。但是，2011年，国际肺癌研究协会、美国胸外科协会和欧洲呼吸协会(IASLC/ATS/ERS)共同推荐使用新的术语替代BAC[7](表1)。主要原因是考虑长期以来BAC术语的滥用，造成了学术交流和临床应用的很多混乱。虽然1999年和2004年的WHO肺癌病理分类已对纯BAC进行了严格定义，但临床和学术交流中，仍有很多学者把含有BAC成分的混合型腺癌称为BAC。2011年IASLC/ATS/ERS肺腺癌病理分类决定取缔BAC概念，取而代之的新术语是AIS(原BAC)，MIA(原BAC含少量浸润性肿瘤，浸润成分<5 mm)，LPA(原混合腺癌含有大量BAC成分，浸润成分>5 mm)。目前，这些新的概念已被2015年WHO官方发布的肺癌病理分类采用并在全球推广使用，虽然新的定义避免了过去BAC概念混乱使用的局面，但这样的重新定义能否真实反映这组肿瘤的生物学特性以及其在临床应用中的有效性，尚需进一步研究验证。

2　肺腺癌逐步演进的过程

目前，结合组织形态学、免疫组化和分子生物学的研究成果，大家已逐渐接受周围型肺腺癌的发展是一个逐步演进的过程[8-10]，类似于大肠腺瘤发展为大肠癌的途径[11]。从癌前病变的非典型腺瘤样增生(AAH)，发展到纯粹的细支气管肺泡癌(BAC)，即2015年WHO分类中的原位腺癌，再发展到混合型腺癌，并最终发展成为浸润性腺癌(图1)。有研究指出，在切除的浸润性肺腺癌标本附近的正常肺组织中，一般都能够发现AAH病灶[12]。虽然AAH为肺癌癌前病变已被公认，但AAH进展到浸润性肺腺癌的速度，以及这种进展能否被逆转

表1　2011年新分类推荐的替代BAC的术语

2011年新分类推荐的替代BAC的术语
(1)原位腺癌(AIS)，可为非黏液性和少黏液性
(2)微小浸润性腺癌(MIA)，可为非黏液性和少黏液性
(3)贴壁样生长为主型腺癌 (非黏液性)
(4)腺癌，侵袭性成分为主，伴非黏液性贴壁样生长成分(包括手术切除的病例以前分类为混合型和一些临床晚期的病例以前分类为非黏液性BAC)
(5)浸润性黏液腺癌 (以前的黏液性BAC)

BAC: Bronchioloalveolar Carcinoma，细支气管肺泡癌；AIS: Adenocarcinoma In Situ，原位腺癌；MIA: Minimally Invasive Adenocarcinoma，微浸润腺癌。

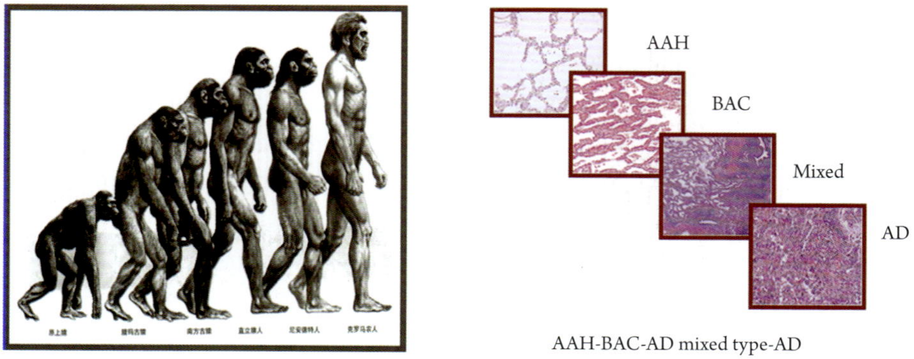

图 1　从癌前病变 AAH 逐步发展为浸润性腺癌的过程，类似于人类进化过程

仍不清楚[13]。1995年，日本的Noguchi等通过对236例小结节肺癌病例的分析，建立了一个线性的肺癌逐步演化模型，并将肺小结节腺癌分为A~F等6种类型[14]。这一肺腺癌逐步演化进展的理念极大地影响了2011年IASLC/ATS/ERS肺腺癌病理分类的制定，遂出现了癌前病变到早期癌直至浸润癌的系列概念。但值得质疑的是，是否所有的腺癌都是经过这一逐步演变过程发展而来，临床经常能看到所谓小病灶大转移的患者，即使肺部结节<1 cm，也会出现“爆发性”的全身转移，显然这种肿瘤不一定是经过这样的发展过程演化而来。

影像学的进展也表明，大多数肺腺癌为周围型，而影像学检查发现的小肺腺癌大多表现为直径≤2 cm的周围型结节。肺腺癌的影像表现主要包括孤立结节型、多发结节型和炎症实变型[15,16]。AAH、原位腺癌(AIS，即以前的纯BAC)和微浸润腺癌(MIA，以前的混合性肺腺癌中BAC成分占绝大部分，浸润成分<5 mm的一种腺癌)多表现为磨玻璃样结节(GGO)，而鳞屑生长为主型腺癌(LPA，以前的混合型腺癌中BAC成分为主，但浸润成分>5 mm)多表现为混合密度的半实性结节，而浸润性腺癌通常表现为实性结节，这表明影像学上实性成分的出现可能代表着浸润性成分的存在[17]。Soda等曾描述了一个在52个月的随访中，从瘢痕样磨玻璃病灶逐渐演化成实性低分化腺癌结节的病例[18](图2)。但也有学者质疑这样的相关性，有病理学家发现影像学所表现的实性成分并不不是腺癌逐步演进时具有侵袭性的浸润癌细胞造成，有时实际是肿瘤生长过程中坍塌的肺泡结构、增生的纤维结缔组织或间质上皮细胞转化造成的，而这些原因造成的肺结节的实性成分在预后上与肿瘤进展后的浸润成分不能等同，如以目前的观念指导临床势必造成治疗决策的错误。

3　BAC的独特生物学特性

自1967年被第一版WHO肺癌病理分类正式引用到2015年最新版的WHO分

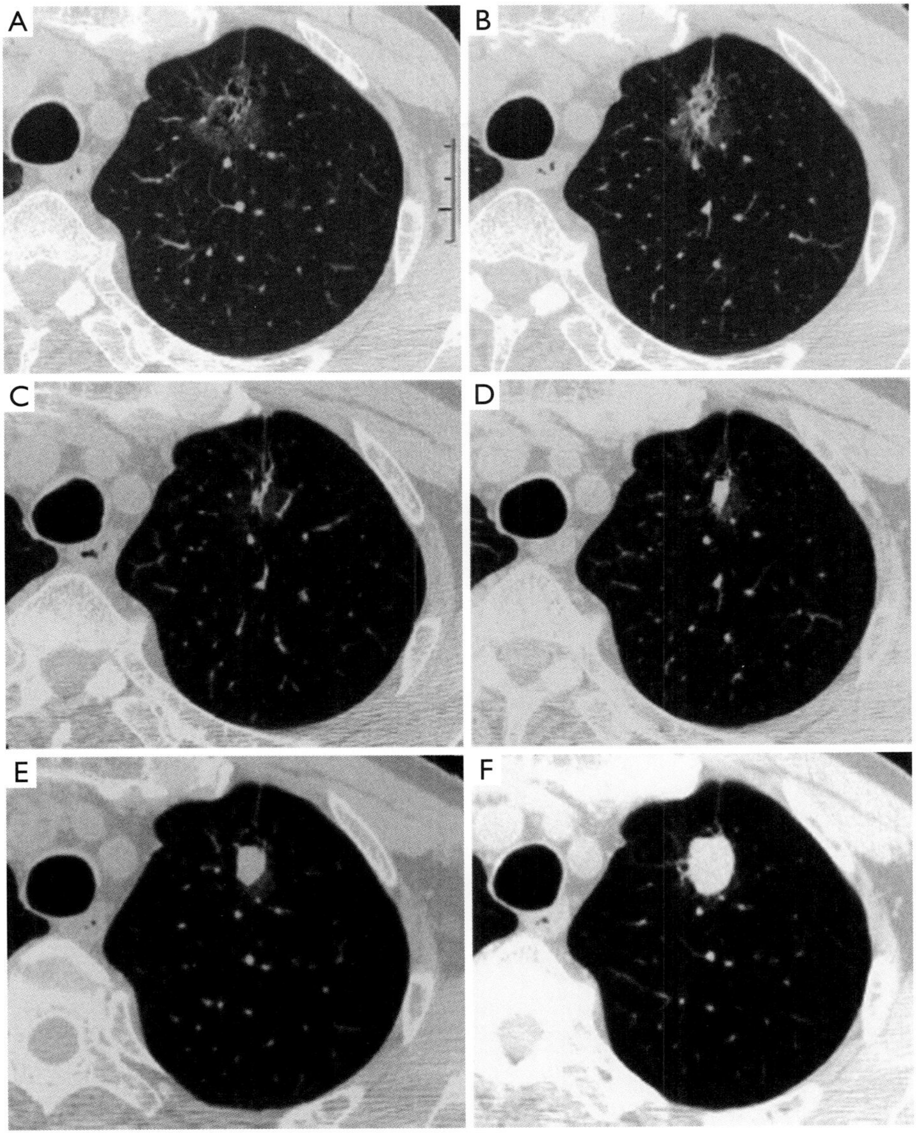

图 2 从瘢痕样磨玻璃病灶逐渐演化成实性低分化腺癌结节的随访病例

从 (A~H) 可依次看到病灶由磨玻璃影到部分实性，再到实性病灶，最终为实性病灶并增大[18]。

类弃用，BAC一直被认为是一种特殊类型的肺腺癌亚型，有其独特的病理和临床特征。将近半个世纪以来，BAC一直被认为不但是一种特殊类型的生长方式(现在被定义为鳞屑样生长)，而且更重要的是大量的研究和临床观察证实BAC具有独特的生物学特性和临床特征。首先，BAC通常生长缓慢，Chang等研究表明纯GGO病灶的中位体积倍增时间为769 d，而且罕有淋巴结转移[19]。

其次，BAC存在多原发倾向，意味着临床上发现的多个肺部结节，如果组织学有BAC成分，需考虑为多原发而非肺内转移[20,21]，与此同时，大量的临床观察也发现BAC也是最容易发生气道内播散转移的肺部肿瘤。第三，AIS和MIA(即Noguchi的A和B型)的5年肿瘤特异性生存率接近100%，是可以治愈的肿瘤[22]。此外，一种羊的肺癌与人类的BAC类似，现已被证实与绵羊肺腺瘤病毒(JSRV)有关，可导致该肿瘤在羊群中传播，这引起学界对BAC是否存在病毒学病因的研究[23]。

最新的肺腺癌病理分类建议取消BAC的概念以消除BAC被滥用的混乱局面，取而代之的是AIS、MIA和LPA和浸润性腺癌等系列概念。这种新的命名虽然可以消除之前学术界和临床应用中将BAC概念滥用的情况，并可以直观地呈现肿瘤发展的不同阶段，但笔者认为这样的新分类同时也消除了人们半个多世纪来对BAC独特生物学特性和临床行为所形成的根深蒂固的直观印象，不利于这群患者的个体化治疗。也有学者则认为，病理分类的目的是区分预后从而指导临床实践，但新分类中将AIS和MIA进行区分，实际两者在接受手术治疗后可以取得同样的治疗效果(5年生存率均为100%)，由BAC衍生出两个概念是否必要[24]。此外，LPA在治疗策略上与其他恶性程度更高的浸润性腺癌完全一致，不能反应LPA由于绝大部分成分为BAC有着好的预后而不同于其他腺癌的特性，事实上这一概念耽误了一部分患者的个体化治疗，所以很多学者认为LPA的概念在临床上的应用将没有任何意义，很可能将会成为一个死的概念。以下，笔者将着重从外科治疗的角度讨论BAC概念不能被AIS、MIA和LPA取代而继续存在的必要性。

4 肺腺癌的外科个体化手术治疗

近年来，随着肺癌筛查项目的广泛推广，越来越多的周围型小结节被发现[25]，其中有许多是含BAC成分的早期肺癌。对于这些患者，手术是唯一有治愈机会的手段，但手术切除的范围似乎含BAC成分的肺癌有别于其他类型。对于含BAC成分的肺癌，即使相对分期较晚，手术也有非常重要的作用。含BAC成分的肺癌大体上可分为孤立结节型、多结节型和炎症实变型三大类型(图3)，以下从肺癌个体化外科治疗的角度介绍外科手术在这三种类型肺癌治疗中有别于其他类型肺癌的特点。

5 孤立肺结节

大量的文献已关注不同密度和病理类型肺部结节5年生存率的差异。日本学者Noguchi将肺孤立小结节根据影像和病理表现分为6个亚型，每种亚型提示不同的预后，堪称肺小结节和早期肺癌研究的里程碑，他发现肺孤立小结节总

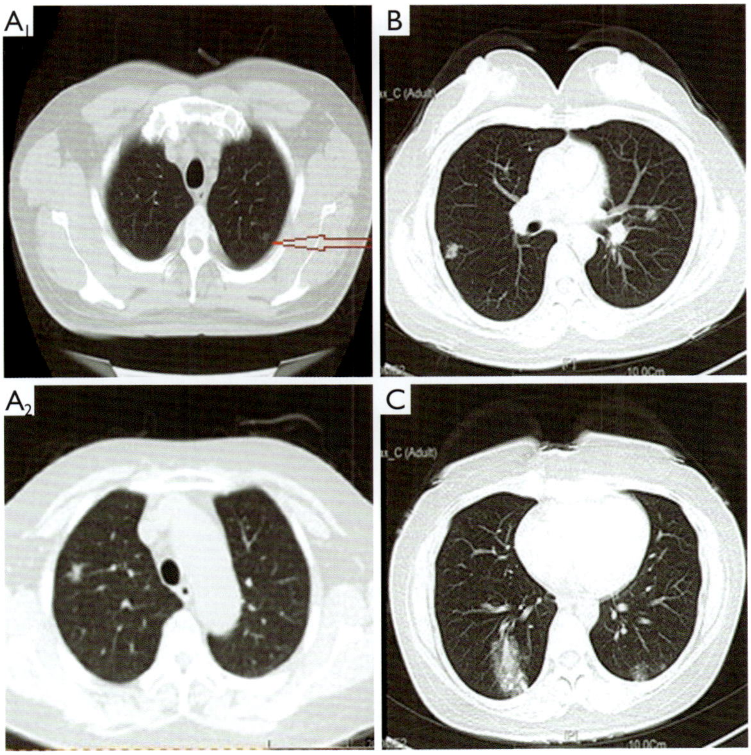

图 3 细支气管肺泡癌影像学三大表现

(A) 孤立性结节，(A_1)GGO，(A半实性结节；(B) 多发结节；(C) 肺炎性改变。

的五年生存率为74.9%，类似于C型，同时A型和B型为100%，D型为52%[14]，这一发现极大影响了新的肺腺癌病理分类系统。日本国立癌症研究院的Asamura等分析了1991~2000年这10年间1 769例接受手术的肺癌患者病例，认为亚厘米级别的肺癌，GGO(包括半实性)代表了真正的早期肺癌，手术可以达到根治目的[26]。Vazquez等通过对279例手术切除肺癌病例的预后研究，发现BAC成分的比例是预后的积极因素[27]。Higashiyama等评估了连续的206例手术切除的直径<2 cm周围型肺结节特征，将这些小结节分为4类：(1)无BAC成分；(2)BAC成分占1%~49%；(3)BAC成分占50~99%；(4)纯BAC，发现BAC成分越少，预后越差[28]。以上的结果表明，BAC成分是肺癌预后的一个积极因素。因此，大量的既往数据表明，目前肺腺癌新分类中如果简单用AIS、MIA和LPA等概念取代BAC，恐怕会丢失大量的预后信息，也势必会影响对这些患者的个体化治疗。

半个多世纪以来，NSCLC标准的手术方式为肺叶切除(全肺切除)加纵隔淋巴结清扫。微创手术是目前外科发展的方向，但是现在的微创手术仅仅只是针对于切口的微创，真正的微创还应包括更小的切除范围(在不影响预后的情况下)，最大限度地保留肺功能。此外，采取小范围切除以保留更多肺组织的意义更重要的是，当肿瘤复发时，能够提供二次切除的机会，因为一般含有细支气管肺泡癌成分的肿瘤较易出现肺内的多原发肿瘤。基于此，学者们尝试了多种早期肺癌的手术方式。肺局部切除，包括肺段切除、亚肺叶切除和楔形切除等，都是肺叶切除术可能有效的备选方式。由于BAC的独特特征，有可能成为局部切除最好的治疗对象。Koike等进行的Ⅱ期前瞻性研究认为局部肺切除可能是非浸润性BAC可选择的手术方式[29]。Nomori等更是进行了一项前瞻性研究，认为肺段切除是cT1N0M0的NSCLC可选择的根治性手术方式[22]。

肺癌是一种异质性疾病，因此，针对不同分期、不同成分的肺癌，个体化诊疗是必需考虑的问题。对于早期肺癌来说同样也是如此，虽然影像学表现同为周围型结节，但肿瘤中浸润成分的多少决定了其预后的差异，这也是本次肺腺癌分类进行细化的原因。基于此，不同预后的结节理应接受不同的治疗方式，亚肺叶切除的概念也就应运而生。目前，3项大型的前瞻性试验，CALGB140503，JCOG0804和JCOG0802，正在进行，这三项研究试图对比肺叶切除术和肺局部切除对不同影像学类型(实性成分和磨玻璃成分的比例)早期肺癌的治疗效果，这些研究被称为改变教科书式的研究，因为一旦研究取得阳性结果，对于一些早期肺癌就可以采用切除范围更小的手术方式进行根治性治疗。由于入组过程慢于预期，这些研究都在调整研究方案，并预计在2017~2020年得出初步结果。目前，在世界范围内局限性切除对于某些特定的早期肺腺癌(小的纯磨玻璃病变，AIS和MIA)的根治作用虽然已经得到绝大多数外科专家的认可，但绝大多数指南和共识在缺乏充分证据的基础上尚未推荐局限切除作为肺癌根治的标准术式。此外，虽然对于肺段切除这类的术式外科医生趋之若鹜，但新的肺腺癌分类在2011和2015年就已经强调，对于影像学显示磨玻璃病灶的早期肺癌，AIS和MIA的诊断需要常规切片的病理评估才能最后判定，也就是说，术中冰冻病理很难提供准确的手术方式制定信息，如果仅凭影像学的依据来决定手术范围的大小会导致部分患者术后复发风险增高。不过，随着诊断水平的提高和对早期肺癌认识的加深，对这些临床问题的处理也会逐渐完善。最近，上海胸科医院陈海泉团队在JCO发表研究结果，他们对800多例早期肺癌的比对研究发现，术中冰冻病理和术后常规病理的一致率达84.4%，其中AIS和MIA的一致率达96%，说明对于此类疾病冰冻病理已足够决定手术切除的范围。803例患者中仅四例因冰冻评价不足而造成了切除范围的不够[30]。但其他同类的研究并不能得出类似的结果[31]，说明冰冻切片的准确性取决于病理医生的经验。

关于肺癌术中淋巴结切除的方式，也是早期肺癌手术争议较多的问题。目前虽然系统性淋巴结清扫时标准的切除方法，但对于一些早期肺癌，尤其对是淋巴和远处转移非常罕见的磨玻璃样结节(AIS和MIA)来说，创伤较大的系统淋巴结清扫就显得不合时宜。事实上，很多专家尝试了淋巴结采样和叶特异性淋巴结清扫的切除方式。来自北美的ACSOG Z0030试验认为相较于淋巴结采样，淋巴结清扫不能改善早期肺癌患者的预后[32]。其次，关于叶特异性淋巴结清扫的作用仍有较大争议，如，Shapiro等[33]认为对早期肺癌，损伤范围较小的叶特异性淋巴结清扫是足够的，而Maniwa等[34]则发现淋巴结阴性的肺癌患者，接受叶特异性淋巴结清扫的术后复发率显著高于接受淋巴结清扫者。目前，由于研究证据不充分，这些理念在临床的广泛应用尚需时日。

新的分类认为AIS和MIA是肺癌的早期状态，可以尝试肺局部切除进行治疗，但受到质疑的是AIS和MIA既然术后有着相同的预后并可接受相同的治疗，为什么还要对两者进行区分，是否应该考虑将两者合并并使用统一的名称，事实上这组患者可以用BAC统一涵盖；MIA和LPA的组织学区别是浸润成分的直径>5 mm与否，那么对<5 mm浸润成分的肺腺癌就可以亚肺叶切除，对浸润成份>5 mm，甚至只有6 mm或7 mm浸润成分的肺腺癌就必须肺叶切除，这样的分类是否合理、是否有足够的证据，这都是专家质疑的问题。由于新分类建议将LPA和浸润性腺癌采用同样的治疗策略，但LPA由于含有既往所谓的BAC成分，提示预后良好，为什么不使用“BAC成分为主型腺癌”这一名称，而使用LPA这一临床很少会使用的名词。

随着肺癌筛查计划的进行，越来越多的肺小结节被发现，但仍有很多问题急需解决。如何确定肺结节的恶性倾向？标准的根治性手术是否适用于所有的患者？如未行手术，对这些患者应如何随访？以上这些问题都是肺癌个体化诊疗需解决的。笔者认为，由于BAC的独特的临床特征，BAC成分的存在对肿瘤的预后有积极的提示作用。在取得病理诊断之后，BAC概念的存在可以为肺小结节患者个体化外科手术方案提供更多的决策信息。

6　多发肺结节

随着影像技术的推广，越来越多的肺部多结节被发现。对于多发的肺部结节，一个非常重要的临床问题是确定结节是多原发还是转移性的。第7版TNM肺癌分期将同侧的多发肺结节定义为T3或者是T4，而双侧肺结节则定义为M1a。即将实施的第8版肺癌TNM分期也继续沿用了这样的概念。这相较第6版TNM分期虽然已经有了进步，已将多结节肺癌在T分期方面有所降期，这主要是考虑到不是所有的肺内多结节都是转移所致，但仍把对侧结节定义为转移造成。对IASLC数据库的研究也发现，第7版TNM分期仍存在缺陷，虽然分期中M1a的1年生存率为45%，M1b的一年生存率为23%[35]，相信有一部分双侧多结节是多原发所致，说明对这一组患者仍待进一步细化。即将实行的第8版

TNM分期仍未能有效解决此问题。Yu等认为肿瘤大小是多结节病灶肺癌患者的独立预后因素，而非现行的TNM分期[36]。有学者分析国际早期肺癌行动项目(I-ELCAP)的结果认为，对于无淋巴结或远处转移证据的，非实性多发肺结节可按照Ⅰ期肺癌进行处理[27]。

对于肺内多原发和转移的判断，一直是困扰临床的重要问题。1975年，Martin和Melamed提出了所谓的M-M标准，来鉴别原发还是转移性结节[37]。但事实上，时至今日，关于这个领域的研究还不是很深入。即使现在分子检测技术已十分成熟，可从分子遗传信息分析不同结节的差异性，但由于肺癌原发灶和转移灶间异质性的存在，即使使用这样的技术，也很难得出明确的答案。因此，BAC概念的存在及其生长方式的生物学特性为多原发和转移性病灶的判断提供了大量的信息。

BAC一个非常显著的生物学特性就是容易多灶性生长，存在多原发倾向，可表现为多发GGO病灶，韩国的Kim等认为对于这种多原发GGO病灶，由于其惰性特性可予以CT随访，而非立即手术[38]。因此，但临床上发现多结节病灶有BAC可能时(如有结节表现为GGO)，应该按照多原发来处理。但如果用新的名词AIS和MIA取代BAC概念，似乎并不能提供多原发的信息。

BAC另一比较突出的生物学特性是容易发生气道内转移，而造成肺内弥漫性的病变和多结节病变，当然这些主要发生在黏液型BAC患者。对这些患者原发和转移的判断通过影像学的观察，以及病情的迅速进展等特点并不困难。但对这样的患者如果病理诊断为AIS或MIA，显然并没有黏液型BAC的诊断更为贴切，因为虽然这些肿瘤虽然在显微镜下的生长方式是沿着肺泡壁的鳞屑样生长，但已经发生转移的肿瘤是不能称为AIS的。对多结节肺癌的个体化手术治疗方面，由于BAC多灶性特点，现在已经公认外科手术的治疗作用，手术方式应最大范围保护肺功能。这也从另一方面提示局部的亚肺叶切除在孤立结节型BAC外科手术中的重要性，因为最大范围保留肺功能可为术后再发新的病灶进行局部处理提供机会。

总之，对于多结节肺癌，BAC概念的保留更有利于判断多结节是多原发抑或转移性病灶，为外科个体化手术策略的制定提供帮助。

7　炎症实变型肺癌

实变型肺癌，由于在影像学上表现有云雾状斑片影或与肺叶边界相接近的实变影也被称为肺炎型肺癌，易被误诊为肺炎等炎性改变，一般认为一种肿瘤大、病变范围广相对较晚期肺癌，一般预后较差，常常被认为无手术指征而接受内科治疗，但这类肿瘤常常是既往所称的黏液型BAC所致，一般无EGFR突变无法接受靶向治疗，而化疗又常常不敏感。

但由于BAC独特的生物学特点，这类肿瘤往往生长较缓慢，不易发生纵隔淋巴结和远处转移，散在的临床数据提示外科手术在这类患者中可取得一定的治疗效果。笔者曾完成多例炎症实变型肺癌而被延误治疗的病例，有时即使双肺病灶弥漫，在切除主病灶后不但明显改善了支气管溢液、咳嗽和气短等临床症状，而且获得了较为满意的生存(图4)。有时姑息性的全肺切除术是缓解患者严重呼吸困难等症状和延长生存期的有效方式，Fabrice等曾报道4例接受姑息性全肺切除的双侧弥漫性BAC患者，一例术后死亡，其余三例中，最高达到10个月的呼吸症状缓解和18个月的生存时间[39]。由于这类患者常常是黏液型BAC，由于其发展进程往往偏向惰性而不易发生肺外转移，所以肺移植也是一种可尝试的治疗方式，2012年美国器官移植注册协会的数据表明，肺移植针对这类BAC的治疗效果优于化疗[40]。因此，虽然TNM分期已属于晚期，但是BAC成分的存在提示外科手术干预有可能使患者获益。对于这些特殊类型的肿瘤，如果取消BAC的概念就不能真实反映肿瘤的生物学特点，延误患者的治疗，失去外科干预的机会。

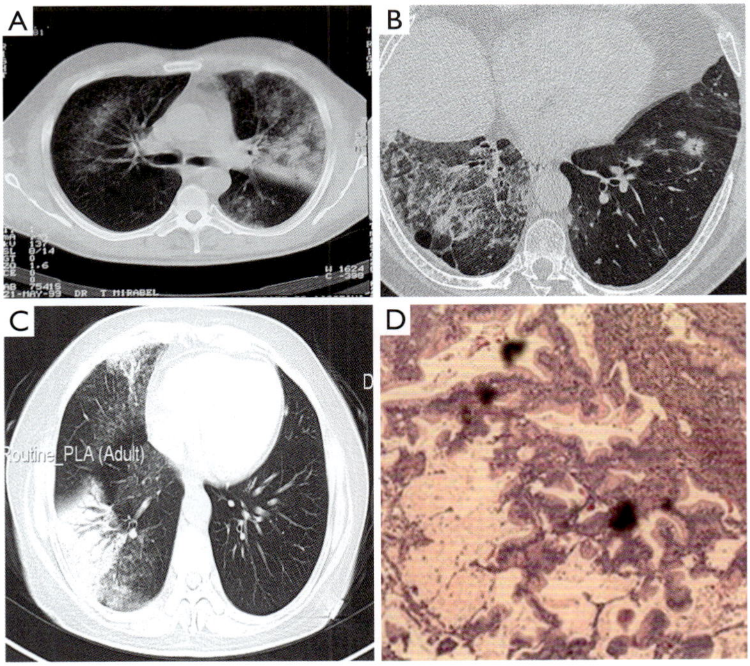

图4 一例实变型肺癌患者，2007年便发现双肺结节

(A)2011年4月胸部CT，主病灶内可见支气管充气征；(B)2012年8月胸部CT，主病灶逐渐变大变实；(C)2015年8月胸部CT，后2015年10月21日行右下肺叶切除术；(D)术后病理提示黏液性BAC。

8 结论

半个多世纪以来，BAC一直以来被认为是具有独特临床表现、肿瘤生物学、治疗反应和预后的一种特殊类型的肺腺癌。2011年IASLC/ATS/ERS多学科肺腺癌分类建议使用新术语代替BAC，是为了解决之前临床和病理学上BAC概念的混乱。事实上，这种混乱与BAC这个术语的滥用有关，而非BAC这个术语的科学性本身。如今，虽然WHO官方已正式接受了这种新的定义，但由于人们长期在临床实践中形成的对BAC根深蒂固的认识，无论是临床还是在学术交流方面，BAC的概念也将会继续存在。BAC是一种特殊类型的肺癌，代表了一种特殊的生长方式和生物学行为，在治疗上应该结合其特点制定高度个体化的治疗方案，尤其是在对含有BAC成分的肺癌患者进行手术干预时，无论是早期还是晚期患者都应该制定高度个体化的诊疗方案，而非单纯的遵循TNM分期。近来，马里兰大学的病理专家Xu等专门发表了文章，他们认为BAC这个术语不应该被取消，他们主要从病理学角度进行争议，质疑新分类中高分化腺癌中的浸润性成分究竟代表什么，以及LPA这个术语中采用>5 mm的标准是否存在足够的证据[40]。而来自美国安德森癌症中心的Annikka Weissferdt等[24]也认为，新的分类将传统的BAC[41]划分为AIS和MIA两个概念，而两者在治疗策略和预后方面没有明显区别，这样的划分不但没有什么临床意义，同时也丢失了许多BAC所固有的一些独特特点，而LPA这一概念因没有太多的临床意义而注定是一个不会被大家广泛采纳的概念。此外，她还认为从病理学的组织形态学角度看，新的分类取消了BAC的概念，而用鳞屑状生长描述这种肿瘤的生长方式，但从组织学特点看，病理学家有时对鳞屑样生长、乳头状生长的鉴别存在困难，而浸润成分是真正的肿瘤浸润还是由肺泡结构塌陷、纤维蛋白疤痕增生抑或肿瘤坏死引起也还很难区分。因此，她也不同意取消BAC概念而使用比较复杂和容易误判的概念。

我们认为，从肺癌外科个体化治疗的角度看，BAC代表了一组生长缓慢、不易出现远处转移的特殊类型肿瘤，新的肺腺癌分类中说涉及的术语无法完全取代BAC这一传统概念所提示的临床意义，从而使很多BAC患者丧失最佳的手术机会。因此，建议继续或混合使用BAC这一重要概念。

目前，肺癌的外科治疗已经进入微创化和个体化治疗的时代，对不同病理类型的肺癌患者进行个体化手术切除是重要方向。如前所述，已有数个有关亚肺叶切除的大型前瞻性临床研究正在进行，而正是由于BAC的独特病理和生物学特点，成为这些临床研究最佳的研究对象。显然某些含BAC成分的早期肺癌在接受亚肺叶切除可以治愈，但是这些期肺癌的确切含义仍需进一步明确。而某些分期相对较晚的含BAC成分的肺癌，由于其不易出现纵隔淋巴结和远处转移，外科手术在这些患者的治疗中仍具有重要作用。BAC是肺癌个体化诊疗的果蝇和豌豆，包括围手术期管理，手术切除范围以及淋巴结切除范围等等。我们认为，BAC这个病理类型，作为一种独特的肿瘤病理成分，与预后、治疗方式显著相关。时间检验真理，经典的BAC是否能够重回肺腺癌分类，期待开展更多的研究以进一步明确。

声明

本文作者宣称无任何利益冲突。

参考文献

[1] Liebow AA. Bronchiolo-alveolar carcinoma.Adv Intern Med 1960; 10: 329-358.
[2] Malassez L. Examenhistologique d' un cas de cancer encephaloide du poumon (epithelioma). Arch Phys Norm Pathol 1876: 353-372.
[3] Ewing J. Neoplastic Diseases: A Text-Book on Tumors. Philadelphia, PA: W.B. Saunders Co; 1919.
[4] Larsson S, Zettergren L. Histological typing of lung cancer. Application of the World Health Organization classification to 479 cases. Acta Pathol Microbiol Scand A 1976; 84: 529-537.
[5] Brambilla E, Travis WD, Colby TV, et al. The new World Health Organization classification of lung tumours. Eur Respir J 2001; 18: 1059-1068.
[6] Travis W D. Pathology& Genetics: Tumours of the Lung, Pleura, Thymus, and Heart. 2004; 7.
[7] Travis WD, Brambilla E, Noguchi M, et al. International association for the study of lung cancer/american thoracic society/european respiratory society international multidisciplinary classification of lung adenocarcinoma. J Thorac Oncol 2011; 6: 244-285.
[8] Yoshida Y, Shibata T, Kokubu A, et al. Mutations of the epidermal growth factor receptor gene in atypical adenomatous hyperplasia and bronchioloalveolar carcinoma of the lung. Lung Cancer 2005; 50: 1-8.
[9] Travis WD, Garg K, Franklin WA, et al. Evolving concepts in the pathology and computed tomography imaging of lung adenocarcinoma and bronchioloalveolar carcinoma. J Clin Oncol 2005; 23: 3279-3287.
[10] Kitamura H, Kameda Y, Nakamura N, et al. Atypical adenomatous hyperplasia and bronchoalveolar lung carcinoma. Analysis by morphometry and the expressions of p53 and carcinoembryonic antigen. Am J Surg Pathol 1996; 20: 553-562.
[11] Fujiwara T, Stolker JM, Watanabe T, et al. Accumulated clonal genetic alterations in familial and sporadic colorectal carcinomas with widespread instability in microsatellite sequences. Am J Pathol 1998; 153: 1063-1078.
[12] Kim TJ, Goo JM, Lee KW, et al. Clinical, pathological and thin-section CT features of persistent multiple ground-glass opacity nodules: comparison with solitary ground-glass opacity nodule. Lung Cancer 2009; 64: 171-178.
[13] Morandi L, Asioli S, Cavazza A, et al. Genetic relationship among atypical adenomatous hyperplasia, bronchioloalveolar carcinoma and adenocarcinoma of the lung. Lung Cancer 2007; 56: 35-42.

[14] Noguchi M, Morikawa A, Kawasaki M, et al. Small adenocarcinoma of the lung. Histologic characteristics and prognosis. Cancer 1995; 75: 2844-2852.

[15] Chu ZG, Yang ZG, Shao H, et al. Small peripheral lung adenocarcinoma: CT and histopathologic characteristics and prognostic implications. Cancer Imaging 2011; 11: 237-246.

[16] Jung JI, Kim H, Park SH, et al. CT differentiation of pneumonic-type bronchioloalveolar cell carcinoma and infectious pneumonia. Br J Radiol 2001; 74: 490-494.

[17] Wallis A, Chandratreya L, Bhatt N, et al. Imaging bronchogenic adenocarcinoma: emerging concepts. J Comput Assist Tomogr 2012; 36: 629-635.

[18] Soda H, Nakamura Y, Nakatomi K, et al. Stepwise progression from ground-glass opacity towards invasive adenocarcinoma: long-term follow-up of radiological findings. Lung Cancer 2008; 60: 298-301.

[19] Chang B, Hwang JH, Choi YH, et al. Natural history of pure ground-glass opacity lung nodules detected by low-dose CT scan. Chest 2013; 143: 172-178.

[20] Breathnach OS, Ishibe N, Williams J, et al. Clinical features of patients with stage IIIB and IV bronchioloalveolar carcinoma of the lung. Cancer 1999; 86: 1165-1173.

[21] Ebright MI, Zakowski MF, Martin J, et al. Clinical pattern and pathologic stage but not histologic features predict outcome for bronchioloalveolar carcinoma. Ann Thorac Surg 2002; 74: 1640-6; discussion 1646-1647.

[22] Nomori H, Mori T, Ikeda K, et al. Segmentectomy for selected cT1N0M0 non-small cell lung cancer: a prospective study at a single institute. J Thorac Cardiovasc Surg 2012; 144: 87-93.

[23] Leroux C, Girard N, Cottin V, et al. Jaagsiekte Sheep Retrovirus (JSRV): from virus to lung cancer in sheep. Vet Res 2007; 38: 211-228.

[24] Weissferdt A, Kalhor N, Moran CA. Well-differentiated adenocarcinoma-bronchioloalveolar carcinoma-in situ adenocarcinoma: a conundrum. Adv Anat Pathol 2013; 20: 347-351.

[25] Sone S, Li F, Yang ZG, et al. Results of three-year mass screening programme for lung cancer using mobile low-dose spiral computed tomography scanner. Br J Cancer 2001; 84: 25-32.

[26] Asamura H, Suzuki K, Watanabe S, et al. A clinicopathological study of resected subcentimeter lung cancers: a favorable prognosis for ground glass opacity lesions. Ann Thorac Surg 2003; 76: 1016-1022.

[27] Vazquez M, Carter D, Brambilla E, et al. Solitary and multiple resected adenocarcinomas after CT screening for lung cancer: histopathologic features and their prognostic implications. Lung Cancer 2009; 64: 148-154.

[28] Higashiyama M, Kodama K, Yokouchi H, et al. Prognostic value of bronchiolo-alveolar carcinoma component of small lung adenocarcinoma. Ann Thorac Surg 1999; 68: 2069-2073.

[29] Koike T, Togashi K, Shirato T, et al. Limited resection for noninvasive bronchioloalveolar carcinoma diagnosed by intraoperative pathologic examination. Ann Thorac Surg 2009; 88: 1106-1111.

[30] Liu S, Wang R, Zhang Y, et al. Precise Diagnosis of Intraoperative Frozen Section Is an Effective Method to Guide Resection Strategy for Peripheral Small-Sized Lung Adenocarcinoma. J Clin Oncol 2016; 34: 307-313.

[31] Yeh YC, Nitadori J, Kadota K, et al. Using frozen section to identify histological patterns in stage I lung adenocarcinoma of ≤ 3 cm: accuracy and interobserver agreement.

Histopathology 2015; 66: 922-938.
[32] Darling GE, Allen MS, Decker PA, et al. Randomized trial of mediastinal lymph node sampling versus complete lymphadenectomy during pulmonary resection in the patient with N0 or N1 (less than hilar) non-small cell carcinoma: results of the American College of Surgery Oncology Group Z0030 Trial. J Thorac Cardiovasc Surg 2011; 141: 662-670.
[33] Shapiro M, Kadakia S, Lim J, et al. Lobe-specific mediastinal nodal dissection is sufficient during lobectomy by video-assisted thoracic surgery or thoracotomy for early-stage lung cancer. Chest 2013; 144: 1615-1621.
[34] Maniwa T, Okumura T, Isaka M, et al. Recurrence of mediastinal node cancer after lobe-specific systematic nodal dissection for non-small-cell lung cancer. Eur J Cardiothorac Surg 2013; 44: e59-e64.
[35] Postmus PE, Brambilla E, Chansky K, et al. The IASLC Lung Cancer Staging Project: proposals for revision of the M descriptors in the forthcoming (seventh) edition of the TNM classification of lung cancer. J Thorac Oncol 2007; 2: 686-693.
[36] Yu YC, Hsu PK, Yeh YC, et al. Surgical results of synchronous multiple primary lung cancers: similar to the stage-matched solitary primary lung cancers? Ann Thorac Surg 2013; 96: 1966-1974.
[37] Martini N, Melamed MR. Multiple primary lung cancers. J Thorac Cardiovasc Surg 1975; 70: 606-612.
[38] Kim HK, Choi YS, Kim J, et al. Management of multiple pure ground-glass opacity lesions in patients with bronchioloalveolar carcinoma. J Thorac Oncol 2010; 5: 206-210.
[39] Barlesi F, Doddoli C, Thomas P, et al. Bilateral bronchioloalveolar lung carcinoma: is there a place for palliative pneumonectomy? Eur J Cardiothorac Surg 2001; 20: 1113-1116.
[40] Ahmad U, Wang Z, Bryant AS, et al. Outcomes for lung transplantation for lung cancer in the United Network for Organ Sharing Registry. Ann Thorac Surg 2012; 94: 935-40; discussion 940-941.
[41] Xu L, Tavora F, Burke A. ‘Bronchioloalveolar carcinoma’: is the term really dead? A critical review of a new classification system for pulmonary adenocarcinomas. Pathology. 2012; 44: 497-505

后记

虽说病理学是医学之本、现代医学的基石，但长久以来病理医生沉醉于镜下的组织结构，而临床医生却仅仅把病理诊断看做是一种确认诊断的辅助手段。来自美国MemorialSloan-Kettering Cancer Center的Travis是国际首屈一指的肺肿瘤病理专家，长期浸淫于肺部肿瘤的病理研究，他敏锐地观察到，近十余年来肺腺癌领域在临床诊断和治疗的多学科领域取得了里程碑式的进展，既往的病理学概念和理念已经不能满足肺癌个体化治疗背景下的临床需要，于是他牵头国际三大肺病领域最著名的专业协会的多学科专家制定了新的肺腺癌分类标准并于2011年正式发布，经过数年的验证，这一分类系统最终被具有官方背景的2015年WHO肺癌病理分类所采纳。

新的肺腺癌分类系统的面世被誉为是肺癌研究历史中具有革命性和里程碑意义的事件，它的重要意义在于以下几个方面：(1)首次召集病理学、内科、外科、影像学和分子检测等多学科专家、结合最新的多学科进展制定分类系统，终结了肿瘤病理分类由病理医生唱独角戏、单独制定的历史，具有极大的临床指导意义；(2)结合临床实际情况，首次制定了肺癌小穿刺标本和细胞学标本的病理诊断流程和诊断标准，为众多晚期患者提供了精准治疗的机会；(3)取消了临床长期混淆的“细支气管肺泡癌”概念，取而代之的是“原位腺癌”“微浸润腺癌”和“鳞屑样生长为主型腺癌”等新的概念，为临床应用和学术交流提供了更准确的概念；(4)增加了“微乳头型腺癌”等新的概念，为临床预后判断和个体化治疗策略的制定提供了依据。肺腺癌新分类的意义还有许多，但它的真正伟大之处在于首次使肺癌的个体化治疗做到了有据可依。

本书邀请了国内外十余位活跃在肺癌临床和研究领域的多学科知名专家撰稿，着重介绍肺腺癌新分类对临床的指导意义，期望本书的出版对推动国内精准医学背景下肺癌的个体化治疗有所裨益。新事物的出现总会带来新的问题，书中还介绍了质疑新分类的一些观点，期望通过这样的抛砖引玉会为读者带来更深层次的思考。

感谢AME出版公司汪道远及其同事慧眼识珠，很早就意识到这一领域对肺癌临床实践的影响，帮助我们完成了组稿、编辑和付梓。感谢参与翻译的所有中青年专家，正是他们的辛勤付出使我们的想法变成了现实。

乔贵宾，钟文昭

2016年春于羊城流花湖畔